Jung. Schön. Krebs.

Schönheit, Selbstbewusstsein und Sexualität
in der Krebserkrankung

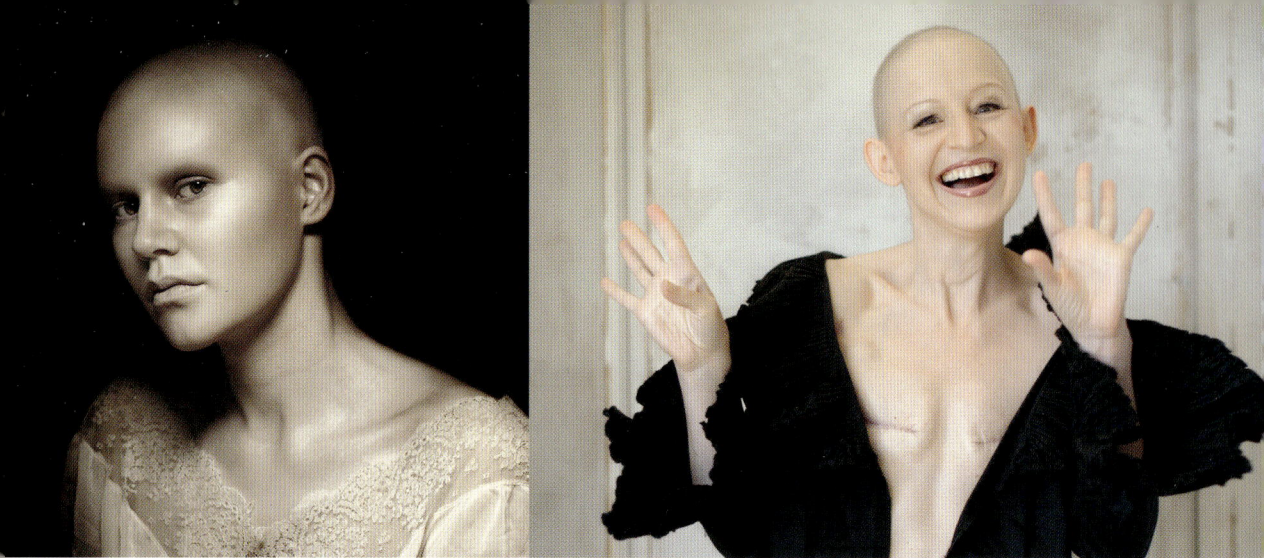

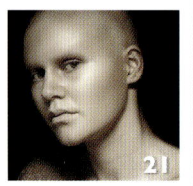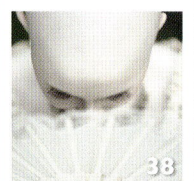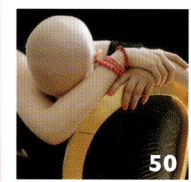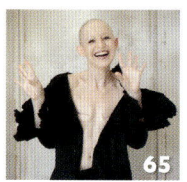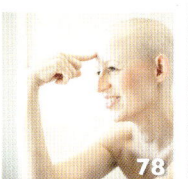

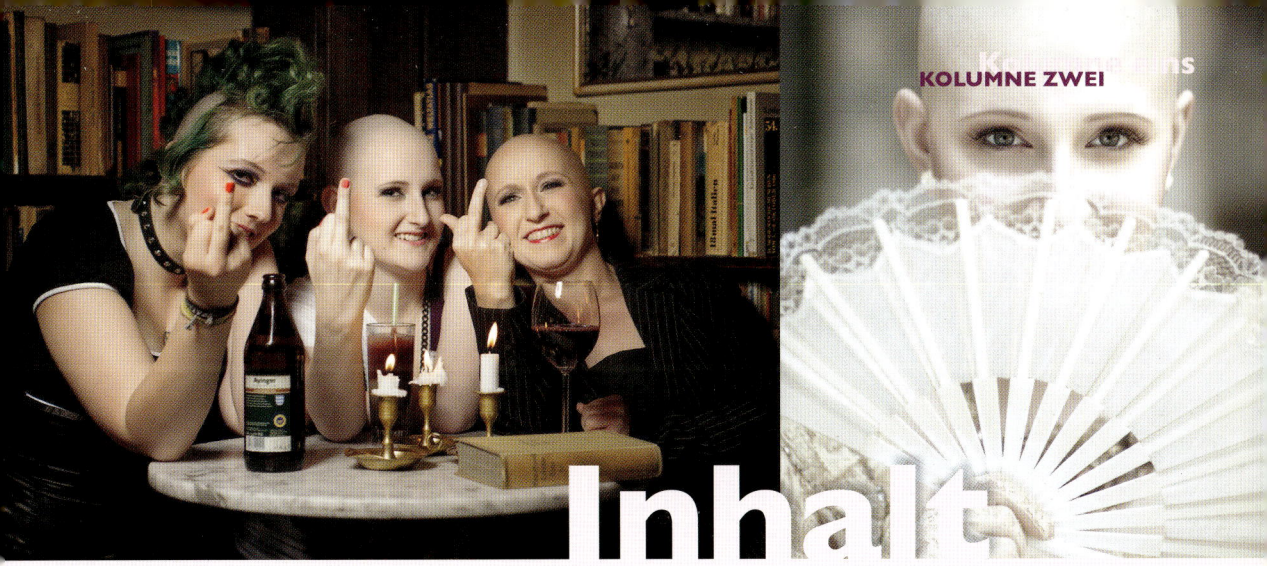

Inhalt

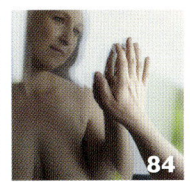
84

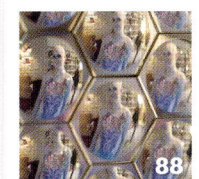
88

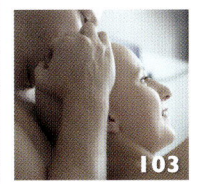
103

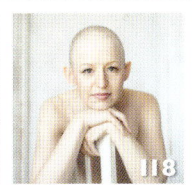
118

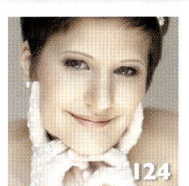
124

Krebskörper

Recover
your Sex!

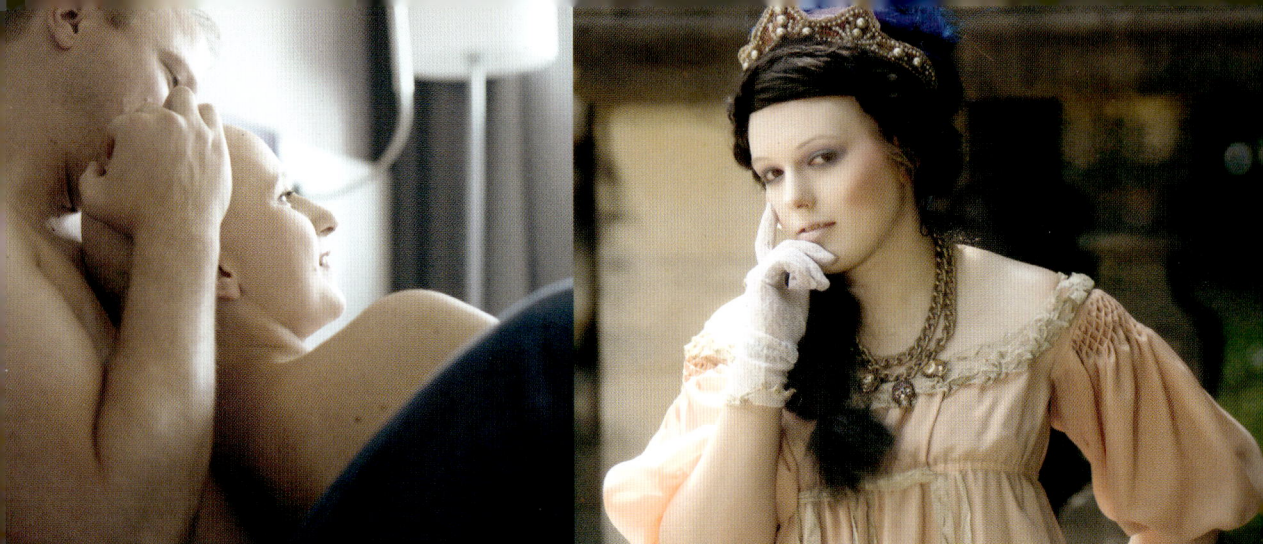

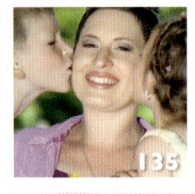

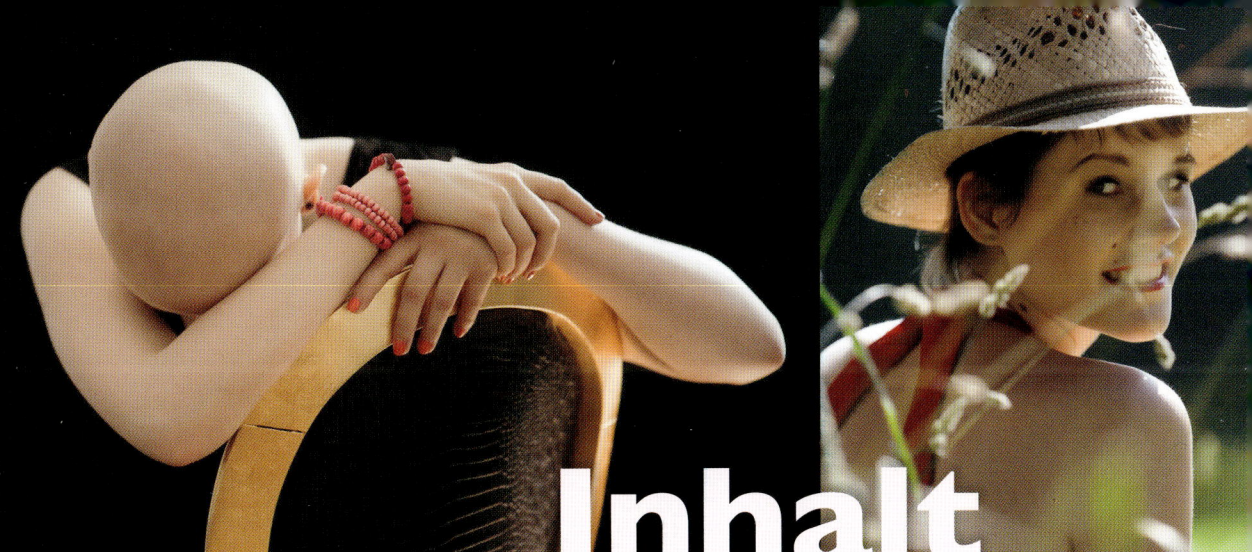

Inhalt

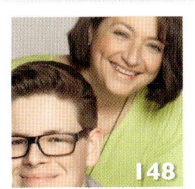
148

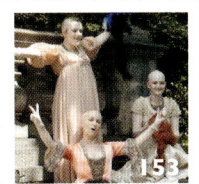
153

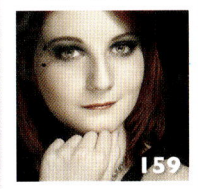
159

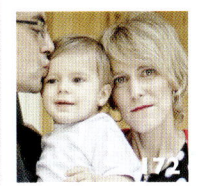
172

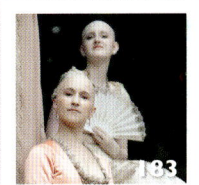
183

Nachwort

Vorwort

Schon wieder ein Buch über Krebs! Doch wer jetzt denkt, dies sei eine weitere Heil bringende Abhandlung über neue natürliche Wundermittel oder die Verschwörung der Pharmaindustrie, wird enttäuscht: Dieses Buch erhebt keinen Anspruch auf den allein selig machenden Weg, sondern propagiert das Vertrauen in sich selbst und in die eigene Intuition. Daher zeigt es unterschiedliche, bisweilen sogar konträre Sichtweisen auf, wie man dieser dramatischen Diagnose begegnen kann. Aus dem Blickwinkel von Patienten, Ärzten, Selbsthilfegruppen wird von medizinischen, aber auch ganz privaten Therapien berichtet, von Liebe und Verlust, Bewegungsdrang und Passivität, von Erfolgen und Rückschlägen, von Tränen der Trauer, aber auch der Freude.

Allen Geschichten ist eines gemein: Sie erzählen vom unerschütterlichen Mut junger Frauen, die den individuellen Umgang mit ihrer Situation suchen und finden. Einen, der ihren persönlichen Lebensumständen gerecht wird, in denen die Redewendung »gerade erst« praktisch alles umfasst: gerade erst erwachsen, gerade erst verliebt oder gerade Mama geworden. Mit einem Durchsetzungswillen, der wahrscheinlich der jungen Generation vorbehalten ist, weigern sie sich, vor der Wucht des Satzes »Sie haben Krebs« zu kapitulieren.

Mona K., 20, Morbus Hodgkin (Tumor des Lymphsystems):

»Für mich als jungen Menschen war es besonders schwer, den Gedanken zu ertragen, so viel nicht mehr erleben zu können, so vieles zu verpassen.«

Einiges vorweg

Im Fachjargon heißen sie »Adolescents and Young Adults« oder »AYA«: heranwachsende Jugendliche und junge Erwachsene, die mit einer Krebserkrankung zu kämpfen haben. Pro Jahr erhalten in Deutschland etwa 4500 Neuerkrankte im Alter zwischen 15 und 39 Jahren ihre Diagnose. Junge Erwachsene – eine Altersgruppe innerhalb der Erkrankten, die erst in den letzten Jahren so stark in den Fokus gerückt ist – erfordern durch ihre besondere Fragestellung eine eigenständige Betrachtung und Betreuung. Ihr gerade erst entwickeltes Selbstbild, aber auch ihre frisch erlangte Unabhängigkeit dem Elternhaus gegenüber werden über Bord geworfen, Fragen nach Sexualität, Partnerschaft und Kinderwunsch auf eine harte Probe gestellt. Berufswünsche scheinen unerfüllbar. Gerade erst geschmiedete Träume zerplatzen. Erstaunlich, wie kreativ und unerschrocken gerade junge Patienten ihre individuellen Lösungsansätze entwickeln, unabhängig von ihrer Diagnose.

Leukämie (Blutkrebs), Melanom (Hautkrebs) und ab Mitte 20 zunehmend das Mammakarzinom (Brustkrebs), das sind die häufigsten Krebserkrankungen junger Frauen in Deutschland. Doch gleich, welcher Tumor ihr Leben von heute auf morgen komplett auf den Kopf stellt, die daraus resultierenden Fragen sind für alle Frauen ähnlich: Bin ich noch schön? Bleibt mein Partner bei mir? Finde ich überhaupt jemals einen Freund? Muss ich wirklich zurück ins Elternhaus ziehen? Wie kann ich meine Fruchtbarkeit erhalten? Und natürlich: Werde ich bald sterben? Zum nackten Kampf ums Überleben, der Anstrengung der

Bianca B., 23, Ewing-Sarkom (Knochenkrebs):
»Junge Menschen gehen aktiver mit der Krankheit um, sie wollen kämpfen. Ältere Menschen lassen es aus meiner Sicht eher mit sich geschehen, ertragen es, oft sogar sehr gelassen. Wir Jüngeren haben andere Bewältigungsstrategien. Wir brauchen etwas, was uns powert und uns Kraft gibt.«

Chemotherapien und Bestrahlungen kommt eine massive Körperbildveränderung, die tief greifende psychische und physische Auswirkungen hat. Haarlos, konturlos, krank erleben sich die Frauen. Oft müssen sie auf sich allein gestellt Strategien für ihren persönlichen Überlebenskampf entwickeln. Denn während für an Krebs erkrankte Kinder, aber auch für ältere Patientinnen eine Vielzahl bewährter Angebote besteht, fallen die jungen oft durchs Raster. Stylen, schminken, sexy sein – trotz Glatze und nach einer Brust-OP: für eine ältere Dame möglicherweise ein zu vernachlässigender Aspekt gegenüber der Frage der Überlebenschancen. Für junge Frauen dagegen ein zentrales Thema, ebenso wie die Fertilität, die sie durch die Therapien möglicherweise einbüßen. Die Bandbreite der Themen, die auf junge Erwachsene einstürzen, ist also eine andere als bei Kindern und auch bei älteren Patienten – und der Wunsch nach altersgemäßen Begleittherapien und adäquater Ansprache ist groß.

Das Buchprojekt »Jung. Schön. Krebs.«

*»Nana–Recover your smile e. V.«
basiert auf der Initiative der im Januar
2012 im Alter von 21 Jahren an den
Folgen des Ewing-Sarkoms verstorbenen Nana. Sie selbst erlebte während
ihrer Krankheit in Fotoshootings mit
ihrer Mutter Barbara Stäcker und
anderen Fotografen eine ungemeine
Stärkung ihres Selbstbewusstseins,
einen enormen Kraftzuwachs im
Umgang mit dem Krebs. Dieses Erlebnis wollte Nana anderen Betroffenen
zugänglich machen. Mit ihren tief
beeindruckenden Bildern zeigte Nana,
wie eine Frau in ihrer Verletzlichkeit
auch ganz ohne Haare pure Schönheit
ausstrahlen kann.*

Durch die Arbeit unseres Vereins »Nana–Recover your
smile e. V.«, dessen Zielsetzung es ist, von einer Krebserkrankung Betroffenen durch Schminkkurse und Fotoshootings Selbstbewusstsein und Stärke zu schenken, sie
ihre Schönheit (wieder-)entdecken zu lassen, entstand die
Idee, die dabei gesammelten Erfahrungen, Geschichten,
aber auch Fragestellungen und Antworten in einem Buch
zu bündeln. Bestärkt durch den großen Erfolg unseres
ersten Buches »Nana... der Tod trägt Pink« begannen wir
mit der Arbeit am zweiten.

Die Frauen, mit denen wir dafür Interviews führten, haben
die unterschiedlichsten Viten, Diagnosen und Prognosen,
haben beispielsweise Brustkrebs, Sarkome, Leukämie oder
ein Lymphom. Weil die Bandbreite der Krebserkrankungen enorm groß, deren Behandlungsmethoden komplex
und die Fragestellungen der jeweiligen Situation sehr
individuell sind, kann und will sich dieses Buch nicht
als Ratgeber im klassischen Sinne verstehen. Trotzdem erleben wir durch die
zahlreichen bewegten und bewegenden Reaktionen auf Nanas Geschichte, dass
Menschen in einer kritischen Lebenssituation von den Erfahrungen anderer
profitieren und daraus lernen können.

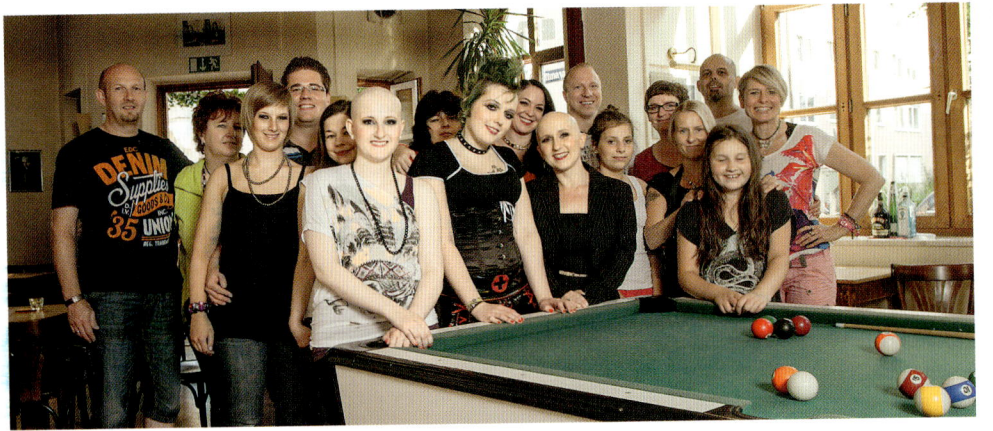

Warum nur »Patientinnen«?

Im Vorfeld dieses Buches führten wir viele Diskussionen, ob dies ein »reines Frauenbuch« werden oder ob wir auch junge Männer einbinden sollen. Viele der Themenfelder, die gerade junge Menschen beschäftigen, gelten schließlich für beide Geschlechter: Zukunftsängste, Partnerschaft, Berufswahl usw. Demzufolge wird einiges in diesem Buch sowohl Frauen als auch Männer ansprechen. Letztendlich haben aber unsere Geschichten einen weiblichen Fokus, denn die Initialzündung für das Buch war die Beschäftigung mit überwiegend femininen Aspekten in der Krebserkrankung durch unseren Verein »Nana–Recover your smile e. V.«. Da es sich bei »jung« um eine relative Angabe handelt, liegt der Schwerpunkt in diesem Buch auf »jungen Themen«. Dazu zählt Schönheit genauso wie Sexualität, die Rolle des Freundeskreises ebenso wie die der eigenen Kinder.

Die Tätigkeit des Vereins steht grundsätzlich auch Männern offen, und wir freuen uns, dass im Winter 2013 (und damit erst nach Fertigstellung des Buchmanuskripts) ein erster Kurs mit männlicher Beteiligung stattgefunden hat: In Form eines Workshops wurden die Teilnehmer an Grundlagen des Fotografierens und der Bildbearbeitung herangeführt und fotografierten sich dabei gegenseitig. Die Ergebnisse dieses Workshops und anderer Fotosessions sind auf www.recoveryoursmile.org zu sehen.

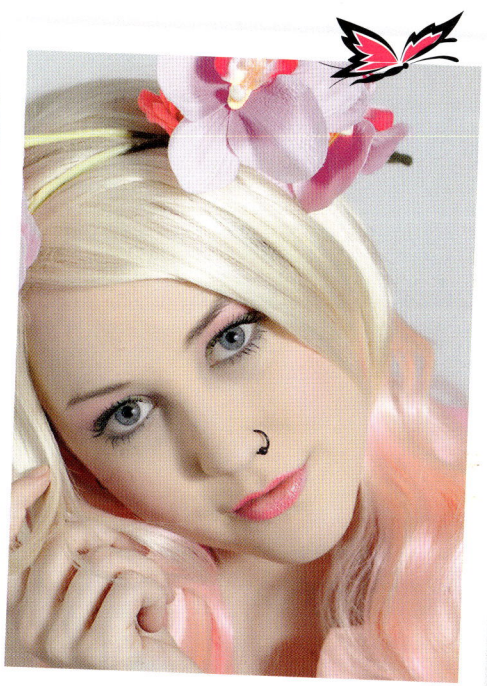

Katja K. an Barbara Stäcker zu »Nana…der Tod trägt Pink«:

»Ich möchte Ihnen schreiben, wie wichtig Ihr Buch für mich gewesen ist. Ich hatte es zu Beginn meiner Chemotherapie geschenkt bekommen. Es stand immer auf meinem Nachttisch, und wenn Momente kamen, in denen ich nicht so tapfer war und keine Kraft zum Lesen hatte, habe ich mich einfach durch Nanas Fotos geblättert – das hat mir Mut gemacht. Ich habe mich später sogar getraut, mich fotografieren zu lassen. Es ist wunderbar, dass Nana auch nach ihrem Tod noch so viel bewirken kann!«

Die Models

Als wir im Mai 2013 einen Aufruf auf Facebook für die Teilnahme an diesem Buch starteten, überraschte uns die Vielzahl der Reaktionen. Natürlich lockte das angebotene professionelle Fotoshooting mit Sylwia Makris und Christian Martin Weiss in München; gleichzeitig war klar, dass die von Krebs Betroffenen etliches über sich und ihr Leben preisgeben müssten.

Schon beim Durchsehen der hierfür auszufüllenden Fragebogen zeichnete sich ab, dass wir mit unzähligen authentischen und ehrlichen Antworten rechnen konnten. Die Wahl der drei Frauen, die tatsächlich nach München reisen würden, war keine leichte Aufgabe. Schließlich fiel sie auf Verena, Bianca und Alex.

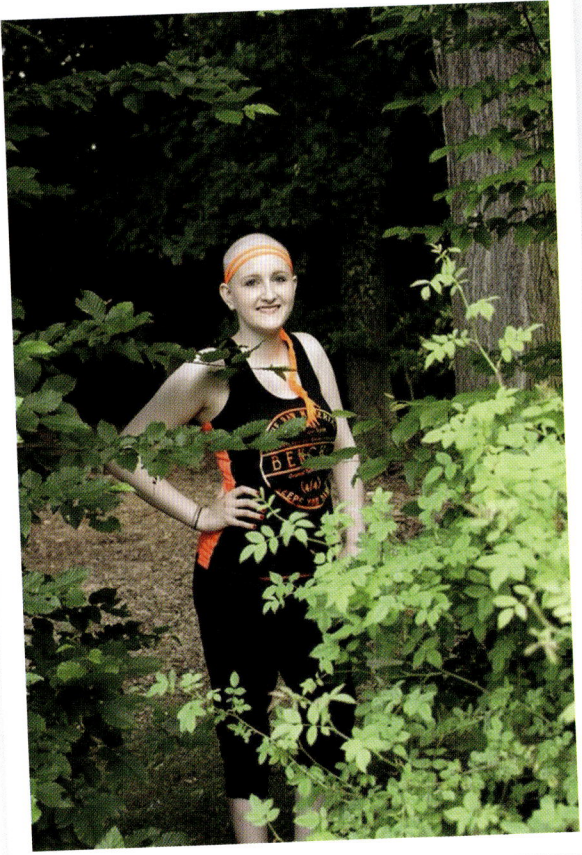

Verena, 19, strahlte uns auf ihren Fotos in Sport-Outfit und mit Stirnband auf der Glatze so fröhlich an. Vor ihrer Erkrankung sei sie sehr sportlich gewesen, was jetzt, nach der Operation ihres Beines aufgrund eines Osteosarkoms, nicht mehr möglich wäre. Sich schminken und fotografieren sei ihr sehr wichtig, schrieb sie. Dadurch fühle sie sich weiblich und selbstbewusster und nicht mehr so krank. Verena wurde zu der Zeit aufgrund ihres Alters in der Kinder- und Jugendklinik behandelt – bei Diagnosestellung war sie noch unter 18. Sie fühle sich dort wohl, aber: »Das Angebot an Aktivitäten für meine Altersklasse ist eher gering. Die meisten Kinder auf der Krebsstation sind im Alter von 2 bis 14 Jahren. Manchmal besuche ich

das Spielzimmer und spiele mit den Kleinen, allerdings hätte ich mir eher Angebote für Gespräche mit gleichaltrigen Mitpatienten gewünscht.«

Verena thematisierte in ihrem Fragebogen einen weiteren wichtigen Aspekt für
unser Buch: Attraktivität und Partnerschaft trotz Erkrankung und Narben. Da
Verena sich wünschte, gemeinsam mit ihrer Schwester fotografiert zu werden,
reiste ihre ganze Familie an; Mama und Papa kamen auf eigene Kosten mit.

Bianca, 23, überzeugte uns durch ihr
Punk-Outfit. Die Psychologiestu-
dentin spielte auf ihren Bildern ganz
frech mit einem pinkfarbenen Gehstock. Ihr Bein ist steif, seit es aufgrund eines Ewing-Sarkoms operiert
werden musste. Der selbstbewusste
Umgang mit ihrer Behinderung
imponierte uns, insbesondere nach
allem, was Bianca durchgestanden
hat: »Durch den Tumor war mein
Bein zerfressen, und ich konnte ein
Jahr lang das Bett nicht verlassen.
Ich musste mich pflegen lassen,
zuletzt sogar von meinem Freund.
Obwohl alle sehr nett waren, empfand ich es als demütigend, so
hilflos sein zu müssen. Ich konnte

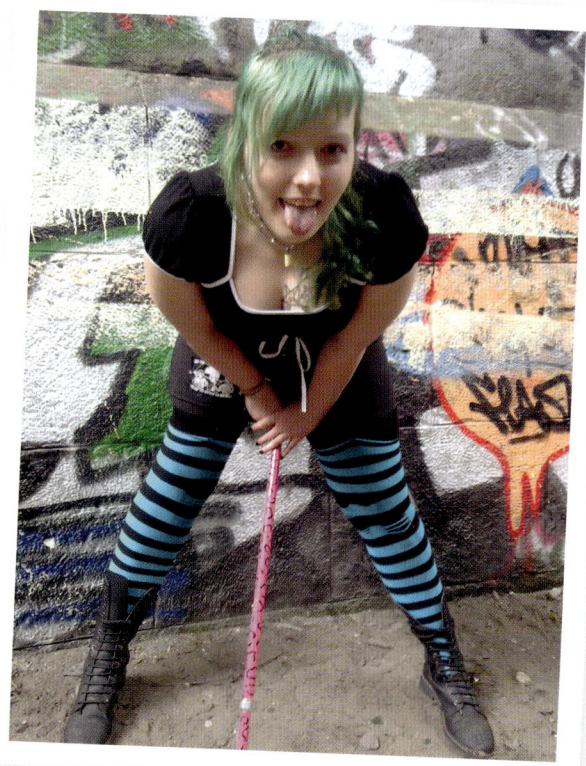

nicht alleine zur Toilette gehen und musste manchmal Windeln tragen. Insbesondere als Frau habe ich mich absolut unattraktiv empfunden. Aber ich habe
entdeckt, dass ich trotz meiner Behinderung wertvoll und schön bin.« Besonders
gut gefiel uns, dass sie im Fragebogen formulierte, mit ihrer Sichtweise anderen
helfen zu können. Bianca kam mit ihrer Mutter zum Fotoshooting.

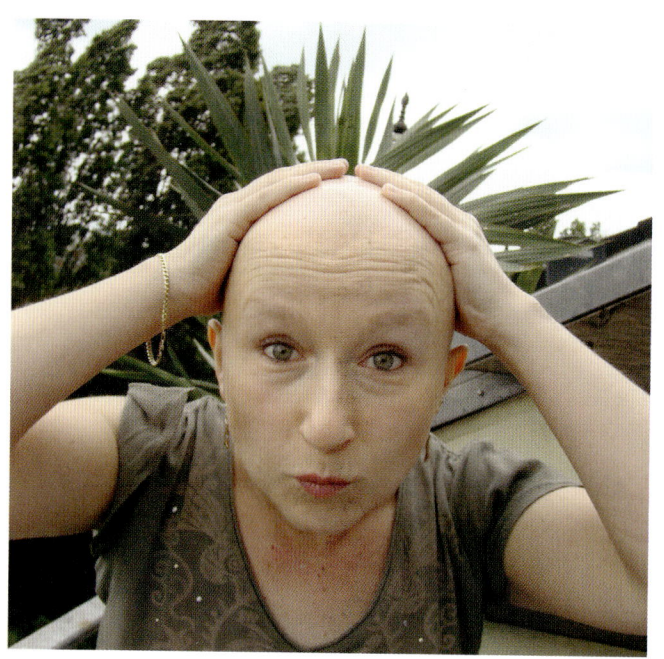

Die Dritte im Bunde sollte *Alex* werden. Die 38-Jährige ist an Brustkrebs erkrankt und strahlte auf ihren Bildern so viel Power aus, dass klar war: Mit ihr würden wir viel Spaß haben. Die Antworten in ihrem Fragebogen klangen entsprechend spannend: »Ich glaube, dass meine Krebserkrankung einen Sinn hat. Dazu zählt die Erkenntnis, dass ich das – ohnehin schon sehr intensive und glückliche – Leben mit meinem Partner noch intensiver hat werden lassen. Dennoch gibt es negative Gedanken, die mich beschäftigen. Vor allem die Auswirkung der Medikation auf mein Lustempfinden, eine gewisse Angst vor den bevorstehenden Wechseljahren, die durch Medikamente hervorgerufen werden. Allerdings versuche ich, zunächst alles auf mich zukommen zu lassen.« Alex hatte ebenfalls den Wunsch, ihre Gedanken zu teilen, um anderen Betroffenen Mut zu machen. Ihr Freund Patrick hat sie zum Shooting nach München begleitet.

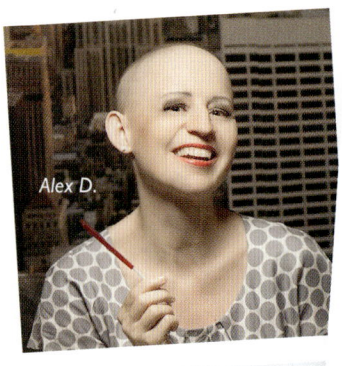

Alex D.

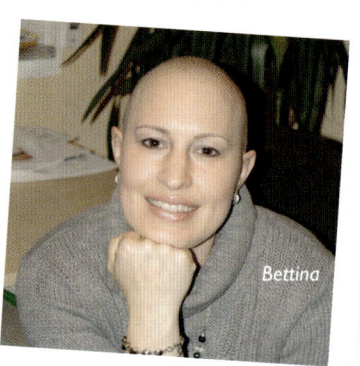

Bettina

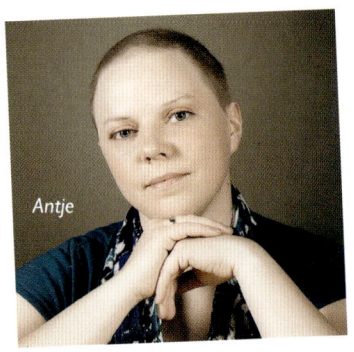

Antje

Inzwischen hatten wir durch die Vereinsarbeit für »Nana–Recover your smile e. V.« weitere junge Frauen kennengelernt, deren Erfahrungen wir ebenfalls einfließen lassen wollten. Daher gab es im Juli 2013 Shooting- und Interview-termine für Frauen aus dem Münchner bzw. oberbayerischen Raum. *Alex D.* ist beidseitig brustamputiert und war zu Aktfotos bereit. *Antje* hat eine dreijährige Tochter, die Kinder von *Bettina* sind sechs und acht – beide Frauen wünschten sich Familienfotos. *Marie* aus Nordhessen war gerade frisch verheiratet und brachte ihren Mann samt Braut-kleid nach München mit. *Kim* hatte während der Chemotherapie ihr Abi geschrieben, jetzt waren die Haare zurück. *Clara* hatte ebenfalls wieder einige Zentimeter auf dem Kopf – und ihr Abi noch vor sich. Beide luden wir als »Brautjungfern« zum Hochzeitsshooting ein. Und wir wollten, dass *Julia* dabei ist. Sie war im Herbst 2011 zum Sterben nach Hause gegangen, mit 16 Jahren. Im Juli 2013 plante sie – gerade volljährig geworden – ihren Führerschein. Zu guter Letzt besuchten wir *Steffi*. Sie war von ihrer Freundin Greta für unser Buchprojekt vorgeschlagen worden, konnte aber eine Fahrt nach München nicht mehr auf sich nehmen. Steffi, Anfang 30, hat einen kleinen Sohn und Darmkrebs mit sehr schlechter Prognose. Als wir sie und ihre Familie besuchten, verbrachten wir einen inten-siven Tag miteinander.

Zudem flossen Teile der eingesandten Fragebögen in das Buch ein, da hierin viele aufschlussreiche Perspektiven etwa von Iris, Vero-nika, Fadime, Terry Jessica u. v. a. m. steckten.

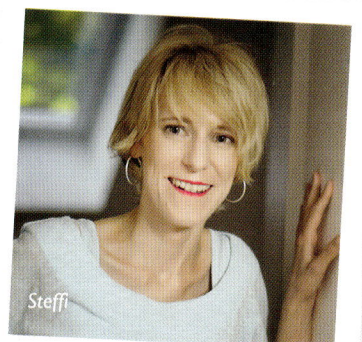

Steffi

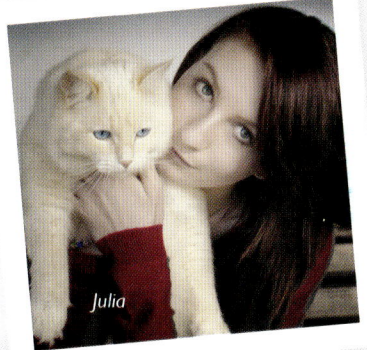

Julia

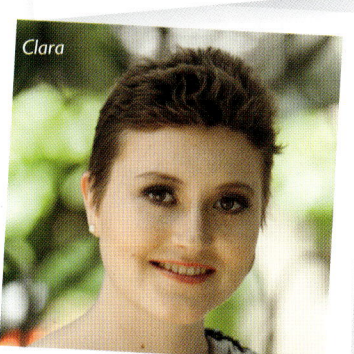

Clara

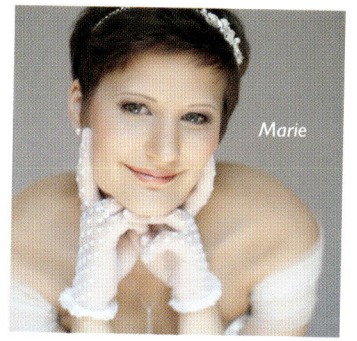

Marie

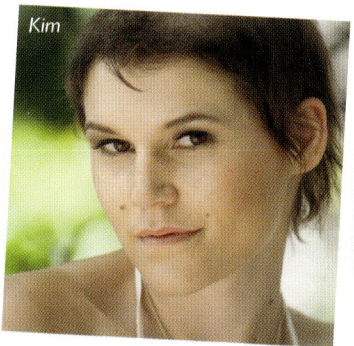

Kim

Die Expertinnen und Experten

In medizinischen, sportmedizinischen und psycho-onkologischen Fragestellungen sowie zu Aspekten der spezialisierten Begleitung rund um das Thema Krebs standen uns viele Experten mit ihrem Sachwissen und ihrer Zeit dankenswerterweise zur Verfügung:

Universitätsprofessorin Dr. med. Nadia Harbeck, Leiterin des Brustzentrums und der onkologischen Tagesklinik der Frauenklinik, LMU München

Dr. Pia Heußner, Oberärztin und Leitung des Teams Psycho-Onkologie, LMU München

Professorin Dr. med. Sibylle Loibl, Fachärztin für Gynäkologie und Geburtshilfe, Offenbach

Dr. med. Christian Metz, Facharzt für plastische und ästhetische Chirurgie, München, Oberarzt der Abteilung für plastische, ästhetische Chirurgie und Handchirurgie der Kreisklinik Ebersberg

Dr. med. Peter Holzauer, Facharzt für innere Medizin und Naturheilverfahren

Dr. med. Hans-Ulrich Bender, Facharzt für Kinder- und Jugendmedizin, Kinderklinik München-Schwabing

Team der Rehabilitationsklinik Katharinenhöhe, Schönwald im Schwarzwald:

Dr. med. Siegfried Sauter, ärztlicher Leiter, Facharzt für Kinder- und Jugendmedizin; *Stephan Maier,* psychosozialer Leiter und Geschäftsführer; *Anna Klindtworth,* Psychologin; *Tamara Stephan,* Physiotherapeutin

Biggi Welter, Leiterin des mamazone e. V.-Büros im Klinikum Augsburg

Renate Haidinger, Vorsitzende von »Brustkrebs Deutschland e. V.«

Eva Schumacher-Wulf, Chefredakteurin von »Mamma Mia! Das Brustkrebsmagazin«

Petra Waibel und *Astrid Gmeiner,* Sozialpädagoginnen bei KONA, Koordinationsstelle psychosoziale Nachsorge für Familien mit an Krebs erkrankten Kindern, München

Eva Zopf, Diplomsportwissenschaftlerin an der Sporthochschule Köln

Stefan Eibl, Friseurmeister und Geschäftsführer von »Authentic Kopfraum«, München

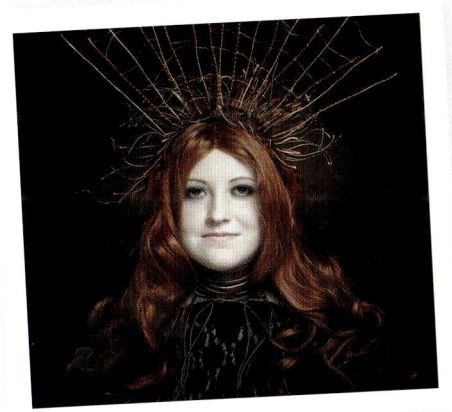

Die Leserinnen und Leser

Dieses Buch wurde in erster Linie für Betroffene geschrieben, aber nicht nur. Viele Themen berühren auch Angehörige, Freunde, Partner, Familie, Kollegen und Bekannte. Anders als bei anderen Ratgebern steht nicht reine medizinische Information im Vordergrund, sondern das Mutmachen, Voneinanderlernen, Ideenentwickeln, Spaßhaben und verstanden werden. Daher freuen wir uns, wenn nicht nur selbst an Krebs Erkrankte einen Blick in dieses Buch werfen, sondern auch Menschen aus ihrem Umfeld, um sich Inspiration und Hilfestellung für die Begleitung einer erkrankten Freundin, Verwandten, Arbeitskollegin zu holen. Wie sagte die Psycho-Onkologin Dr. Pia Heußner so treffend: »Keiner ist allein krank!«

Dr. Pia Heußner, Psycho-Onkologin:

»Wir hören oft in Gesprächen mit jungen Patienten: ›In meinem Alter, in meinem Freundeskreis hat das niemand!‹ Es handelt sich tatsächlich um eine zahlenmäßig kleine Gruppe von Betroffenen, was dazu führt, dass junge Patienten während ihrer Klinikaufenthalte meist auf sehr viel ältere treffen. Aber sie sind nicht allein.«

Clara, 18, ALL (akute lymphatische Leukämie):

»Ohne die Krankheit wäre ich einer dieser Langweiler geworden, die geradlinig und ohne Schwierigkeiten durch die Schule marschieren und dann Jura oder so was studieren, einfach weil es ein angesehener Beruf ist.«

Iris B., 35, Mammakarzinom (Brustkrebs):

»Krebs war für mich eine Alterskrankheit. Daher war der Schock grenzenlos, als ich mit 33 Jahren krank wurde, gerade mal ein Jahr nach meiner Hochzeit. Heute erkenne ich die Wichtigkeit der Aufklärung bei jungen Frauen – ich selbst habe Brustabtasten nie ernst genommen. Zweimal im Jahr zum Frauenarzt fand ich Vorsorge genug. Diese Einstellung muss sich in unserer Gesellschaft ändern!«

Astrid Gmeiner, KONA, München:

»Zwischen 60 und 80 an Krebs zu erkranken ist etwas völlig anderes als in der Jugend. Vieles hat einen komplett anderen Stellenwert, etwa wenn man nicht mehr bei den Aktivitäten der anderen dabei sein kann.«

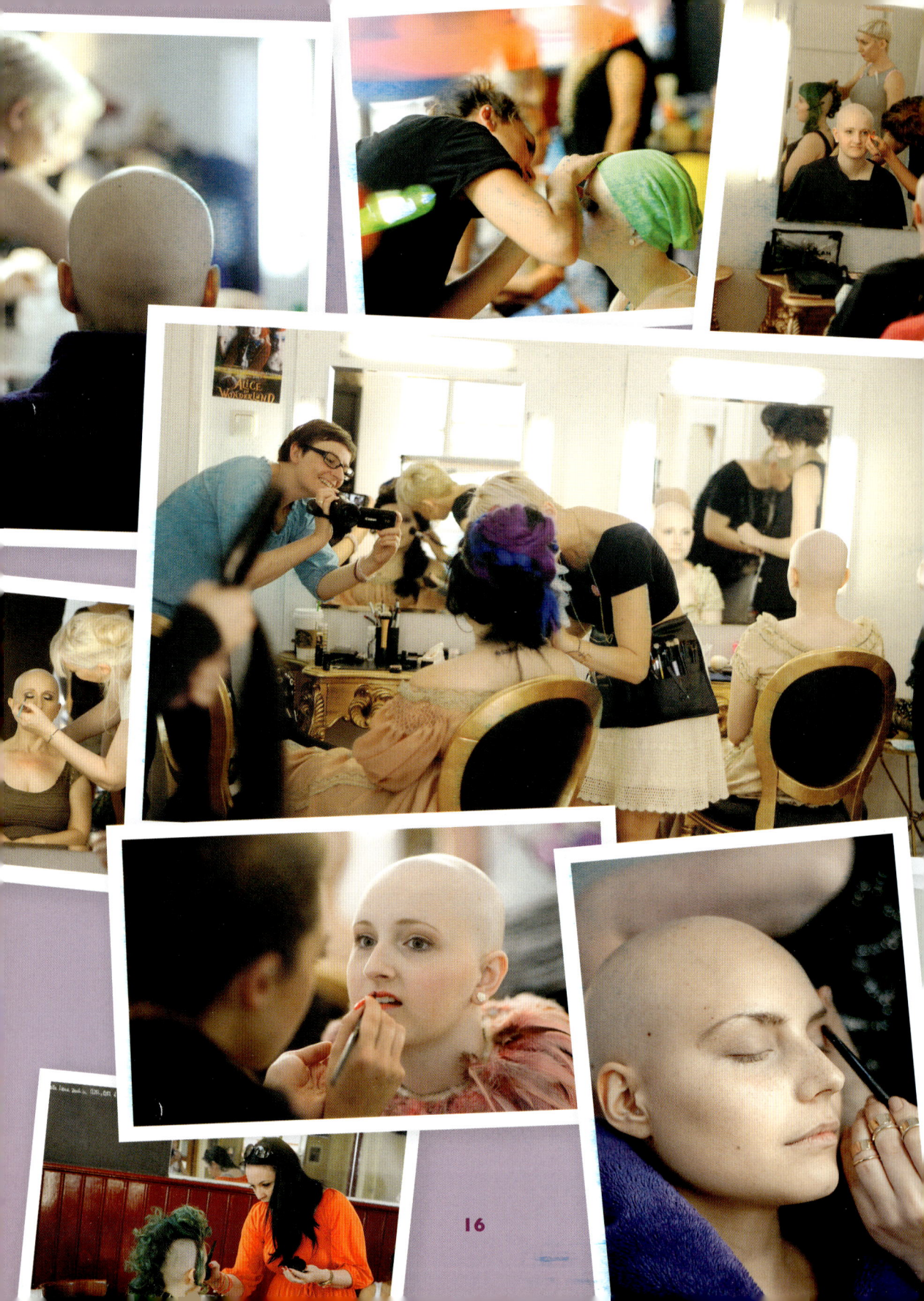

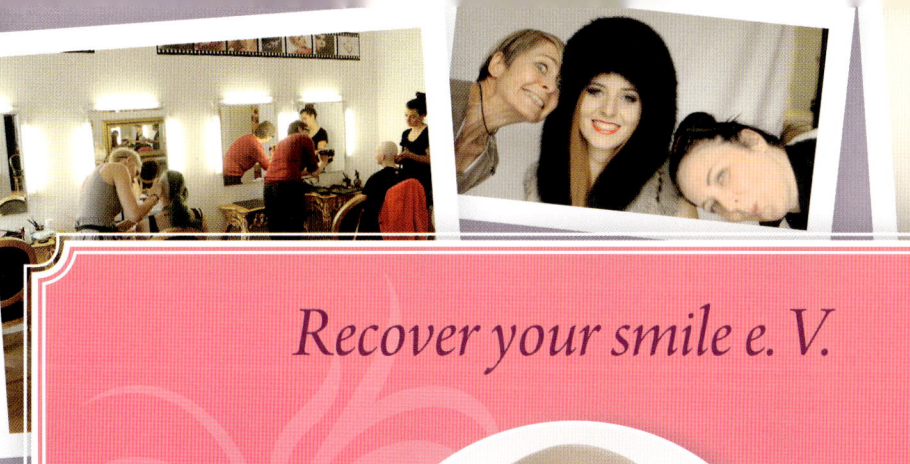

Recover your smile e. V.

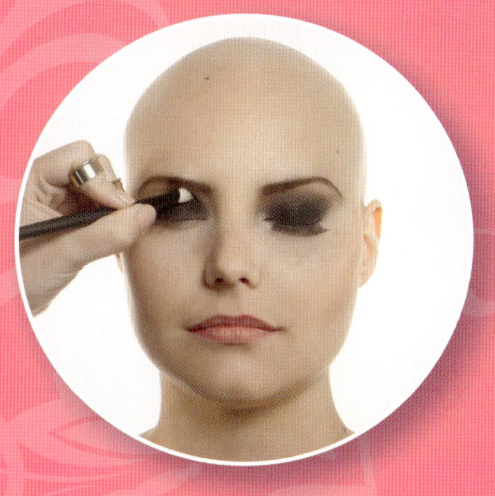

Das Make-up-Manual

Im beiliegenden ausführlichen Manual von Make-up-Artist,
Vorstand von »Nana–Recover your smile e. V.« und Geschäftsführerin
von »Lilly meets Lola – International Make up Schools« Sandra »Lola« Kader
werden Step-by-step-Schminkanleitungen speziell für Krebspatientinnen präsentiert.
Vom dezenten Tages-Make-up bis zur aufwendigeren Version für den Abend
erfahren Betroffene Wissenwertes rund um das Thema Hautveränderungen
durch Krebstherapien, erhalten Stylinghilfen nach Haar-, Wimpern- und
Augenbrauenverlust sowie Profitipps für ein frischeres und natürliches Aussehen.

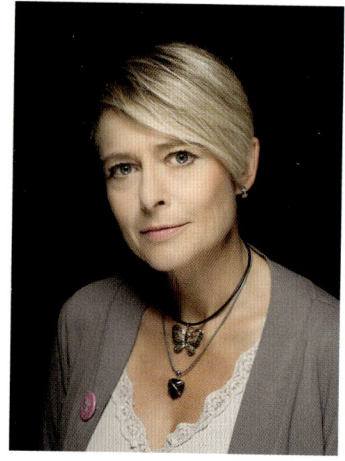

Die Buchautorinnen

Barbara Stäcker, Nanas Mutter: Nicht als selbst von Krebs Betroffene, aber durch das Miterleben der Krankheit meiner Tochter Nana sowie durch die vielen Erzählungen von Frauen und Mädchen in meiner Arbeit bei »Nana–Recover your smile e. V.« bin ich betroffen, wie allein sich junge Krebserkrankte auf ihrem Weg häufig fühlen können. Wie oft kamen mir Sätze, Aussagen, Gefühle, Probleme und Sorgen der Erzählenden so unglaublich vertraut vor, habe ich doch in der Zeit mit Nana das ganze Spektrum hautnah miterlebt. Immer wieder höre ich den Wunsch junger Krebskranker, sich mit Gleichaltrigen in ähnlicher Situation austauschen zu können, um die besonderen Probleme und Sorgen ihrer Altersklasse zu teilen und sich damit auf ihrem ganz individuellen Weg durch die Krankheit inspirieren zu lassen – mit dem Ziel, Expertenmeinungen und eigene Intuition zu einem ergänzenden Miteinander in der Herausforderung Krebs zu kombinieren.
Viele Interviews mit Betroffenen und Experten, aber auch Fotos voll Schönheit, Kraft und Liebe sollen den Leserinnen und Lesern dieses Buches dabei Unterstützung bieten.

Dorothea Seitz, Cross-Media-Autorin: Dank Nana und der Fülle an Begegnungen, Projekten und Ideen, die sich ihretwegen posthum entwickelten, bündelte sich für mich schnell ein Paket an Themen und Fragestellungen rund um den »Kosmos Krebs«. Dabei kristallisierte sich insbesondere die Situation junger Patienten als betrachtenswert heraus. In allen Gesprächen – ob auf Kongressen oder bei Schminksessions – tauchte immer wieder der Satz auf: »Für uns ist so vieles anders als für Ältere!« Diese Aspekte

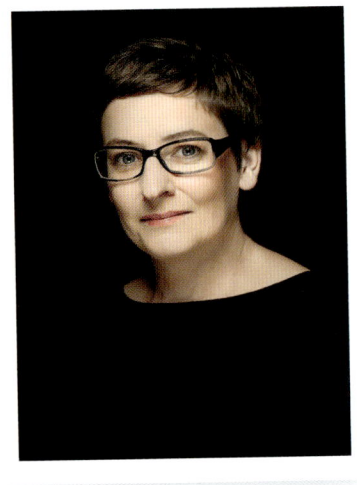

zu sammeln, sie durch Expertensichten abzurunden und der Entstehung der hochemotionalen Fotos durch Sylwia Makris und Christian Martin Weiss beiwohnen zu dürfen, war für mich als Journalistin und Autorin bewegend und bereichernd. Ich danke allen Frauen, die für dieses Buch zu Interviews bereit waren, für ihre Herzlichkeit, Offenheit und ihr Vertrauen.

Die Fotografen

Sylwia Makris , 1973 in Gdynia, Polen geboren, arbeitete zunächst als Bildhauerin, bevor sie den Weg zur Fotografie fand. Ihre eindringlichen Portraits zeigen das Leuchten von Menschen jenseits von Fashion-Perfektion, sie spiegeln komplexe Gefühle und Gedanken der Portraitieren wider ebenso wie die Fragen derer, die die Fotos betrachten: Welche Geschichte mag wohl hinter diesem Gesicht verborgen liegen? Mit Einfühlungsvermögen und liebevollem Blick schuf sie für dieses Buch warme, packende Bilder, die offenlegen, wie nah Mut und Zerbrechlichkeit in einer Krebserkrankung beeiander liegen. Sie lebt in München und arbeitet regelmäßig für den Verein »Nana–Recover your smile e.V."«.

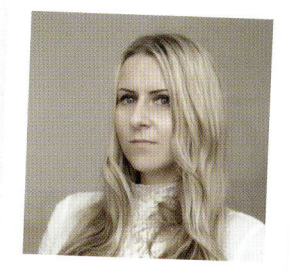

Christian Martin Weiss, Grafiker und Fotograf, 1967 in München geboren. Seine Bilder halten Momente vielschichtiger Gefühlsdimensionen fest: Augenblicke voller Zärtlichkeit, Klarheit, Stolz und Kraft mit ebensoviel Raum für Nachdenklichkeit, Verwundbarkeit, Zweifel. Besonders berühren die Aktbilder, die für dieses Buch entstanden sind. Sie beweisen, dass Narben einem Körper keine Fesseln anlegen müssen. Und dass Schönheit immer im Auge des Betrachters liegt. Christian lebt und arbeitet als Freiberufler in München und fotografiert regelmäßig für den Verein »Nana–Recover your smile e.V."«.

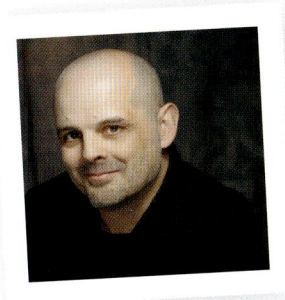

Im Oktober 2011 hatte Nana die Seite »Recover your smile« auf Facebook freigeschaltet. Sie selbst erlebte nicht mehr, wie ihre Idee aus der Projektphase trat. Der Verein wurde aber bereits wenige Wochen nach ihrem Tod im Januar 2012 gemeinsam von ihren Eltern und Freunden gegründet. Nanas Motto »Wenn nur eine Frau in den Spiegel sieht und sich sagt: ›Wenn Nana das konnte, dann schaffe ich das auch!‹ lebt damit weiter.

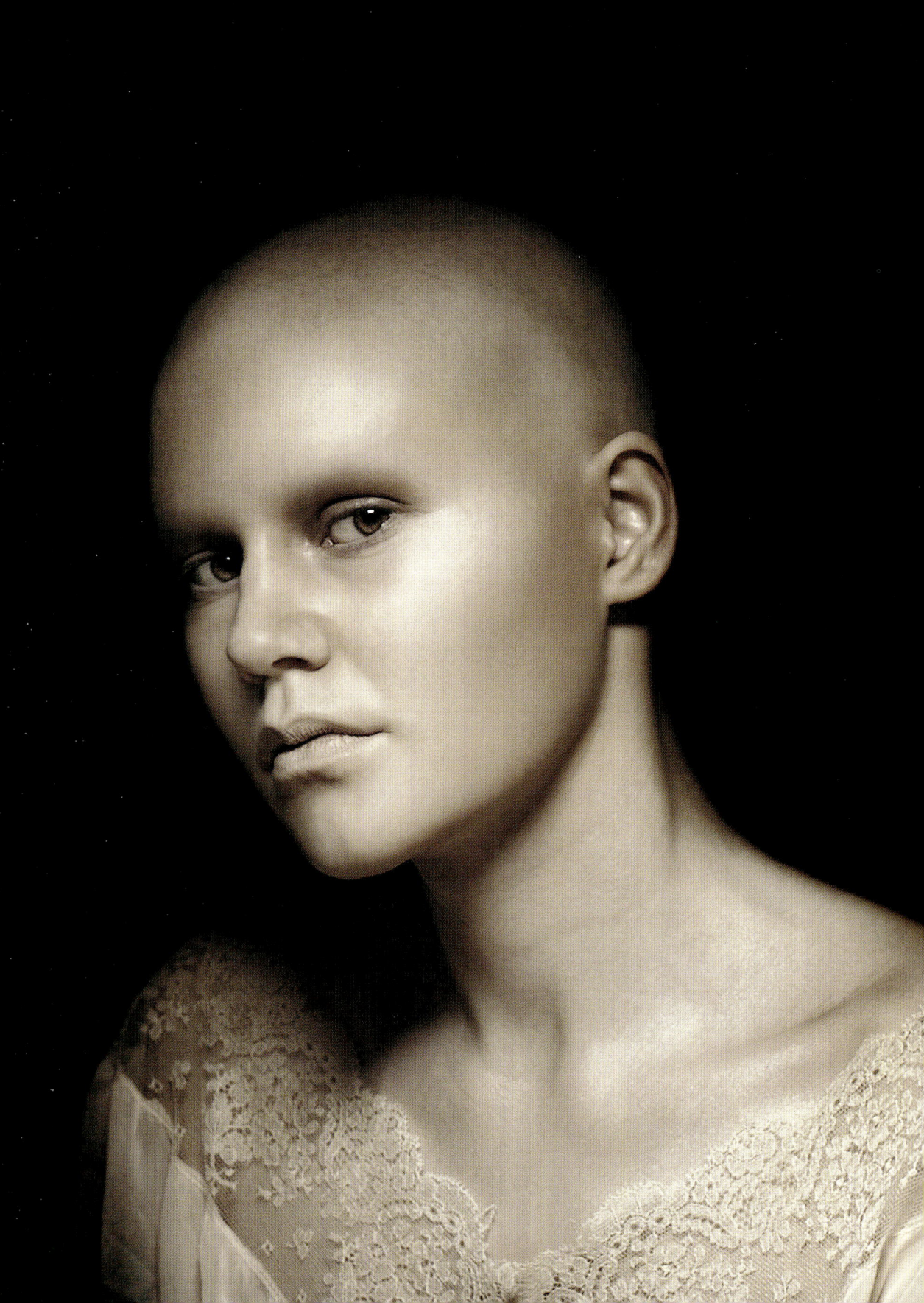

Die äußere und innere Empfindlichkeit

Mit Haut und Haar

Die Diagnose »Krebs« wirbelt das Leben maximal durcheinander. Von einem Moment auf den anderen scheint sich alles Bisherige aufzulösen, was einem persönlichen Erdbeben gleichkommt. In dieser Zeit größtmöglicher Verunsicherung heißt es nun, sich bis dato mutmaßlich unbekannten Menschen anzuvertrauen, deren komplexe Untersuchungen einschneidende Therapien nach sich ziehen, die zunächst alles andere als aufbauend sind. Chemo und Bestrahlung schwächen den Körper und setzen vielerlei Veränderungen in Gang. Dazu werden die Patienten von Zukunftsängsten gequält, die bis hin zur Beschäftigung mit der eigenen Endlichkeit führen. Für viele ist diese Zeit mit ihren großen körperlichen Einschränkungen, den Beeinträchtigungen durch Medikamente und deren Nebenwirkungen, dem Ausgeliefertsein an zuweilen undurchschaubare medizinische Prozesse schlichtweg die Hölle. Ein Satz, der in dieser Phase die Köpfe der Betroffenen beherrscht, lautet: »Ich will mein altes Leben zurück!« So verständlich dieser Wunsch auch ist, seine Erfüllung bringt große Herausforderungen mit sich. Eine Krebserkrankung verändert die Sicht auf das eigene Leben, den Körper, aber auch die Sicht der Menschen, die einen umgeben. Es bleiben Narben – sichtbare und unsichtbare.

Verena A., 19, Osteosarkom

(Knochentumor):

»Ich habe lange gebraucht, um das Bein anzunehmen, so, wie es jetzt ist. Natürlich bin ich froh, dass ich es überhaupt behalten habe! Inzwischen akzeptiere ich sogar die Narbe. Narben spiegeln das wider, was man erlebt hat, und erzählen eine Geschichte.«

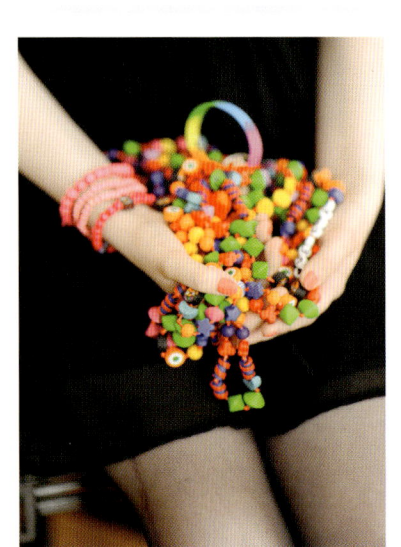

Verena mit ihrer Mutperlen-Kette– jede Perle symbolisiert ein Ereignis im Verlauf der Therapie.

Nicht jede Veränderung muss negativ sein. Viele erzählen, dass sie durch ihre Erkrankung Entscheidendes gelernt, Ungeahntes entdeckt und Bereicherndes erlebt haben. Dass im größten Schmerz auch Freude ihren Platz haben kann, dass Schönheit und Zufriedenheit zurückkehren. Sogar dass sie dankbar sind für ihre harte Erfahrung, denn es hat ihr Leben in eine neue, gute Richtung gelenkt. In den vielen Gesprächen, die wir für dieses Buch geführt haben, ist Erstaunliches zutage getreten – mehr als wertvoll genug, um an andere weitergegeben zu werden.

Sichtlich verändert

Eine Krebserkrankung kennt zwei Arten der körperlichen Veränderung, zum einen die temporäre, zum anderen die konstante. Interessanterweise wurde das gängige Klischee nicht etwa von etwas Immerwährendem wie einer Narbe nach einer Krebsoperation geprägt. Wir assoziieren mit der Erkrankung das vorübergehende Erscheinungsbild, den bloßen, nackten Kopf. Dass durchaus jegliche Körperbehaarung betroffen sein kann, stellt manche Patientin erst im Nachhinein fest. Friseurmeister Stefan Eibl, der in München in seinem »Authentic Kopfraum« den Service anbietet, Frauen vor Beginn einer Chemotherapie zu beraten, muss oft aufklären: »Viele gehen davon aus, dass lediglich das Haupthaar ausfällt – und nicht auch Augenbrauen, Wimpern, Achselhaare und Haare im Intimbereich.« Nur wenigen Chemopatienten bleibt diese Nebenwirkung erspart, alle anderen lassen zwei bis drei Wochen nach Start der Therapie ihre Haare. Für Stefan Eibl ist es daher ratsam, vor diesem Zeitpunkt einen auf Perücken

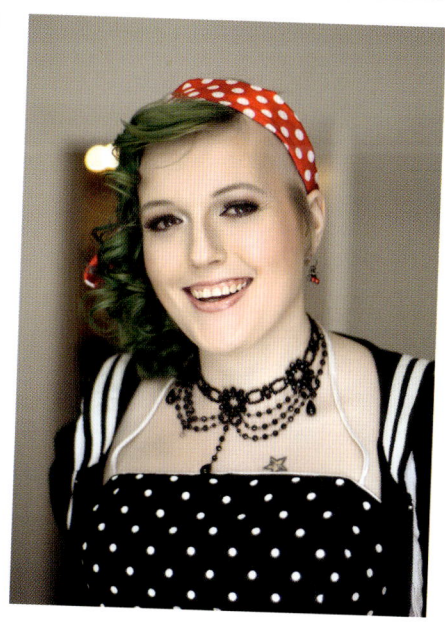

spezialisierten Experten aufzusuchen: »Hat der Haarausfall schon begonnen, kommt ein weiterer Stressfaktor hinzu, was den Druck auf die Psyche verstärkt. Zudem ist es ungleich schwerer, die frühere Optik nachzuvollziehen – wie sah es aus, das eigene, volle Haar? Wie hat es sich angefühlt, wie ist es gefallen? Fotos geben hinterher nur unzulängliche Hilfestellung. Oft muss ich erst mal die Angst vor der Perücke eliminieren, beim ersten Treffen ist das meist die Hauptaufgabe.« Wenn sie das Wort »Chemo« hören, hätten fast alle dieses Bild vor Augen: ein schlecht sitzender Haarersatz, den man sofort als solchen identifiziert. Diese Sorgen sind heute unbegründet, und anhand von entsprechenden Beispielen kann er die Frauen beruhigen, sagt Stefan Eibl: »Sie wissen, selbst wenn sie nicht genauso aussehen wie vorher, kommt man sehr nahe dran. Damit ist die Last weg, dass jeder sehen könnte, was los ist.« Wichtig sei das vor allem für den Bekanntenkreis, für die Menschen, denen man sich nicht sofort erklären möchte. Wer will schon beim Bäcker auf seine Krankheit angesprochen werden? Die Schutzmaßnahme habe aber noch einen weiteren Hintergrund, so der Haarspezialist: »Die Frauen wollen nicht permanent mit ihrer Krankheit konfrontiert werden, sondern sich lieber vollkommen aufs Gesundwerden konzentrieren.«

Bianca B., 23, Ewing-Sarkom:

»Es geht im Leben nicht darum, dass alles perfekt ist und exakt so, wie man sich das vorgestellt hat. Man muss es nehmen, wie es kommt, und lernen, darauf zu reagieren. Dazu gehört, sich mit dem zu umgeben, was einem guttut, und sich von Dingen oder manchmal auch Menschen zu verabschieden, die einen runterziehen.«

Terry Jessica, 23, Darmkrebs:

»Meine Perücke hat auch ihre amüsante Seite. Ich war mit Freundinnen im Hotel, und die Perücke war auf ihrem Ständer. Als eine Freundin in der Nacht deren Umrisse sah, meinte sie, dass ich es sei, und sprach mit meinem Kunsthaar.«

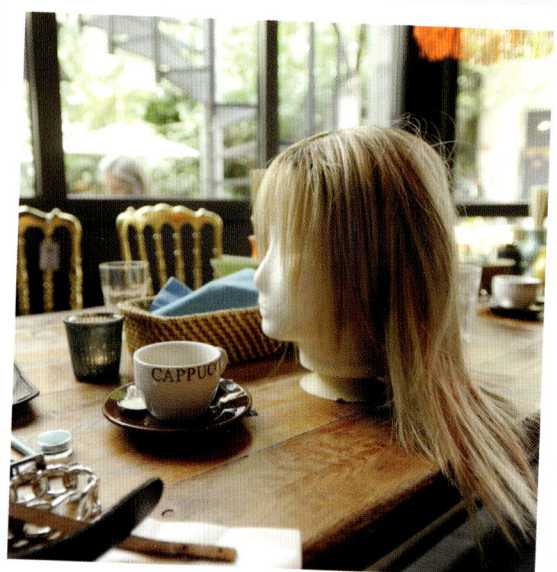

Perücken
Ein Gespräch mit
Friseurmeister Stefan Eibl

Echt- oder Kunsthaar –
wo liegen die Unterschiede?

Grundsätzlich ist die Echthaarperücke pflegeintensiver, wobei heute im Vergleich zu früher durchaus pflegeleichte auf dem Markt sind. Trotzdem muss man mehr Zeit dafür aufwenden. Für eine Naturhaarperücke benötigt man einen richtigen Perückenkopf, passende Bürsten und Lockenwickler, denn die Haare müssen nach jedem Waschen aufgedreht werden. Natürlich kann man sie in Form föhnen, doch die wenigsten Frauen haben während der Chemo Zeit und Lust, sich über eine halbe Stunde mit ihren falschen Haaren zu befassen. Die Kunsthaarperücke dagegen ist mit einer Art Memofunktion ausgestattet: Wenn sie alle sechs bis acht Wochen gewaschen wird, schüttelt man sie nur aus und legt sie auf den Trockenständer, denn die Perücke erinnert sich an die Form, die sie vor dem Waschen hatte. Sie springt also automatisch zurück in ihre ursprüngliche Form, sodass man mühelos genauso gut, gepflegt und geföhnt aussieht wie vorher. Man darf sie nur nicht nass kämmen, damit würde die Memofunktion verloren gehen. D. h., die Patientin braucht eine kleine Einführung zur Handhabung der Perücke sowie ein spezielles Pflegeshampoo und Balsam.

Was muss man für eine Perücke ausgeben?

Da sind die Unterschiede gewaltig. Das untere Preissegment bei einer vorgefertigten Echthaarperücke beginnt bei 1800 Euro. Im Kunsthaarbereich kann man von 480 Euro an aufwärts mit einer guten Qualität rechnen.

Sieht man den Unterschied zwischen Echt- und Kunsthaar?

Für den Laien ist die Kunsthaar- von der Echthaarperücke kaum zu unterscheiden. Die Kunstfaser hat einen so hohen Standard, dass ich als Fachmann schon mal ein Haar ausreiße und ein Feuerzeug dranhalte, um herauszufinden, ob es echt oder künstlich ist. Die Perücken werden mittlerweile mit dunklen Ansätzen gefärbt oder man arbeitet vereinzelt ein paar weiße Strähnen ein, um Natürlichkeit zu suggerieren.

Dennoch sieht man immer wieder Perücken, die auch als solche zu erkennen sind – z. B. am Haaransatz oder an der nicht vorhandenen Kopfhaut.

Das lässt sich vermeiden durch eine am Oberkopf handgeknüpfte Perücke: Das Haar wird auf eine hauchdünne Gaze aufgeknüpft, durch die man auf die eigene Kopfhaut hindurchsieht. Würde man also z. B. die Haare am Oberkopf auseinanderziehen, wirkt es, als würden die einzelnen Haare herauswachsen. Das Gleiche gilt für den vorderen Ansatz; hier sollte die Perücke einen Filmansatz haben. Dies ist wiederum eine Gittergaze im vorderen Bereich, die so eng an der Kopfhaut aufliegt, dass, wenn z. B. der Wind in die Haare bläst und die Haare sich nach hinten bewegen, der Betrachter selbst aus kürzester Distanz das Gefühl hat, der Ansatz sei etwas lichter. Man schaut wieder direkt durch die Haare auf die Kopfhaut und sieht nichts von der Perücke.

Diese spezielle Qualität hat sicher ihren Preis?

Perücken, die solche Qualitätsmerkmale haben, bekommt man ab 580 bis 680 Euro, wobei solche ab 680 Euro vollkommen handgeknüpft sind. In dem Fall gibt es keine aufgenähten Haare auf Stoffstegen, sondern alles ist komplett auf eine hauchdünne Gaze aufgelegt. Das hat den Vorteil, dass solche Kunsthaarperücken mittlerweile nur noch 30 Gramm wiegen, sodass die Trägerin nach ein, zwei Tagen das Tragen nicht mehr wahrnimmt. Die Perücke wird zur Selbstverständlichkeit, weil man kein Gewicht auf dem Kopf hat.

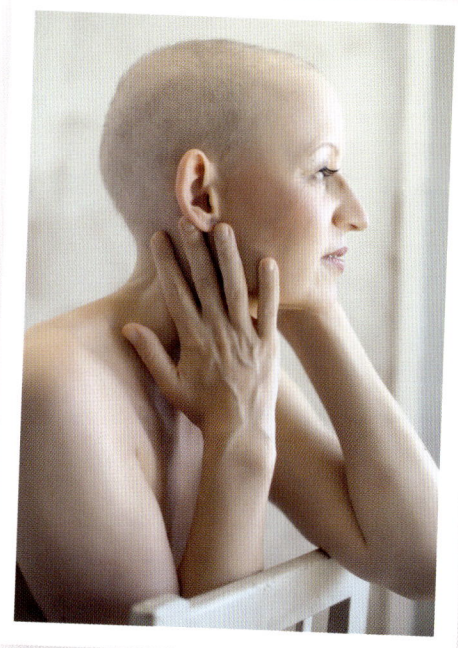

Könnte man eine Perücke aus den eigenen Haaren machen lassen, sofern sie dafür lang genug sind?

Hier spielt der Zeit- und Kostenfaktor eine Rolle. Eine handgeknüpfte Echthaarperücke kostet zwischen 3000 und 4000 Euro, die Wartezeit dafür beträgt vier bis sechs Wochen. Nach Diagnosestellung wird meist sehr schnell mit der Chemo gestartet, daher braucht die Patientin eine schnellere Haarlösung. Von der Verarbeitung her gesehen ist eine Eigenhaarperücke meist unrealistisch, denn beim Verknüpfen der Haare verkürzt sich die Haarlänge deutlich. Man kann ja die Haare nicht direkt an der Kopfhaut abschneiden, sodass dies einen weiteren Längenverlust von etwa 8 Zentimetern bedeutet. Ich werde oft nach solchen Perücken gefragt, aber sie sind meist unrealistisch.

Wenn eine Patientin eine Perücke möchte, wie sieht der Ablauf aus?

Beim ersten Termin stehen Kennenlernen, Analyse der Gesichtsform, Haar- und Kopfhautdiagnose sowie die Wunschfrisur auf dem Programm. Um all das zu berücksichtigen, spreche ich dann mit den Herstellern, schaue in die Kataloge und suche speziell für die Patientin ein paar Modelle in der passenden Farbschattierung, Länge, Haarmengenbestückung und Kopfgröße aus. Damit haben wir eine optimale Ausgangsbasis, die ich später hier in meinem Haarstudio bearbeite. Wenn die Patientin sich für ein Rohmodell entschieden hat, schneide ich dies in dem genau für sie passenden Schnitt. Pony, Scheitel, Haardicke, Länge – alles Faktoren, die man zumindest bei handgeknüpften Perücken beeinflussen kann.

Welche Länge sollten die Perückenhaare im Idealfall haben?

Meine Empfehlung lautet immer: so kurz schneiden, dass die Haare nicht auf den Schultern aufstehen. Zum einen hat das Haltbarkeitsgründe, denn sobald die Kunstfaser auf der Schulter aufsitzt, werden die Spitzen schneller blind.

Der zweite Grund ist eher praktischer Natur. Im Winter z. B. trägt man Schals, Mäntel mit Kragen, Umhängetaschen – alles Dinge, in denen man sich leicht verheddern kann. Man nimmt die Tasche runter, zieht den Mantel aus, und schon hängt die Perücke dran! Je kürzer die Perückenhaare, desto weniger kann das passieren. Bedenken sollte man auch die Bedingungen der Krankenkasse. Normalerweise hat man Anspruch auf eine Perücke pro Kalenderjahr, und da Langhaarperücken aufgrund der schnelleren Abstumpfung maximal ein halbes Jahr gut aussehen, wird man auch einer guten Langhaarperücke ab da anmerken, dass es eine Perücke ist. Man verpflichtet sich als Patientin der Krankenkasse gegenüber in einer Einverständniserklärung, dass man die Kosten für eine zweite innerhalb eines Jahres selbst tragen müsste. Letztendlich überlasse ich aber der Patientin die Entscheidung, denn sie muss sich mit der Perücke wohlfühlen. Ich kläre sie nur auf, welche Risiken sie damit in Kauf nimmt und worauf sie bei der Pflege achten muss.

Wie hoch ist die Zuzahlung der Krankenkassen?

Das ist ganz unterschiedlich – je nach Kasse kann die Zuzahlung bei 180 bis 600 Euro liegen; wie hoch im Einzelnen, muss man bei seiner Kasse über die Hilfsmittelabteilung erfragen. Auf dem Rezept sollte stehen: »Medikalperücke bei Langzeittherapie«.

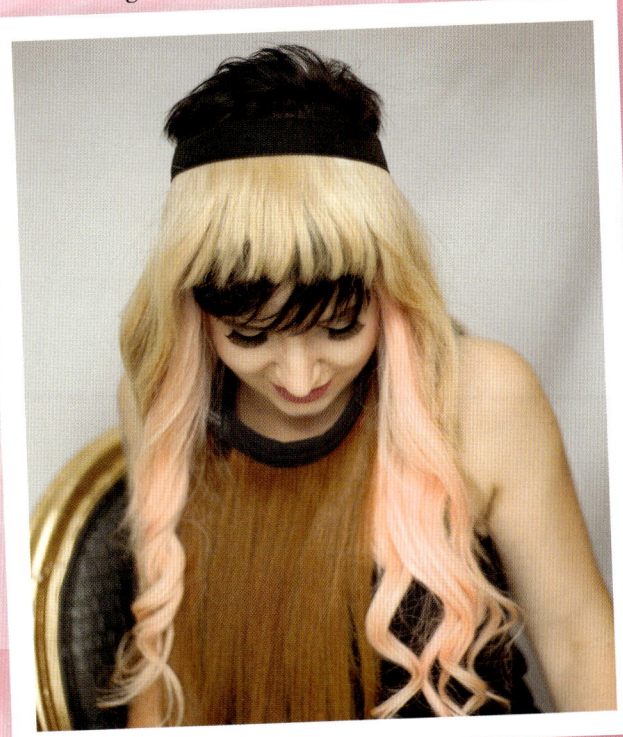

Liane S., 35, Mammakarzinom in der Schwangerschaft:

»Ich kam vom Perückenstudio zurück. Da fragte mich mein vierjähriger Sohn erstaunt, ob ich beim Friseur gewesen sei. Ich erklärte ihm, dass die Haare medikamentenbedingt ausfallen würden, da hatte er ganz schnell eine Erklärung gefunden: ›Mama, mach dir nichts draus, die Bäume verlieren im Herbst auch alle Blätter. Genauso ist das jetzt mit deinen Haaren, im Frühling bekommst du dann neue!‹«

Dass der Tag des Perückenkaufs in besonderer Erinnerung bleibt, kann sicher die eine oder andere bestätigen. Biggi Welter, heute Leiterin des mamazone e. V.-Büros im Klinikum Augsburg, erkrankte 2007 an Brustkrebs und bat eine Freundin, sie zum Perückenkauf nach München zu begleiten. Heimlich plante diese eine Überraschung für Biggi – sie reservierte für danach bei Schuhbeck am Platzl einen Tisch. »Sie hat vorher dort angerufen und meinte, sie könne nicht sicher zusagen, dass wir auch wirklich kommen. Und man solle bitte nicht blöd schauen; da sei jemand dabei, dem es nicht gut geht.« Zu Biggi sagte sie: »Diesen Tag wirst du als positiven erleben und nicht als den, an dem du deine Haare hergegeben hast!«

Der Verlust der Haare könnte im Verhältnis zu anderen möglichen Nebenwirkungen einer Chemotherapie, wie Fertilitätsverlust, Gelenkschmerzen, Gedächtnisproblemen, chronische Müdigkeit oder Nervenschädigungen, die zum Teil lebenslang bleiben, regelrecht harmlos anmuten. Schließlich wachsen Haare ja wieder nach.

Dennoch leiden viele Frauen so sehr darunter, dass einige nur deshalb zweifeln, überhaupt eine Chemotherapie zu machen.

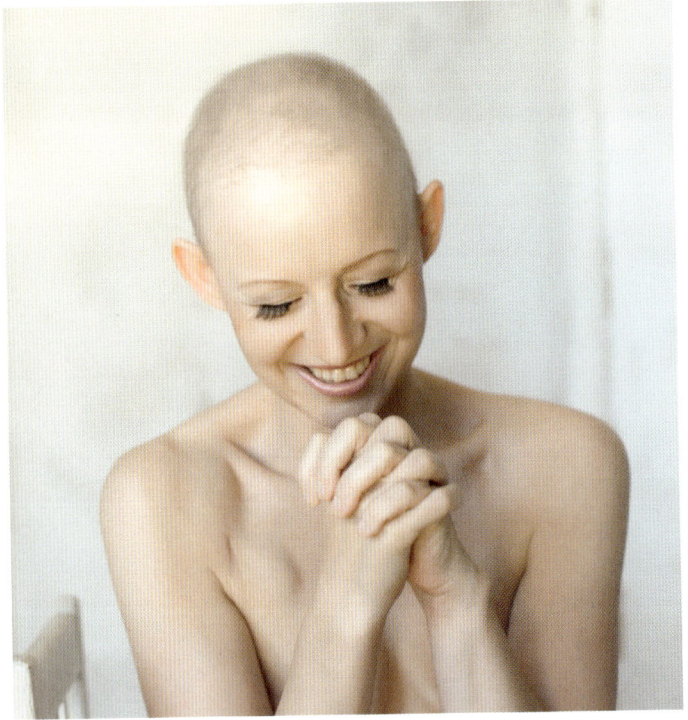

Vom »Bad Hair Day« zum »Good Hair Day«

Stefan Eibl, der als Friseurmeister viele Frauen durch diese Zeiten begleitet, weiß um die Dramatik der Anfangszeit einer Chemotherapie. Es ist ein Prozess der Verabschiedung: »Man ist gezwungen, dem eigenen Verfall zuzusehen. Die Haare liegen auf dem Kopfkissen, im Wohnzimmer auf dem Sofa, in der Küche auf dem Boden. Die Haarstruktur wird immer diffuser, und irgendwann – ich formuliere das jetzt mal ganz brutal – wie ein Strahlenopfer auszusehen, ist für die Power, die man braucht, um das alles durchzustehen, sicherlich nicht hilfreich.« Stefan Eibl empfiehlt den Patientinnen, selbst über den richtigen Moment der Trennung vom Haar zu bestimmen, bevor, wie er es nennt, »das Drama beginnt«. Natürlich wünsche man sich, zu denen zu gehören, die ihre Haare behalten; diese Hoffnung sei angesichts der verschwindend kleinen Prozentzahl aber zu vernachlässigen. Daher rät Stefan Eibl: »Entscheide selbstbewusst und eigenständig an einem Tag, an dem es dir gut geht: Heute kommen die Haare runter. Ich schaue nicht einfach zu, sondern ich bestimme, wann meine Haare von mir gehen.« Stefan Eibl gibt zum Thema bester Tag und »Cut« noch etwas zu bedenken: In dieser Krisenphase sind alle im engsten Kreis um die Patientin angespannt, fühlen sich machtlos angesichts des Strudels, in den der geliebte Mensch samt seiner Familie gerissen wird. Daher könne es die Angehörigen zusätzlich belasten, wenn sie als Ausführende ausgesucht würden, so Stefan Eibl: »Gerade für den eigenen Mann kann das schockierende Auswirkungen haben, denn oft fließen viele Tränen, wenn die Haare geschnitten oder abrasiert werden. Hinterher fühlt sich der Mann irgendwie schuldig, obwohl er eigentlich seiner Frau einen großen Liebesdienst erweisen wollte.«

Clara N., 19, ALL (Leukämie):

»Viele Mädchen haben ein großes Problem damit, das Haar zu verlieren, und denken, sie müssten ihre Glatze verstecken. Das Haar war ihr ganzer Stolz; mit ihrem Verlust fürchten sie, ihr Schönheitspotenzial ginge verloren.«

Stefanie W., 35, Mammakarzinom:

»Als ich mit meinem zweijährigen Sohn auf dem Arm im Supermarkt an der Wursttheke stand, zog er mir die Perücke ab und erklärte der Dame hinter der Theke: ›Schau mal, meine Mama hat keine Haare mehr!‹«

Super, Mann!

Alex D. aus München gelingt es tatsächlich, gemeinsam mit ihrem Mann Scott den Tag positiv zu besetzen. Pünktlich 14 Tage nach der ersten Chemotherapie geht es bei ihr los, gerade in der Zeit, als sie sich aufgrund eines Leukozytenabsturzes in der sogenannten »Umkehrisolierung«, einer besonderen Maßnahme zum Infektionsschutz bei Immunschwäche, im Krankenhaus befindet.

Da sie am nächsten Tag aber nicht mit den ganzen »Federn«, wie sie es nennt, im Krankenhausbett aufwachen will, fragt sie die Schwester, ob es o. k. wäre, wenn ihr Mann ihr die Haare im Badezimmer scheren würde. Nicht gerade der Wunschort für diese doch sehr intime und verletzlich machende Prozedur. Doch für Alex verwandelt sich die Situation zur Chance. Die Schwester kommentiert ihren Wunsch nicht nur mit einem entschiedenen »Ja klar, ab damit!«, sie überreicht ihr auch die entsprechenden Utensilien für eine Rasur unter Isolationsbedingungen: einen grünen Krankenhausmantel, Mundschutz und

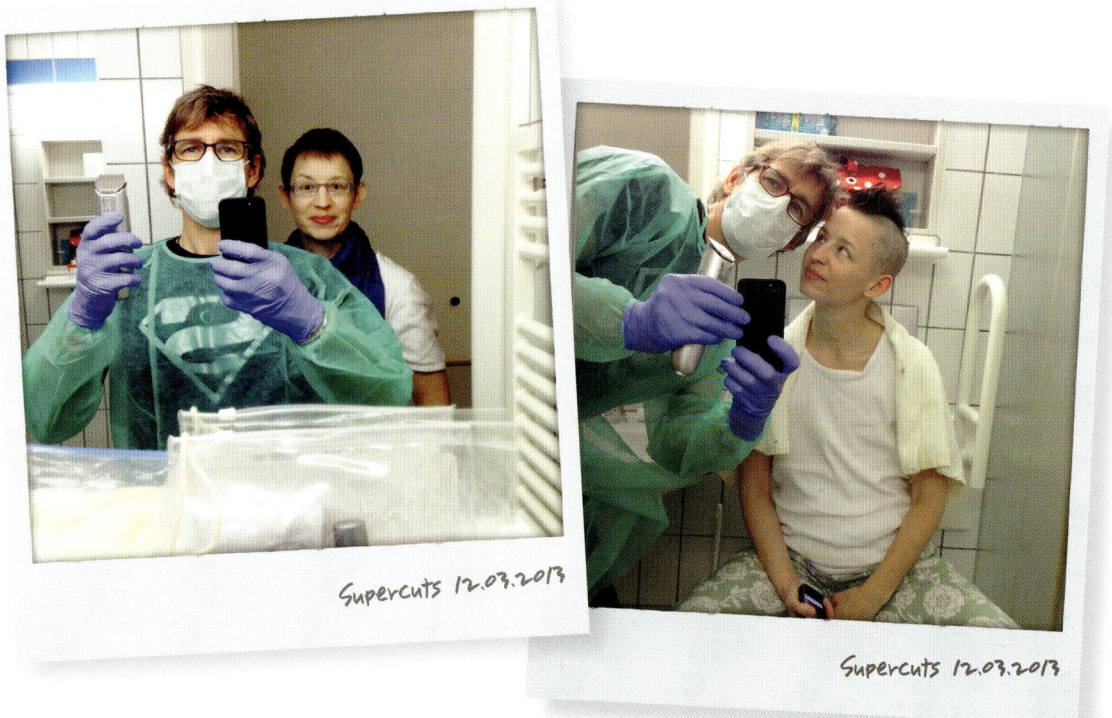

Supercuts 12.03.2013

Supercuts 12.03.2013

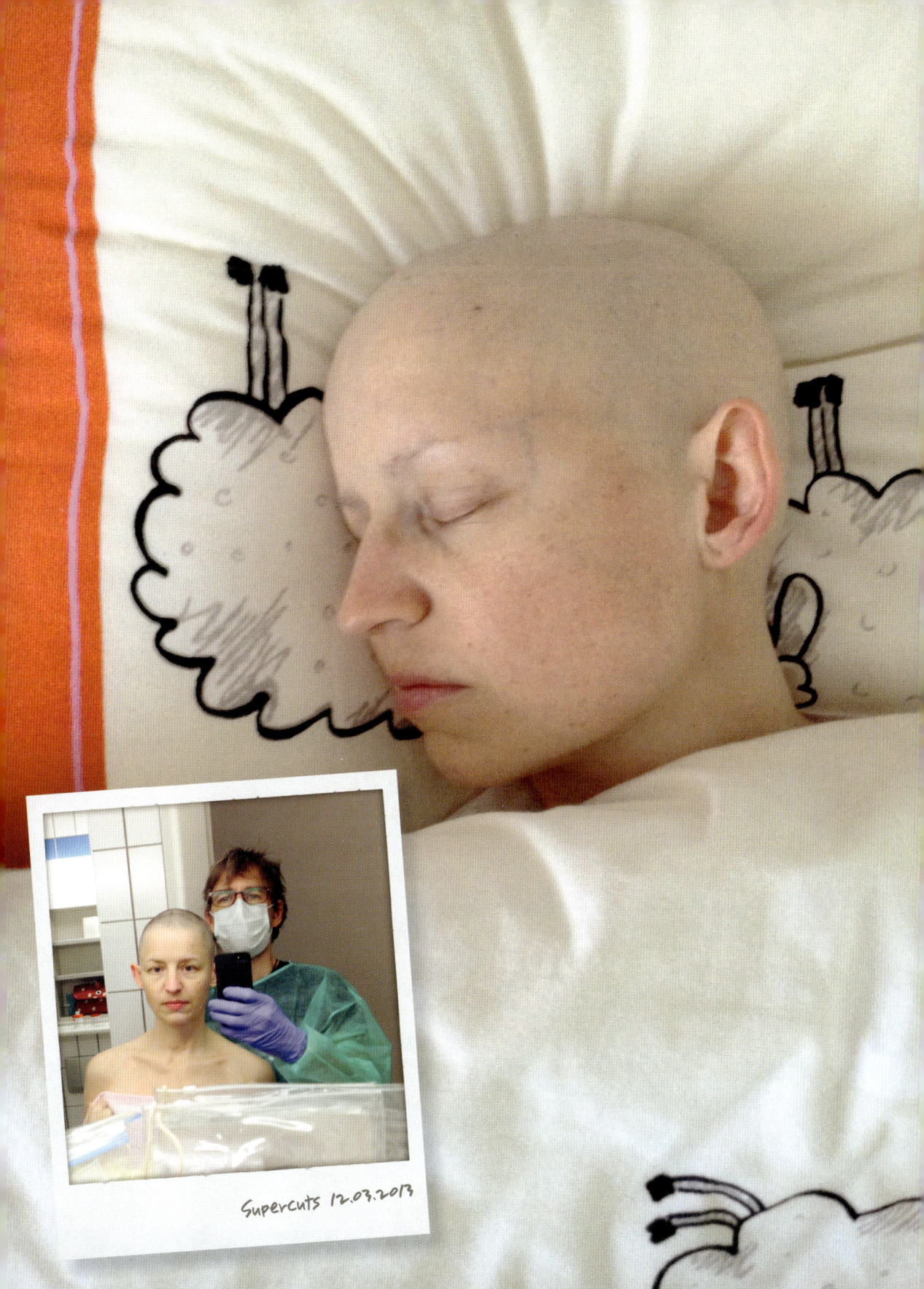

Supercuts 12.03.2013

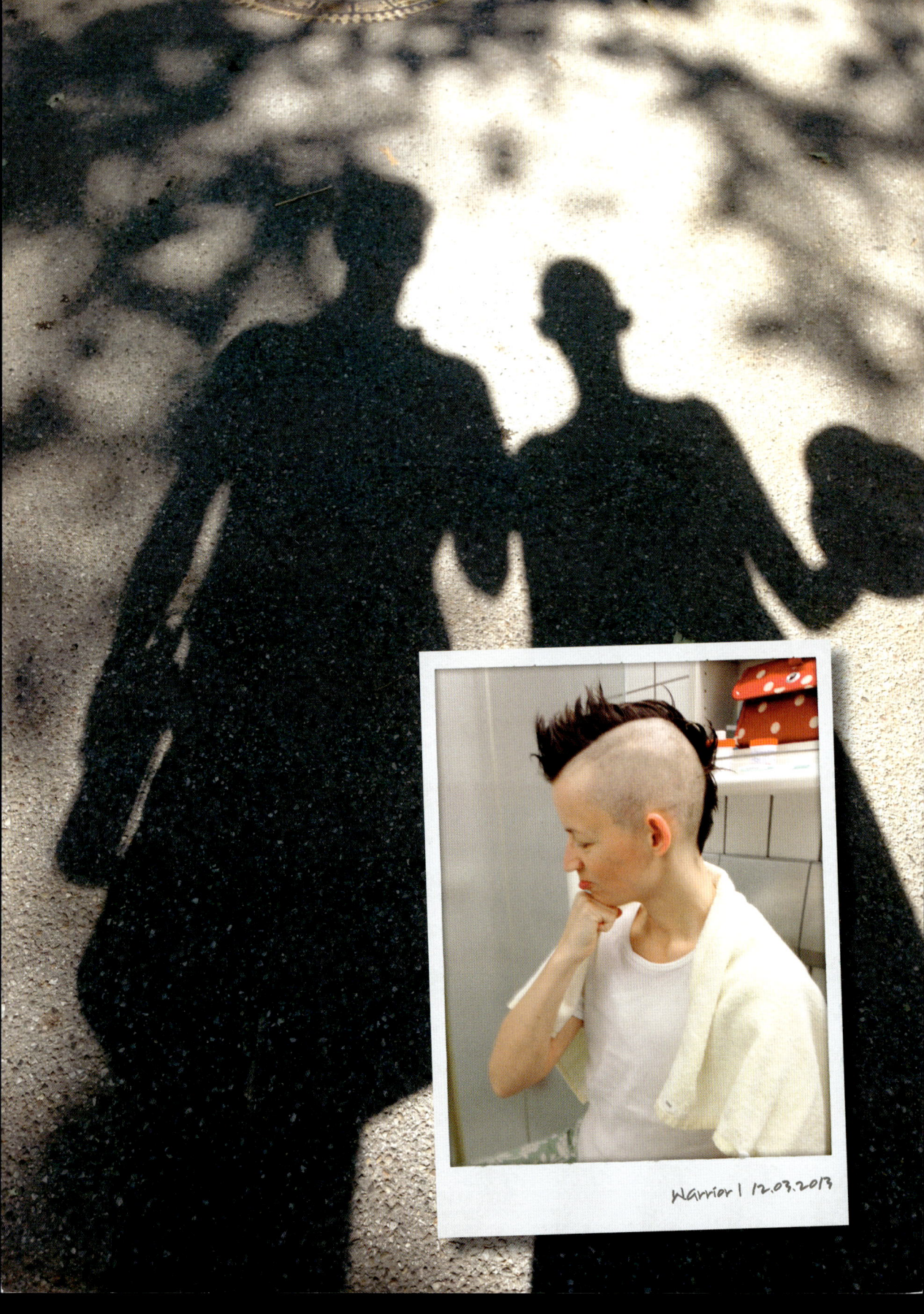

Warrior | 12.03.2013

Latexhandschuhe. Fehlt nur noch der Friseur. Alex bestellt also ihren Mann
samt Haarschneider in die Klinik, und Scott beginnt in voller Isolationsausstat-
tung sein Werk. Dokumentiert werden die Schritte jeweils mit dem Handy: Von
»vorher« über die Variante »Kampfirokese« bis »nachher«.

Alex erinnert sich gerne an den Kahlschlag, der für manche Frau mit zum
Schlimmsten ihrer Chemozeit gehört: »Mein Mann und ich fanden die ganze
Aktion total witzig, weil er in seiner Montur aussah, als ob er Arzt wäre und an
mir gleich eine OP durchführen würde.« Alex teilt diese Fotos mit ihren Freunden auf Facebook, mit viel Resonanz. Der Haarschnitt als Happening, dank liebevoller Unterstützung ihres Mannes. Kein Wunder bei dem Superman-T-Shirt.

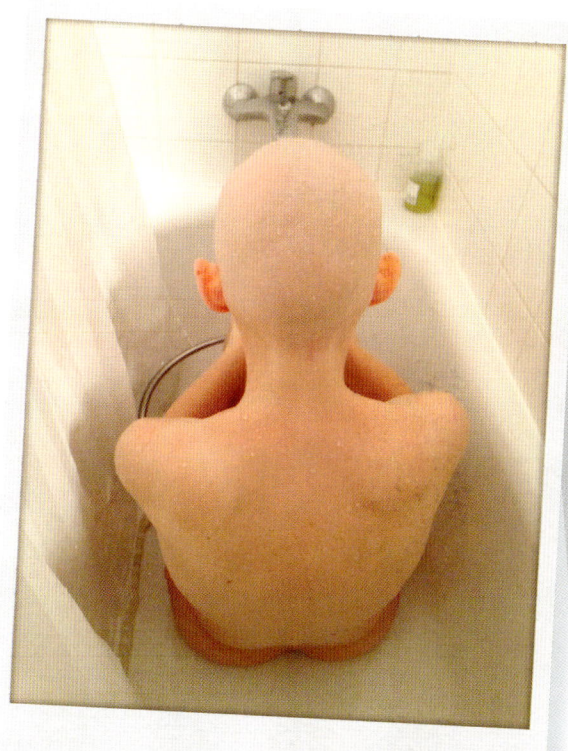

06.05.2013, 21:30

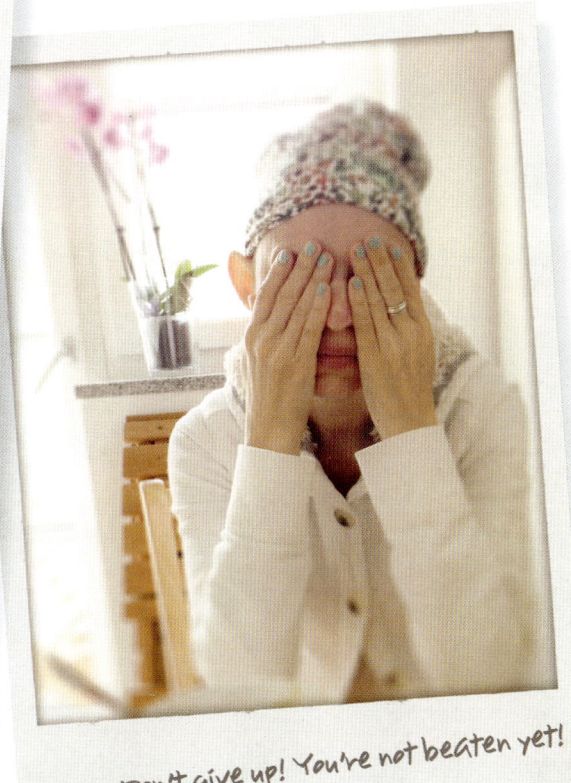

Don't give up! You're not beaten yet!

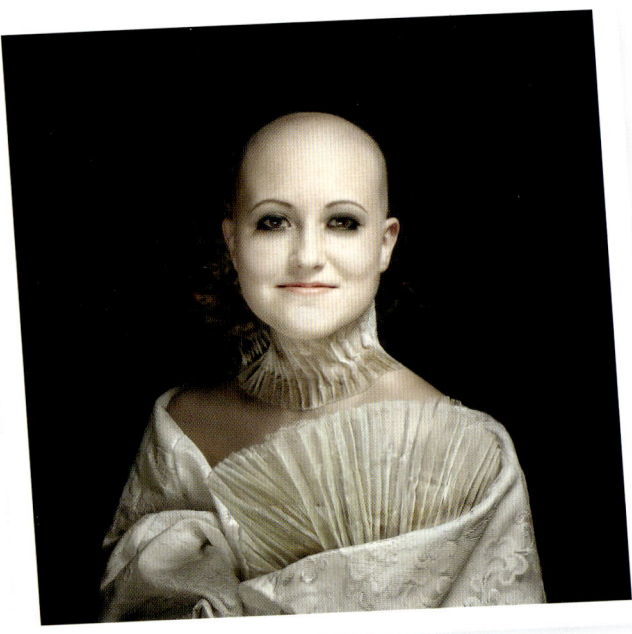

Clara trug ihr Haar bis zur Taille, bevor sie an Leukämie erkrankte. Sie besuchte gerade die elfte Klasse des Gymnasiums und beschloss, dem Unausweichlichen einen kreativen Charakter zu geben: »Bevor ich meine Haare verlor, bat ich verschiedene Freundinnen, ihre Künste als Friseur unter Beweis zu stellen. Wir haben gemeinsam experimentiert, mal ausprobiert, welche Frisur mir stehen könnte. Das hat Spaß gemacht und bot zudem eine gute Ablenkung. Man braucht ja irgendeine Beschäftigung, daher kann ich das als Zeitvertreib vor der endgültigen Rasur nur empfehlen.«

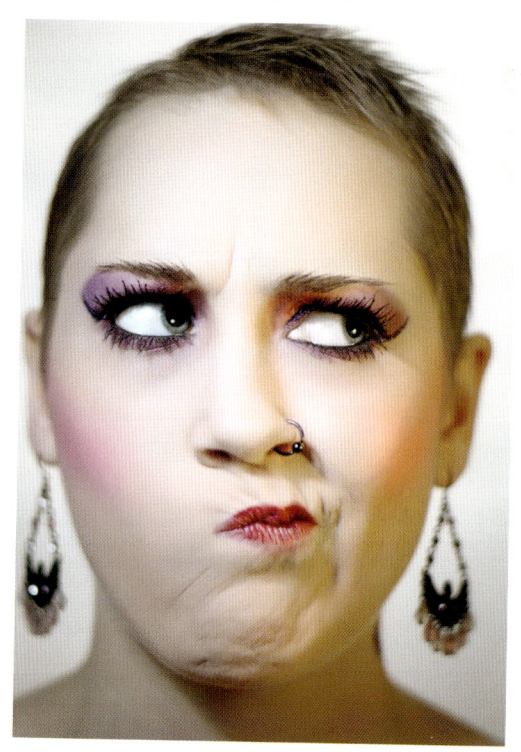

Nana Stäcker:
»Make-up: Nana. Hairstyling: Made by Cancer.«

Wenn Haut und Nägel leiden

Die sogenannten Zytostatika (griech. cyto = Zelle; statik = anhalten), die bei einer Chemotherapie angewandt werden, sollen das, was eine Tumorzelle in erhöhtem Maße tut – unkontrolliert wachsen oder teilen –, verhindern oder verlangsamen. Tumorzellen sind empfindlicher als gesunde Zellen, daher reagieren sie auf die Medikamente; allerdings betrifft das auch andere sich schnell teilende Zellen im Körper. Dazu gehören Haar- und Nagelwurzeln, Blutbestandteile, also rote und weiße Blutkörperchen sowie Blutplättchen (Erythrozyten, Leukozyten, Thrombozyten), außerdem Schleimhäute im Mund und im Magen-Darm-Trakt. Die Auswirkung der Chemotherapie auf die Schleimhaut wird auf Seite 169 erklärt.

Was den Haarausfall anbelangt, betrifft dieser meist die Kopfbehaarung, Wimpern, Augenbrauen, Achseln, Beine sowie den Intimbereich. Zudem kann es in seltenen Fällen zum Ablösen der Nägel kommen. Häufiger berichten Patientinnen von Einkerbungen, Streifen oder Rillen in den Nägeln, sodass der zeitliche Abstand der Chemotherapien sichtbar am Nagel ablesbar ist. Die Haut an sich wird ebenfalls empfindlicher, benötigt gegebenenfalls besondere Pflege und häufig einen erhöhten Sonnenschutz (ausführliche Informationen und Tipps sind im beiliegenden Make-up-Manual zu finden). Vereinzelt zeigen sich allergische Reaktionen, sodass die gewohnten Kosmetikprodukte oder auch Waschmittel nicht mehr vertragen werden.

Da sich bei vielen der Geschmackssinn bzw. das Geruchsempfinden verändert, kann es sein, dass Patientinnen ihre gewohnten Körperpflegeprodukte buchstäblich nicht mehr riechen können und zu geruchsneutralen greifen müssen. Viele Patientinnen, die wir im Rahmen unserer Vereinstätigkeit kennengelernt haben, konnten neben all den unangenehmen Veränderungen allerdings durchaus auch eine positive Beobachtung machen: Das Hautbild wird oft klarer, ebenmäßiger und frei von kleinen Pickelchen, die wohl durch den Chemococktail schlicht eliminiert werden.

Zur Geschichte des Krebses

Die Chemotherapie ist eigentlich ein sehr junges Verfahren angesichts dessen, wie lange die Menschheit »Krebs« bereits kennt. Seit der Antike finden sich immer wieder literarische und medizinische Hinweise auf diese keineswegs moderne Erkrankung. Der Name »karkinos« (Griechisch für »Krebs«) geht zurück auf den berühmtesten Arzt des Altertums, Hippokrates, der beim Anblick eines Geschwürs auf einer Brust an ein Schalentier erinnert wurde.

In der medizinischen Historie glaubte man lange, die Entstehung des Krebses läge an einem Übermaß von Körperflüssigkeit, nämlich der »schwarzen Galle«, und rückte dieser mit obskuren Mitteln wie Bleitinkturen, Eberzähnen oder Schildkrötenleber zu Leibe. Wagte sich ein Arzt in früheren Jahrhunderten an die chirurgische Entfernung eines Tumors, mutet das angesichts noch nicht entwickelter Betäubungsmittel und Antibiotika heute durchaus barbarisch an, ganz zu schweigen von Operationsorten und Werkzeugen, die alles andere als steril waren: Da wurde mit Eisen ausgebrannt, mit schwefelsauren Pasten verätzt oder mit Messern weggeschnitten, wie man den Zeichnungen im Lehrbuch der Chirurgie des deutschen Arztes Johannes Scultetus aus dem 17. Jahrhundert entnehmen kann. Der Arzt Lorenz Heister riet ein Jahrhundert später in seinem Lehrwerk, der Chirurg solle standfest sein und sich keinesfalls von den Schreien der Patientinnen bei der Brustamputation irritieren lassen. Als schließlich Mitte des 19. Jahrhunderts sowohl die Anästhesie als auch die Antisepsis entdeckt wurden, brach eine neue Ära in der Medizin heran. Nun konnten Patienten nicht nur eine Operation »schlafend« ohne Bewusstsein erleben, die Medizin konnte auch gezielt postoperative Wundentzündungen verhindern, die vormals oftmals tödlich verlaufen wären. Wiederum 100 Jahre später, in den 1940er-Jahren, wurde schließlich erstmals mit der uns heute bekannten medikamentösen Form der Chemotherapie experimentiert, und dies federführend durch den US-amerikanischen Pathologen Sidney Farber, der als Vater der moderneren Chemotherapie gilt. Der Begriff »Chemotherapie« wurde 1906 von Paul Ehrlich geprägt, allerdings im Zusammenhang mit der medikamentösen Behandlung von Infektionskrankheiten. Wenn wir ihn heute verwenden, bezieht er sich auf die Wirkung auf den Körper, die durch die Verwendung von Giftstoffen in den beiden Weltkriegen entdeckt wurde. Die Chemotherapie ist gewissermaßen ein Nachfahre des Senfgases, mit dem Soldaten im Ersten Weltkrieg verätzt wurden oder zu Tode kamen. Ein zunächst geheim gehaltener tragischer Zwischenfall während des Zweiten Weltkriegs – der Einsatz von Giftgas war inzwischen von einigen Nationen geächtet worden – enthüllte in den folgenden Untersuchungen, dass Senfgas wachstumshemmend auf das Knochenmark und das Lymphsystem wirkt. Diese nach dem Krieg veröffentlichten Ergebnisse sowie parallel stattfindende Forschungen führten in den 1950er-Jahren zu klinischen Tests der Wirkstoffe. Die ersten Patienten, die mit Chemotherapie behandelt wurden, waren an Leukämie erkrankte Kinder, später folgten Therapien für andere Krebsarten.

Obwohl dieser Therapieansatz nicht annähernd ein Jahrhundert alt ist, formte er doch maßgeblich unser Bild der Erkrankung: die Haarlosigkeit. Sollte sich abzeichnen, dass mehr Patienten als nach heutigem Wissensstand ohne eine Chemotherapie (siehe Interview mit Professorin Nadia Harbeck, Seite 80ff.) behandelt werden können, wird sich auch das Bild der Glatze als Symbol des Krebses überholt haben.

Wer mehr über die Geschichte des Krebses erfahren möchte: »*Der König aller Krankheiten: Krebs – eine Biografie*« von Siddhartha Mukherjee, erschienen im DuMont Buchverlag, erzählt umfassend über Hintergründe, Historie und die aktuelle Forschunglage einer Krankheit, die zu entschlüsseln sich unzählige Wissenschaftler und Mediziner verschrieben haben.

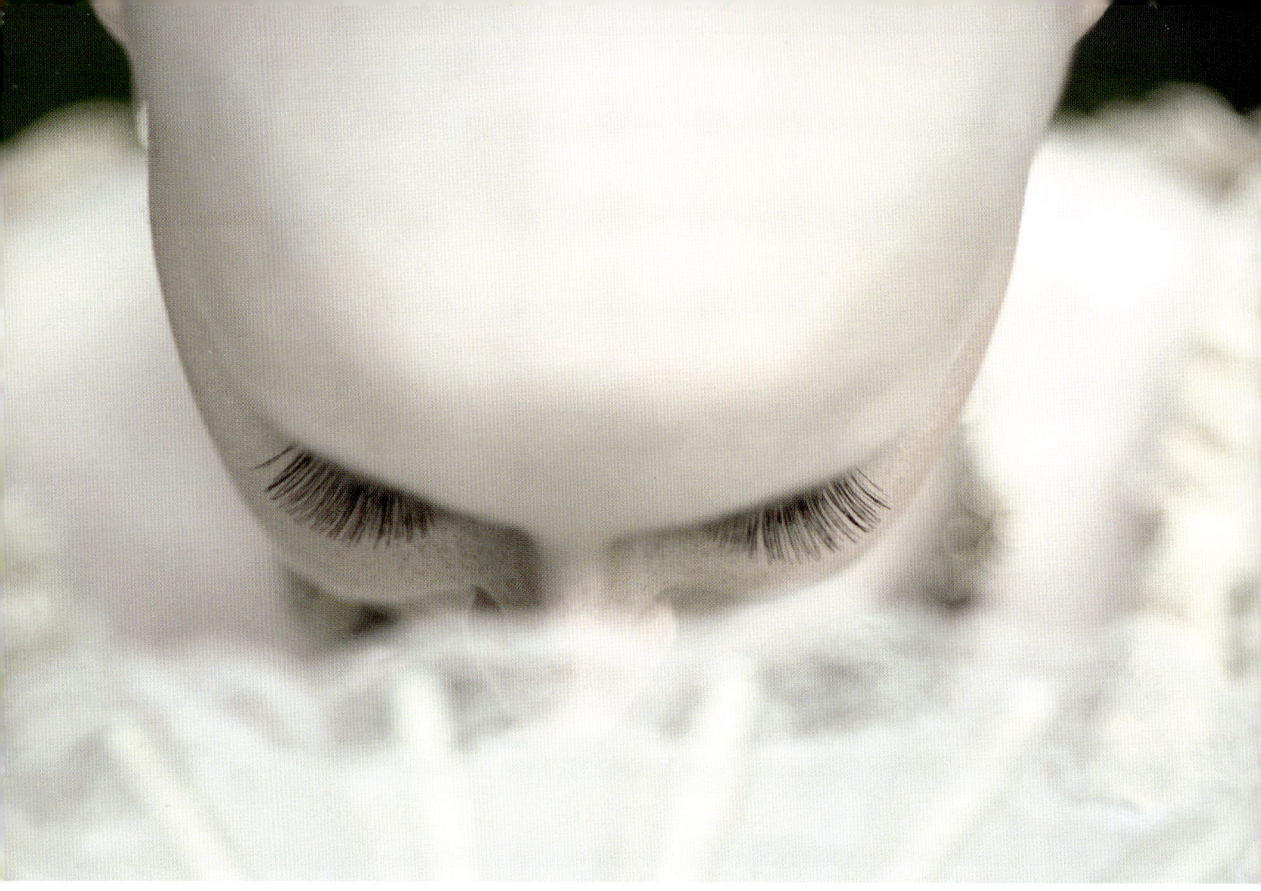

Öffentlich verstecken

Anders sein. Anders fühlen. Anders sehen und gesehen werden: Oft berichten Patientinnen, der Blick der »anderen« sei eine besondere Belastung. In diesem Moment fühlten sie sich in den Augen ihres Gegenübers als Kranke wahrgenommen: die Glatze als sichtbares Zeichen der Ausgrenzung, dazu die fehlenden Wimpern und Augenbrauen.

Die unfreiwillige Haarlosigkeit wirkt wie ein Sinnbild, ein Erkennungszeichen der Krankheit. Der Krebs steht einem ins Gesicht geschrieben. Wer also traut sich ohne falsches Haar, ohne Maske, ohne »Verkleidung« in die Öffentlichkeit? Während insbesondere ältere Frauen versuchen, ihren gewohnten Look durch eine Perücke, die der ursprünglichen Frisur am nächsten kommt, aufrechtzuerhalten, greifen jüngere vermehrt zu Tüchern und Mützen, die das Fehlen der Haare darunter durchaus erkennen lassen.

Für Iris B., Anfang 30, war das Sichtbarsein ihrer Situation keine Alternative: »Außer wenn ich zum Joggen ging – da trug ich ausnahmsweise Mütze – bin ich niemals ohne Perücke aus dem Haus. Ich wollte nicht bemitleidet werden! Ich wollte nicht, dass es so offensichtlich ist. Glücklicherweise sind mir Augenbrauen, Wimpern und Nägel nicht ausgefallen, sodass es Menschen gab, die gar nicht gesehen haben, dass ich krank war. Ich erlebe jetzt im Freundeskreis bei einer krebskranken Freundin, wie sie ganz anders damit umgeht, indem sie Tücher trägt. Da merke ich: Es ist wie ein Stigma.«

Was steckt dahinter, dass die Glatze so irritiert? Woher stammen die Ängste, die Krankheit sichtbar zu machen? Macht es einen Unterschied, ob jemand sagt: »Ich hatte einen Herzinfarkt« oder »Ich habe Krebs«? Gibt es »gute« und »schlechte« lebensbedrohliche Erkrankungen?

Dazu lohnt auch ein Blick in die jüngere Historie. Im Februar 1965 titelte der »Spiegel« mit »Krebs – Krankheit des Jahrhunderts« und analysierte im Leitartikel »Die letzte Seuche«: »Sigmund Freud, der die Tabus durchbrach, errichtete sich selber ein Tabu: die Krankheit, die zu seinem Tode führte. Jahrzehntelang nannte er sie nur ›das Ding‹. ›Du sagst dir selber: Es ist nichts!‹ umschrieb Theodor Storm sein Bemühen, das todbringende Leiden aus dem eigenen Bewusstsein zu verdrängen. Papst Johannes XXIII. schrieb (...), als er in seinem Körper ›Anzeichen gewisser Störungen‹ verspürte: ›Es ist nicht gut, darüber zu viel nachzudenken.‹ Und wie die deutschen Zeitungen beim Tod des Bonner Politikers Heinrich von Brentano die Ursache verschwiegen, so wird mit der Umschreibung vom ›schweren, unheilbaren Leiden‹ allenthalben in Trauerreden und Todesanzeigen das Tabu gewahrt. Tief wurzelt die Furcht, das Urübel beim Namen zu nennen: Krebs.«

Martina S., 39, Mammakarzinom:

»Es war grauenvoll, ungeschminkt in ein Kosmetikgeschäft zu gehen, umgeben von stark geschminkten Verkäuferinnen, und nach Wimpern für den unteren Wimpernkranz zu fragen.«

Elena G.:

»Es war ein ungewöhnliches Gefühl, mich nach der Rasur im Spiegel zu betrachten. Ich konnte nur darüber lachen. Mich mit einer Perücke anzufreunden, gelang mir nicht. Ich fühlte mich so fremd und unwohl damit. Eine Mütze und später ein Tuch waren mir viel lieber. So konnte ich meine Frisuren mehrmals am Tag ändern, je nachdem, was ich anhatte.«

»Der Spiegel« 7/1965: »Die letzte Seuche«; www.spiegel.de/spiegel/print/d-46169411.html

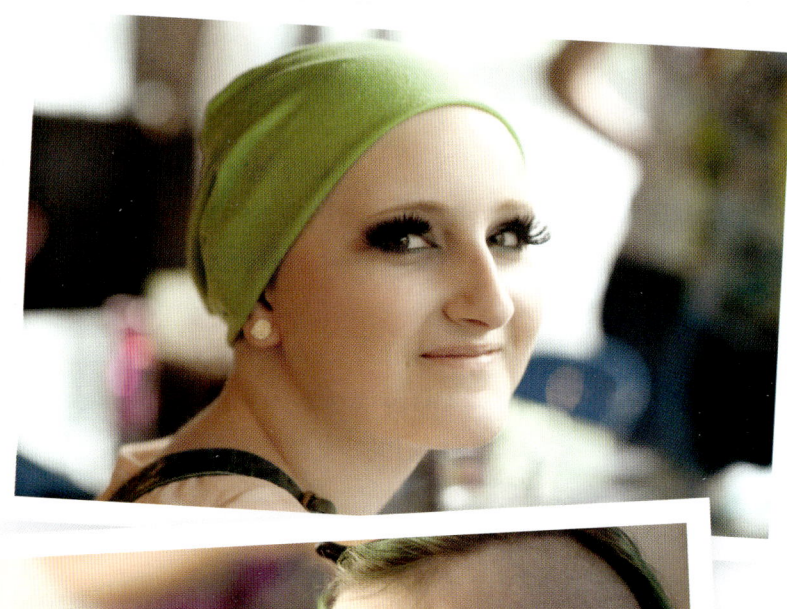

**»Sarkomis alive«
auf Facebook (Gruppe
junger Sarkompatienten):**

Verena: »Wie steht ihr zu dem
Thema ›oben ohne‹? Wie fühlt
ihr euch ohne Haare?«

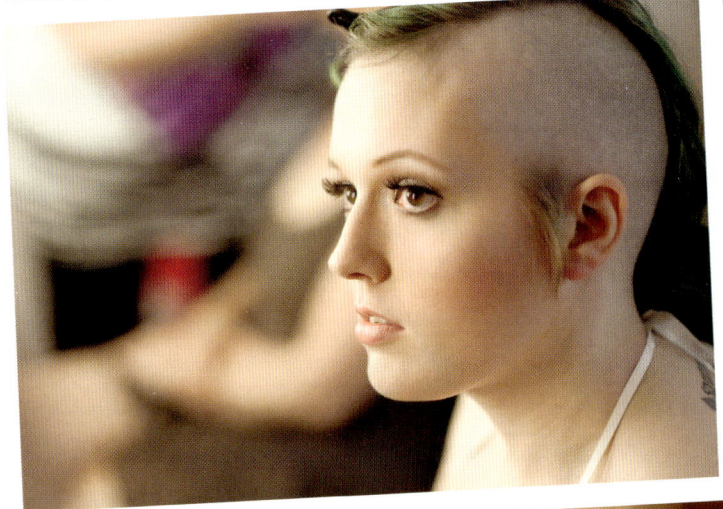

Bi Bi: »Ich habe positive
Erfahrungen gemacht und
viele Komplimente bekom-
men. Ich fand mich mit
meiner Glatze eigentlich sehr
schön. Zum Schluss war es
so, dass man fast enttäuscht
war, wenn ich meine Mütze
aufhatte. Da kam der Spruch:
›Setz sie doch mal ab, das
sieht so hübsch aus ohne!‹«

Verena: »Ich habe kein Problem damit,
mich anderen ohne Haare zu zeigen.
Schließlich kann ich nichts dafür, dass
ich momentan so aussehe. Außerdem
kommt meiner Meinung nach das
Gesicht viel besser zur Geltung.«

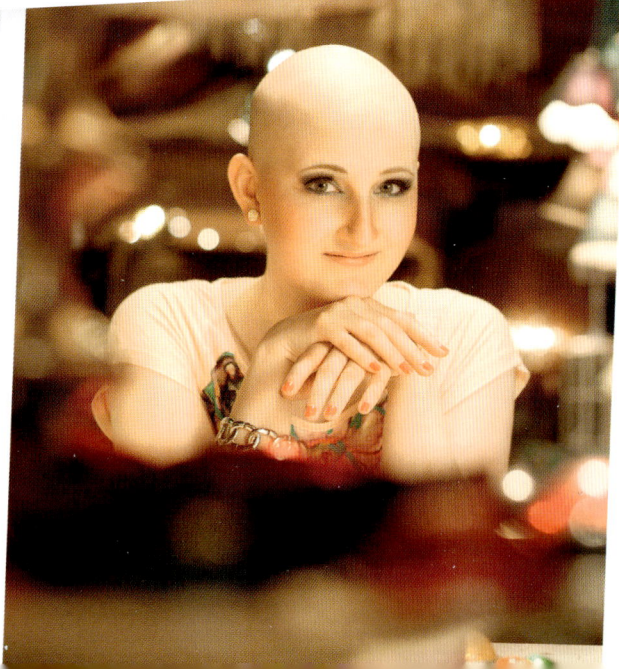

Wenn Angst ansteckt

Mitte der 1960er-Jahre, in einer von Prüderie geprägten Gesellschaft, war Krebs aus dem Sprachgebrauch verbannt. Höchstens hinter vorgehaltener Hand munkelte man, was wirklich hinter der »langen, schweren Krankheit« gesteckt hatte, mit der die Todesursache verschleiert werden sollte. Hatte man Angst, selbst betroffen zu werden oder sich zu infizieren? 1964 wurde in der Tat exakt dies in den Medien verbreitet. Schlagzeilen wie »Krebs ist übertragbar« (»Bild«) und »Krebs ist ansteckend« (»Frankfurter Abendpost«) schockierten die Leser, und obwohl dieser Irrglaube alsbald revidiert wurde, sitzen noch heute Menschen diesem Ammenmärchen auf. Verwirrend mag dabei sein, dass einige Viren wie etwa humane Papillomviren (HPV) im Verdacht stehen, krebsbegünstigend zu wirken. Unter Umständen verändert eine Infektion mit diesen Viren die Struktur einer Zelle, was langfristig die Kommunikation innerhalb der Zellen und damit die Kontrolle über ein normales Wachstum stören kann. Die Zelle wird damit vielleicht anfälliger für einen möglicherweise über Jahre dauernden Prozess. Keinesfalls aber kann man sich mit Krebs anstecken wie mit einer Grippe. Heute gehen viele Patientinnen offensiv mit ihrer Erkrankung um. Als besonders aktiv kann man die Brustkrebspatientinnen bezeichnen, die in zweifacher Hinsicht mit Tabuisierung zu kämpfen hatten. Die Generation unserer Mütter bzw. Großmütter sah sich bei einer Brustkrebsdiagnose nicht nur mit einer nonexistenten Krankheit konfrontiert, sondern dies auch noch in der verbalen Verbotszone ihres Körpers. »Brust« oder »Busen« zählten zu unaussprechlichen Worten. Öffentliche Diskussionen über Auswirkungen auf Körper und Sexualität waren undenkbar. Sex und Körperlichkeit überhaupt zu thematisieren, kam einer Rebellion gleich. Ein drückendes Konglomerat aus Scham und Schuld zwang die Patientinnen in mehrfacher Hinsicht in die Isolation.

Ändern sollte sich das erst mit einem neuen, in 1970er- und 1980er-Jahren entstandenen Körperbewusstsein, von dem gerade Brustkrebspatientinnen profitieren konnten – nicht zuletzt durch Selbsthilfegruppen, Frauennetzwerke und eine kritischere Haltung den Medizinern gegenüber.

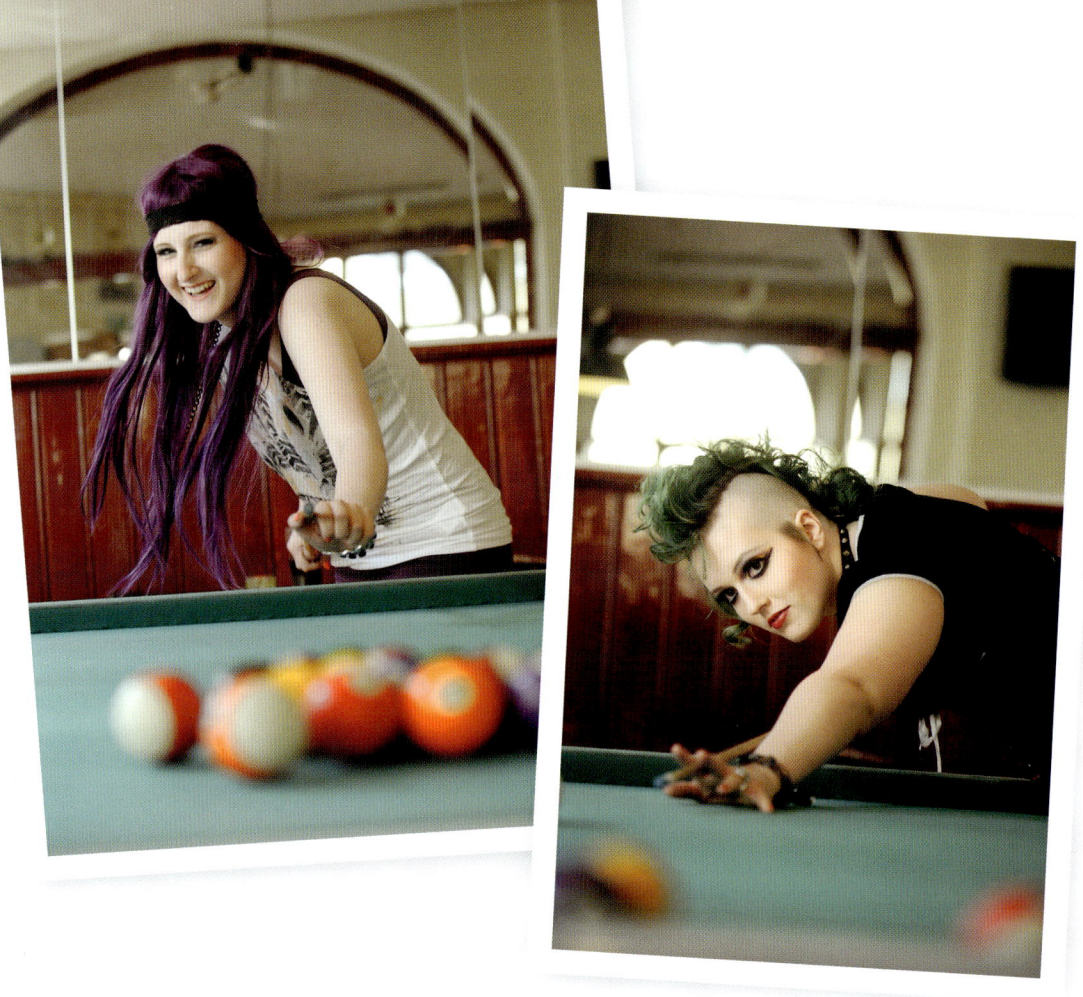

Netz und doppelter Boden?

Eine Generation, der es selbstverständlich ist, sich über soziale Netzwerke zu organisieren und öffentlich in Foren auszutauschen, mag es altertümlich anmuten, aber in der nur zwei Jahrzehnte zurückliegenden Ära des »Vor-Internets« war es tatsächlich um ein Vielfaches schwieriger, sich Informationen zu beschaffen oder Gleichgesinnte zu finden. Das selbstverständliche Hantieren mit dem Smartphone oder dem Tablet-PC lässt leicht vergessen, dass 2013 das Internet gerade mal sein 20-jähriges Bestehen feierte. Heute finden Patienten praktisch schon in dem Moment, wenn sie das Bedürfnis danach verspüren, auf den offiziellen Seiten von Kliniken und Organisationen schnell und unkompliziert Antworten auf viele ihrer Fragen. Eine Offenheit und Transparenz, die von Experten gefördert wird, sehen sie darin doch einen wichtigen Aspekt in der persönlichen Krankheitsentwicklung der Patienten, wie auch Professorin Dr. Nadia Harbeck vom Brustzentrum der Universität München betont: »Bei Brustkrebs, aber auch bei anderen Krebserkrankungen können Internet und Selbsthilfeforen viel zum Bewusstsein beitragen. Es ist entscheidend, sich zu informieren, vielleicht sogar vor dem Erstkontakt mit einem Spezialisten. Wir achten darauf, dass wir dies auf unserer Website entsprechend darstellen. So hatten wir letztes Jahr eine Veranstaltung zum Thema Brustkrebs speziell bei jungen Frauen und haben die Vorträge danach auf der Website veröffentlicht, sodass Patientinnen sich darüber informieren können, was alles für sie angeboten wird.« Selbstverständlich hat auch das Netz seine Schattenseiten und kann sich als Tummelplatz für allerlei irreführende und unseriöse Meldungen entpuppen. Um dies zu umschiffen, können die Seiten der großen Klinikzentren und Organisationen sowie deren weiterführende Links eine gute Orientierungshilfe sein. Und die Entscheidung, wann wohl der richtige Zeitpunkt für Start und Ende der Recherche ist, liegt ganz allein bei den Patienten.

Schonend oder schonungslos?

Alex Z., bei der mit 38 ein Mammakarzinom diagnostiziert wurde, ließ sich zunächst ein wenig Zeit: »Ich habe mich keinesfalls sofort damit auseinandergesetzt. Das passierte erst im Krankenhaus ein paar Tage nach der OP. Meine Zimmernachbarin sah meine Unterlagen auf dem Tisch liegen und sagte: ›Da stehen die und die Buchstaben und diese und jene Zahlen. Ich weiß

Fiinchen Like in der Facebook-Gruppe »Sarkomis alive«:
»Ich wurde gerade von einem erwachsenen Mann gefragt, ob Krebs ansteckend ist!!! Ich dachte, ich höre nicht richtig.«

Eva Schumacher-Wulf, Chefredakteurin bei »Mamma Mia! Das Brustkrebsmagazin«:
»Für mich war damals bei der Recherche im Internet die Schwierigkeit, dass man alles Mögliche findet. Von seriösen Infos im Fachjargon über Pseudoexperten bis hin zu oberflächlichem Geblubber. Das war alles nicht zufriedenstellend. So entstand die Idee zum Magazin, und 2006 war das erste Heft da!«

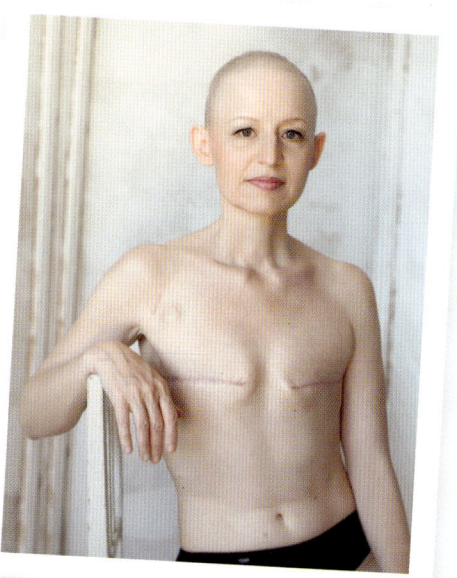

nicht genau, was das heißt, aber ich glaube, so gut ist es nicht.‹ In dem Moment hat es bei mir klick gemacht.« Alex forschte mit ihrem Smartphone fieberhaft nach allem, was sie an Informationen zu ihrem Befund bekommen konnte: »Bei jeder Google-Suche wollte ich wissen: Wie hoch ist die Wahrscheinlichkeit, dass irgendwas wiederkommt? Wie hoch die Wahrscheinlichkeit, dass ich daran sterben kann? Und wie hoch, dass ich völlig gesund werde? Irgendwann wusste ich, es ist dieser Tumor, und es gibt Medikamente und Wege, ihn zu behandeln. Mir wurde klar: Je positiver ich an das Ganze heran-gehe, desto bessere Voraussetzungen zum Gesundwerden habe ich.«

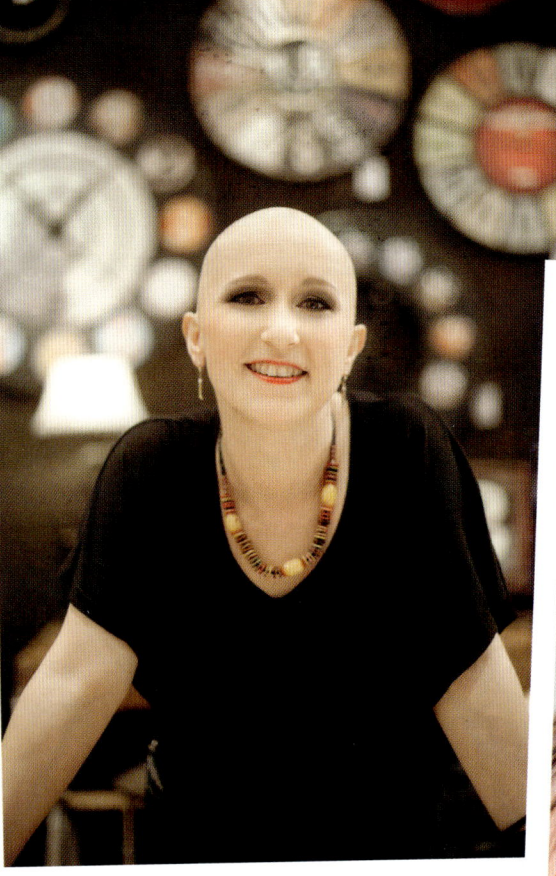

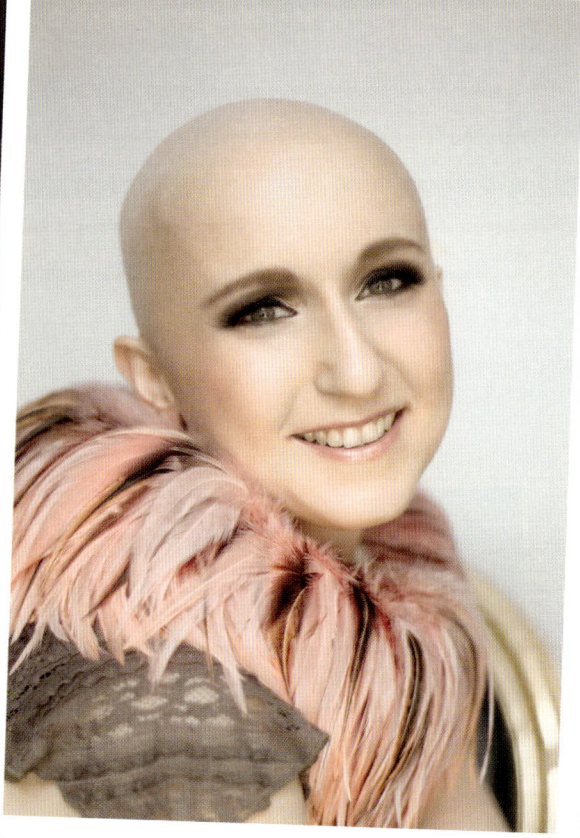

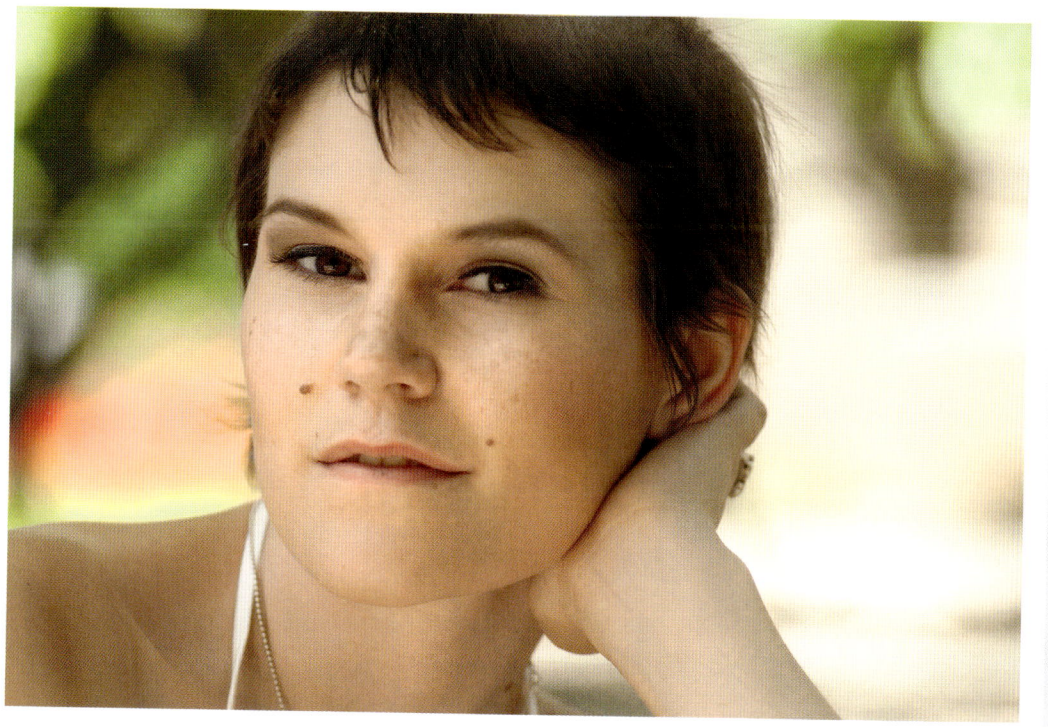

Kim dagegen machte einen großen Bogen um jegliche Details. Sie erkrankte an einem Tumor der Weichteile, dem »embryonalen Rhabdomyosarkom«, und lag zur Zeit des Abiturs im Krankenhaus, sodass sie ihre Prüfungen dort schreiben musste. Die Mutter ihres Freundes Sam arbeitet als Ärztin in dem Krankenhaus, in dem Kim behandelt wurde. Dennoch verspürte Kim keinen Drang, bei ihr nähere Hintergründe zu erforschen: »Klar hätte ich bei meiner ›Schwieger-mutter‹ alles nachfragen können, habe ich aber nicht. Bis heute weiß ich nicht wirklich etwas darüber. Ich habe immer gesagt: In fünf Jahren informiere ich mich dann. Wenn man was googelt, macht man sich verrückt. Nur so als Bei-spiel – wüsste ich, dass ein blauer Finger an der linken Hand bedeutet, es ist wieder was, würde ich mir die ganze Zeit denken: ›Ist der jetzt blau? Ist der wirk-lich blau?‹ Daher möchte ich lieber nichts wissen, dann geht es gut!«

Ihr Freund Sam, so Kim, sei da anders, er habe sich durchaus informiert und mit seiner Mutter ausgetauscht. Für Kim aber steht fest: »Mein persönlicher Weg hat mir den Weg durch die Krankheit leichter gemacht.«

Die Sarkom-Bloggerinnen

Neben Foren, Facebook-Gruppen und Selbsthilfeangeboten gehen zunehmend Patientinnen mit einem Blog an die Öffentlichkeit. Bianca, die an einem Ewing-Sarkom erkrankte, startete im Mai 2010 mit persönlichen Aufzeichnungen und Fotos ihren Blog http://bibibrandt.wordpress.com/.

Sie erhielt viel Resonanz sowohl von aktuell erkrankten als auch von früheren Patienten. Das war nicht immer leicht, so Bianca: »Manchmal hat es mich schon runtergezogen, weil ich mir dachte: Mein Gott, so viele Menschen, so viel Leid! Gleichzeitig machte es mich stark, denn wir konnten uns gegenseitig Mut zusprechen. Zu sehen, ich bin nicht die Einzige, die sich so fühlt, tat gut. Wenn man sich auskotzt, verstehen alle, was man meint, man muss nicht viel

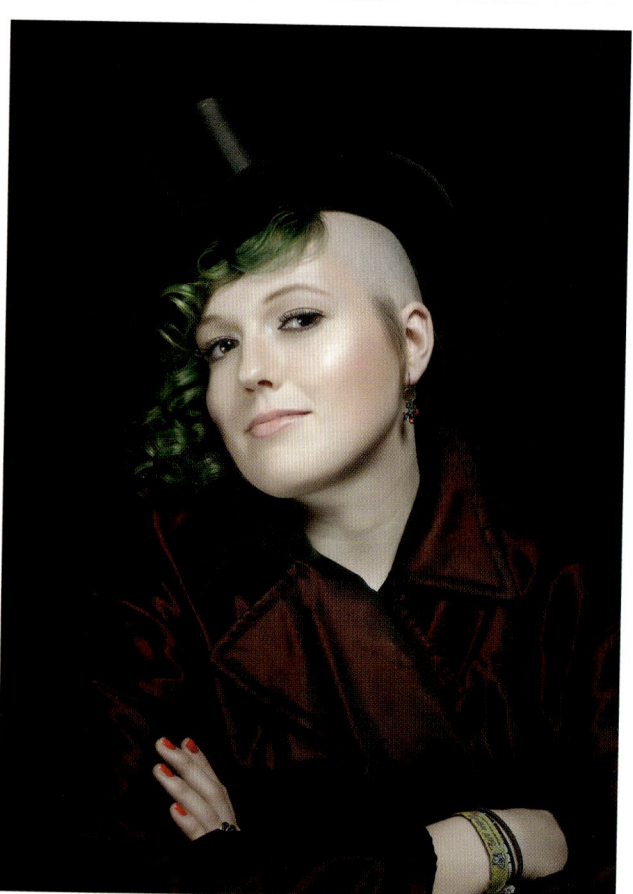

erklären.« Eigentlich hatte Bianca den Blog 2012 geschlossen; im Juli 2013 nahm sie das Schreiben wieder auf. Grund hierfür war ihre Erfahrung auf dem gemeinsamen Shootingwochen-ende für dieses Buch in München. Bianca bloggt: »Ich fand es ›schön‹, endlich mal ein anderes Mädchen zu treffen, das auch ein Sarkom hat (man fühlt sich damit doch manchmal etwas allein, wenn man sich mit niemandem darüber austauschen kann). Verena und ich haben uns also gedacht, eine Facebook-Gruppe zum Thema zu gründen. Gesagt, getan: Nun sind wir als ›Sarkomis alive‹ auf Facebook online! Alle, die von einem Sarkom betroffen sind/waren, und deren Angehörige sind herzlich eingeladen!«

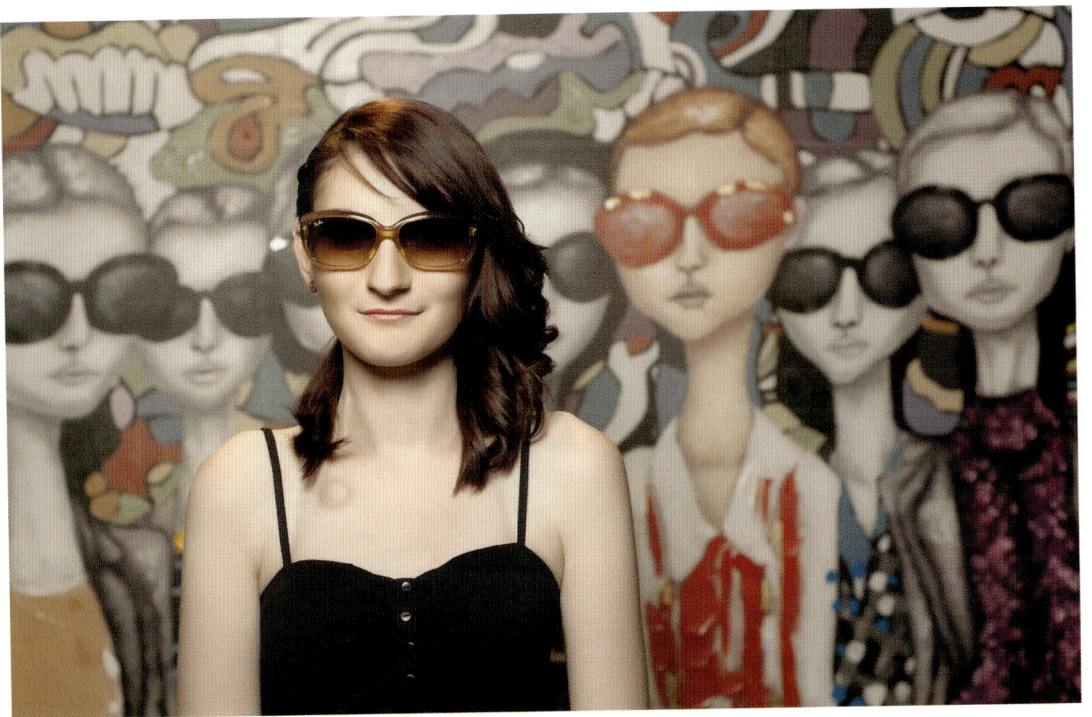

Julias Blog http://catchmeifyoucancancer.blogspot.it startete im Juni 2013 –
fast zwei Jahre nachdem die heute 18-Jährige zum Sterben nach Hause geschickt
worden war. Offen berichtet sie über ihre Diagnose Osteosarkom, die Zeit im
Krankenhaus und ihre Gefühle im Herbst 2011: »Ich hatte mir sogar schon
Gedanken gemacht, auf welchen Friedhof ich will. Das Schlimme daran war
eigentlich nicht, dass ich sterben würde. Mir tat das nur einen kurzen Moment
weh, dass ich gehen muss; schlimmer war, dass das den anderen so wehtut.« Julia
erreicht viele mit ihrem Blog, denn ihre Geschichte macht wie die von Bianca
Mut. Zwei Sarkompatientinnen, die in ihrer Erkrankung viel Skepsis aushalten
mussten und einiges mehr geschafft haben, als mancher ihnen zugetraut hatte.
Während Bianca sich als gesund bezeichnet, muss Julia immer wieder gesund-
heitliche Rückschläge einstecken, ohne dass sie ihren Mut verliert. Mehr über
ihre bewegende Geschichte ist ab Seite 159 zu lesen.

Kim, 20, wird sich nach ihrer Erkrankung einen Reisetraum erfüllen: »Meine Freundinnen sind nicht so abenteuerlustig, die erklären mich zum Teil für verrückt, aber das haben sie vorher auch schon gemacht. Und natürlich freuen sich alle für mich!«

Eine dritte Sarkompatientin startete im Herbst 2013 ihren Blog. Kim wird allerdings nicht viel über ihre Krankheit schreiben, das entspräche nicht ihrem Naturell: Sie hat einen Reiseblog unter http://travelourworld.blog.com/. Gemeinsam mit ihrem langjährigen australischen Freund Sam brach sie im November 2013 zu einer Weltreise auf, die ursprünglich direkt nach ihrem Abitur 2012 geplant war, aber erst geraume Zeit später nach Abschluss von Kims Behandlungen beginnen konnte. Der erste Stopp: das australische Sydney. Das Paar plant eine Mischung aus Rundreise und »working holiday« zur weiteren Finanzierung. In den angedachten ersten sechs Monaten steht eine Kontroll-Magnetresonanztomografie an, wozu Kim zurück

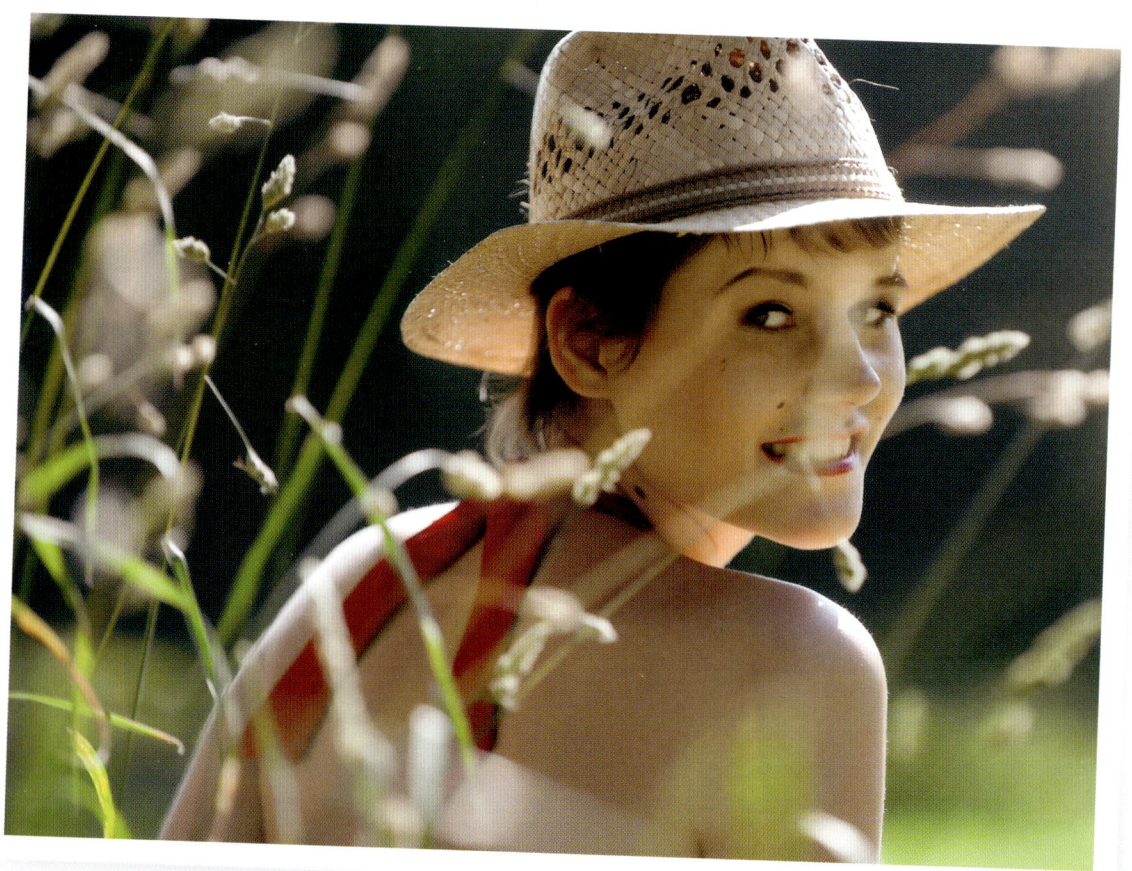

nach Deutschland fliegen wird, um Sam dann in Asien wiederzutreffen. Insgesamt träumen die beiden von einer Tour von Australien über Asien, Südamerika und Afrika – sofern das Geld reicht: »The world is to be discovered … wir gehen auf Abenteuerjagd.« Kim, die für die Reise gespart und den gesamten Sommer nach der Erkrankung über dafür arbeitete, spürt große Abenteuerlust: »Früher wäre

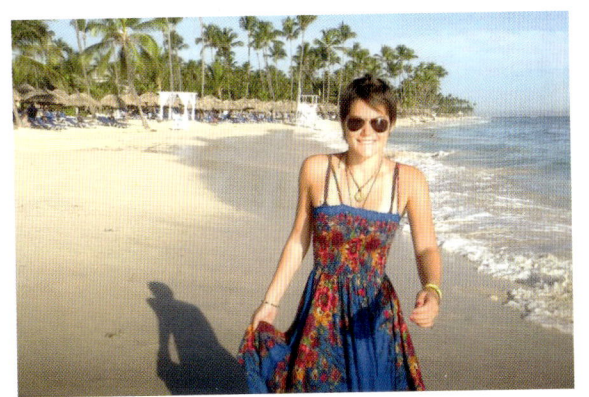

ich vorsichtiger gewesen, hätte das eine oder andere Reiseziel von vorneherein ausgeschlossen. Jetzt denke ich: Klar fahre ich, es wird schon gut gehen! Die Möglichkeit, das so zu erleben, hat man doch nie wieder. Erst studiert man, dann arbeitet man – und dann ist man alt. Wenn es wirklich so sein sollte, dass es nicht mehr allzu lange geht, dann fahre ich jetzt los. Bis dann und tschüss!«

Kim auf ihrem Blog, 5.11.13:

»Wir starten in Sydney, da fliegen wir am 27.11.2013 hin. (...) Ich warte ja immer noch auf mein Visum für Australien, da gab es ein paar Schwierigkeiten. Da ich Krebs hatte, muss ich eine spezielle Untersuchung machen, damit ich das Visum bekomme. Australien will sichergehen, dass ich nicht zu einem Krankenfall bei ihnen werde. Na ja, jetzt habe ich die Untersuchung (Selbstzahler) am 24.10. gemacht und weiß immer noch nichts Neues. Also heißt es weiter warten und hoffen, dass es bis zum 27. 11. da ist.«

Und am 25.11.13:

»So, jetzt kann es losgehen. Visum ist vor zwei Wochen gekommen (...). Dann hatte ich am Donnerstag noch mein Kontroll-MRT und heute mein Clear bekommen. Heißt, jetzt steht nichts mehr im Weg, und es geht auf ans andere Ende der Welt. Dem Schnee entkommen und gegen Sandstrände eintauschen.«

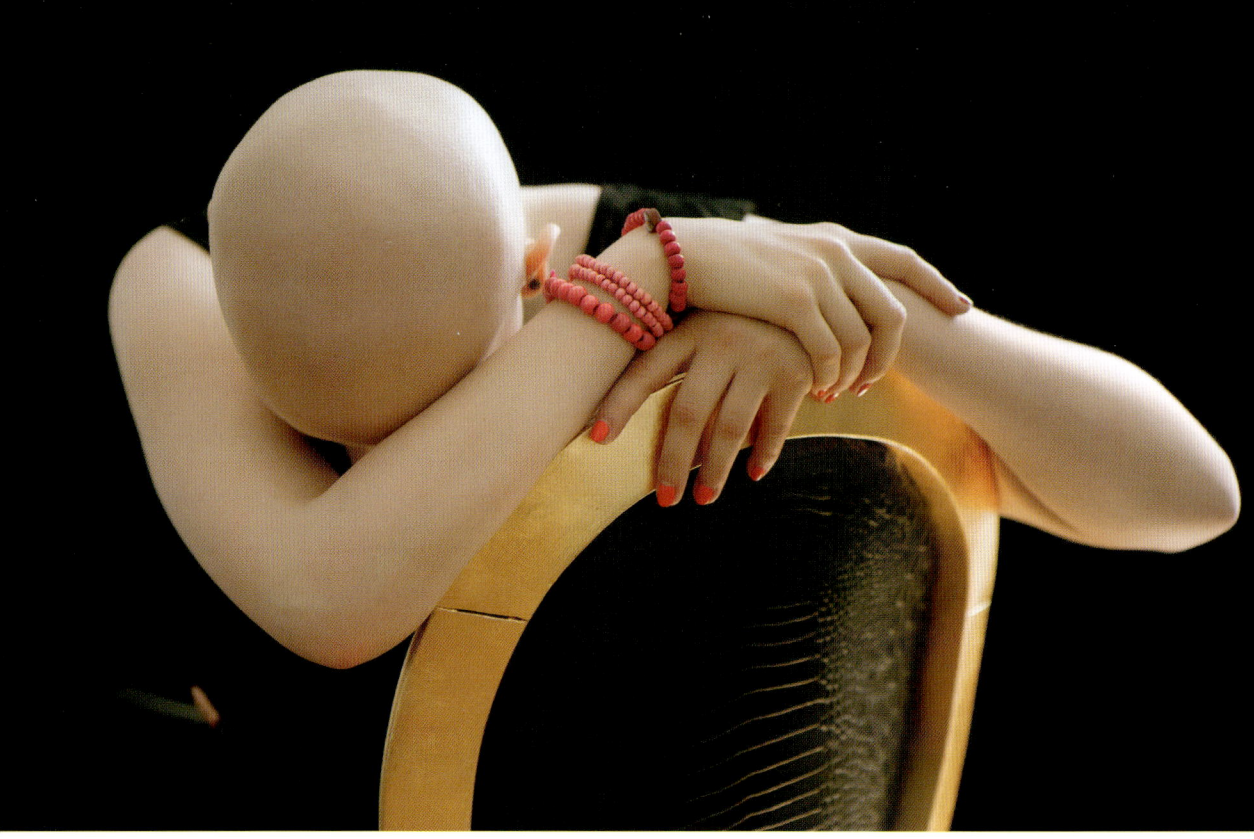

Mit-Leiden

Egal, mit welcher jungen Patientin man spricht: Früher oder später kommt er, der Satz zum Mitleid. Wie sehr sie sich ärgern über diejenigen, die sie mit hängenden Mundwinkeln und unverhohlenem Schrecken anstarren. Und ihnen ein »Du tust mir ja so leid!« entgegenseufzen.

Wenn Freunde, Bekannte, Fremde wüssten, wie sehr Patientinnen unter dem »Mit-Leiden« leiden, würden sie sich vermutlich anders verhalten, wären sogar bestürzt über die Gefühle, die sie auslösen. Eigentlich möchten sie doch nur zum Ausdruck bringen, dass sie das Schicksal der Erkrankten bewegt. Gibt es in der Situation den »richtigen« Satz? Würde es helfen, an Formulierungen zu feilen? Statt dem »DU tust mir leid« ein neutrales »ES tut mir leid« zu verwenden? Iris, 35, glaubt seit ihrer Brustkrebserkrankung, dass alle noch so schön gewählten Worte immer unpassend sind: »Ich fürchte, dass es in dieser Situation einfach keine richtigen Sätze gibt. Es kann sein, dass du einfach auf alles furchtbar aggressiv reagierst. Im Grunde bist du auf jeden um dich herum wütend, denn die sind gesund – nur du nicht.«

Es sei für sie sogar eher hilfreich gewesen, hin und wieder wachgerüttelt anstatt immer nur mit Samthandschuhen angefasst zu werden. Sie meint damit weder Beleidigendes noch ein Anschreien, sondern von Zeit zu Zeit mal einen sehr deutlichen Satz wie: »Jetzt hör mal zu, du hast zwar Krebs, aber auch andere Menschen haben Sorgen und Probleme!«

Vor der Herausforderung, den richtigen Ton zu treffen, stehen nicht nur Angehörige und Freunde der Betroffenen, sondern auch Ärzte, Therapeuten und Pflegepersonal. Dr. Pia Heußner ist sich als Psycho-Onkologin dessen bewusst: »Das kriegen wir Profis auch nicht immer hin. Unpassende Kommentare wird es leider immer wieder geben, egal, wie viel Lebens- und Berufserfahrung man hat. Unsere Vorstellungskraft ist gemessen an der Realität dessen, was gerade in der Wahrnehmung der einzelnen Betroffenen passiert, zu klein, als dass wir eine andere Option als das Zuhören und Beobachten hätten. Hierfür muss man sich Zeit nehmen – und wenn man die nicht hat und situativ gezwungen ist, schnell zu reagieren, dann ist die Chance, völlig danebenzutappen, extrem hoch. Je länger ich in meinem Beruf bin, desto weniger sage ich. Weil ich immer mehr feststelle, dass ich nichts weiß.«

Verena, 19, Osteosarkom:
»Wenn es etwas gibt, was ich total verabscheue, dann ist es Mitleid. Ich möchte nicht wie eine kranke Person behandelt werden, sondern wie eine normale 19-Jährige. Einige tun sich damit schwer. Sie meinen es nur gut, ich weiß, aber ich mag es nicht.«

Wortwahl – Wortqual

Woran liegt es, dass Nichtbetroffene selten die richtigen Worte finden? Warum fühlen sich Patientinnen manchmal richtiggehend auf den Schlips getreten? Grundsätzlich macht es uns hier die Sprache nicht einfach. Schon der eigentlich gut gemeinte Satz »Ich weiß, wie du dich fühlst!« kann in dieser Situation als unpassend empfunden werden. Die Erfahrungen, die Patienten während einer Krebserkrankung durchmachen, liegen nun mal weit außerhalb der Welt der Nichterkrankten.

Fadime B., 42, Mammakarzinom:

»Ich habe die Leute gehasst, die neben mir angefangen haben zu weinen; damit gaben sie mir das Gefühl, ich werde sterben. Diesen Menschen habe ich den Rücken gekehrt und sie aus meinem Leben verbannt, denn sie brachten mir sehr viel Trauer und Tränen. Ich allein möchte über mich wachen, entscheiden, wann ich weine oder lache – nicht sie!«

Natürlich musste wahrscheinlich jeder in seinem Leben mal erbrechen. Mit der Dauerübelkeit durch eine Chemotherapie hat eine Reisekrankheit oder eine Magenverstimmung jedoch nichts zu tun. Jeder kennt wohl Zahnschmerzen, die einen halb wahnsinnig machen. Die Schmerzen, die Knochenmetastasen mit sich bringen, sind aber nahezu unstillbar – es sei denn mit Morphin und je nach Dosierung entsprechendem Wachheitsverlust. Und selbst wenn man irgendwann schon mal über das Sterben nachgedacht hat, ist die konkrete Auseinandersetzung mit der eigenen Endlichkeit wegen einer lebensbedrohlichen Krankheit eine ganz andere: auf einmal real und ziemlich nah. Sogar für die nächsten Angehörigen, die Betroffene begleiten, ist es ein »dabei sein« und nicht »es selbst sein«.

Barbara Stäcker, die in quasi jeder Krankheitsphase an Nanas Seite stand, kann sich gut daran erinnern, was auch ihre Tochter immer wieder äußerte: Keiner, der nicht selbst erkrankt ist, kann wissen, wie sich das anfühlt. Selbst die eigene Mutter nicht, so einfühlsam sie auch sein mag.

Aber warum ist das so? Wieso klingt ein vermeintlich empathisches »Ich kann mir gut vorstellen, wie du dich fühlst« für so manchen Krebspatienten fast schon wie Hohn? Was heißt es eigentlich, sich vorstellen zu können, wie etwas ist: wenn man es sieht, davon hört, darüber liest? Oder muss man alles wirklich selbst erlebt haben?

Die Endlichkeit der Empathie

Vielleicht ist dies vergleichbar mit Berichten darüber, wo man in seinem Leben bereits war. Wer Fotos von einem Strand zeigt und von Sonne und Meer schwärmt, denkt sich nichts bei dem Satz »Ich weiß genau, wie toll es da ist!« Wer jemals am Meer war, hat klare Erinnerungen an dessen Geruch, an den leichten Salzgeschmack auf den Lippen und an das Geräusch der Brandung.

Was aber, wenn ein Astronaut von seinem Flug ins Weltall berichtet? Wer weiß, wie sich Schwerelosigkeit anfühlt, wie sich das Körpergefühl verändert? Wer kann beurteilen, welche Herausforderungen einfachste Tätigkeiten wie ein Toilettengang darstellen? Können wir ahnen, wie sich nicht nur die Menschen, sondern auch die Geschmacksnerven mit Verlassen der Erdumlaufbahn auf den Kopf stellen? Wie sich der Blick auf das Leben auf der Erde von so weit oben komplett verändert? Vielleicht sind Krebspatienten so etwas wie Astronauten. Die Krankheit katapultiert sie mit Wucht aus ihrem bisherigen Leben hinaus in den luftleeren Raum. Es ist kalt, einsam und unheimlich. Sie wissen noch nicht einmal, ob sie jemals zurückkommen. Unten warten ihre Lieben und beobachten angespannt über Monitore das Geschehen. Es ist ein schreckliches Abenteuer, das alle Sinne in bisher ungekannter Weise fordert und dessen Ausgang nur in einem Punkt sicher ist: Nichts wird danach sein wie zuvor.

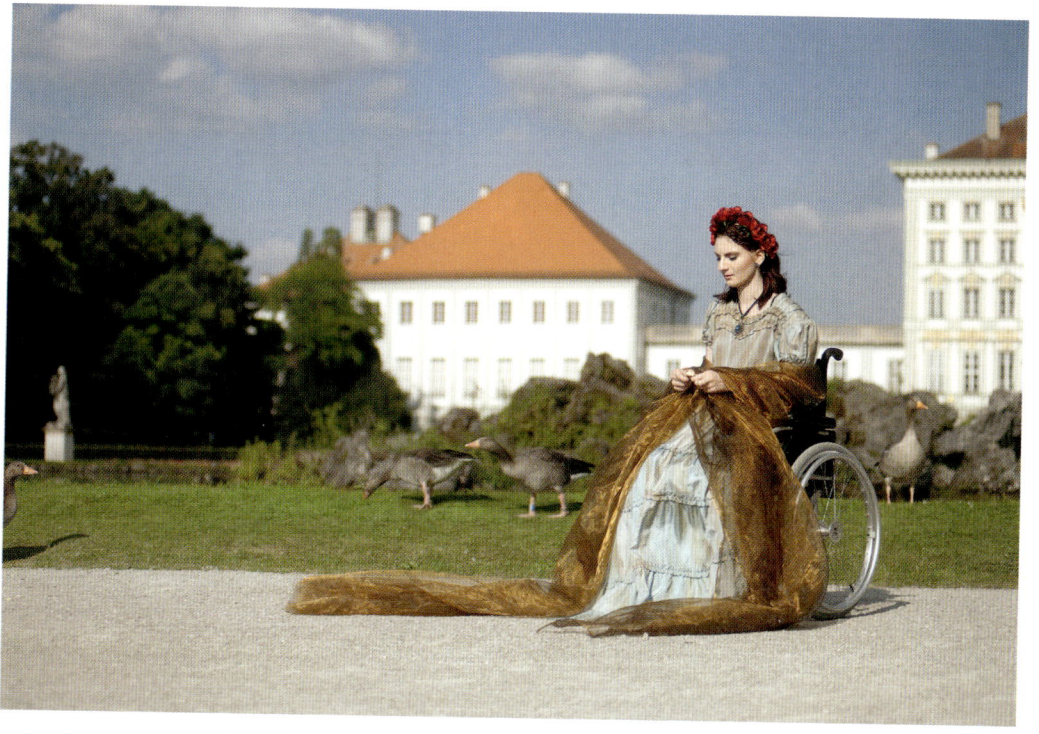

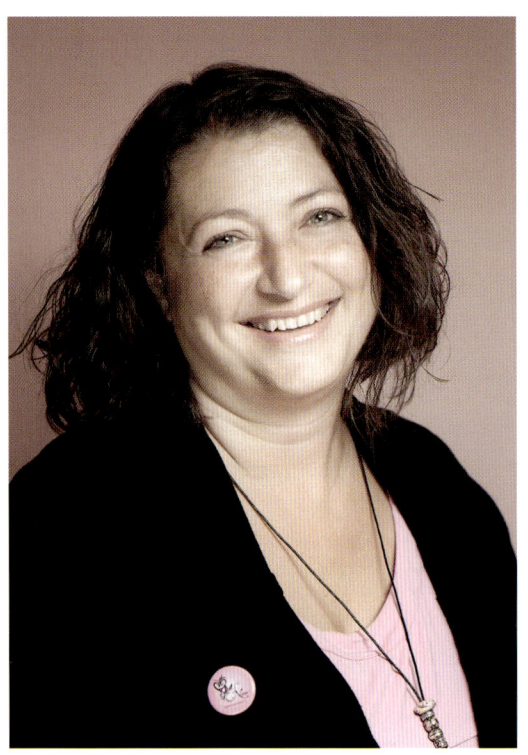

Biggi Welter, mamazone e. V.:

»Früher habe ich immer gesagt: Wenn ich Krebs kriege, dann bringe ich mich gleich um. Und bloß keine Chemo, ich doch nicht! Blödsinn, du kämpfst um jeden Tag. Manche Dinge muss man echt erleben, um mitreden zu können!«

Es gibt natürlich Menschen, die guten Gewissens sagen können: »Ich weiß, wie du dich fühlst« – all diejenigen, die selbst an Krebs erkrankt sind oder waren. Daher ist der Austausch von Patientinnen und Patienten untereinander so immens wichtig. Hier können alle tatsächlich nachvollziehen, wie sich das neue, das andere Leben anfühlt. Es braucht keine großen Erklärungen, das Gespräch startet für jeden auf der gleichen Ebene. Die Ratschläge und Tipps kommen von echten Insidern und nicht von denen, die schon wieder etwas Neues gelesen haben.

Biggi Welter, die als Repräsentantin von mamazone e. V. Augsburg umfassenden Kontakt sowohl zu Brustkrebspatientinnen als auch zu deren Umfeld hat, weiß um die Gletscherspalten, die sich in Gesprächen von Betroffenen mit Nichtbetroffenen auftun können: »Natürlich lerne ich neue gesunde Menschen kennen, die einem spontan sympathisch und nahe sind. Die Ebene, auf der ›wir Kranke‹ uns begegnen, ist dennoch eine gänzlich andere. Man trifft auf einem Kongress eine wildfremde Frau, und innerhalb von fünf Minuten legt man seine Seele bloß, spricht über Dinge, die man nicht einmal seinem Mann oder den Eltern anvertraut.« Wer, so meint Biggi, gestehe seiner Familie gegenüber schon ein, Angst vor dem Sterben zu haben? Welche Frau teilt ihrem Mann ihre Sorge mit, er könne nach ihrem Tod ganz schnell eine neue Partnerin haben? »Aber wenn da eine Frau steht, die man noch nie vorher gesehen hat, und nach fünf Minuten ist man bei solchen Themen, hat man in diesem Moment eine Art Schwester gefunden.«

Die Schwierigkeit der Offenheit

Könnten den »Externen« schon wenig veränderte Formulierungen helfen, die anderen nicht zu brüskieren? Gäbe es Alternativen zu »Ich weiß genau, wie es dir geht«? Die Psycho-Onkologin Dr. Pia Heußner empfiehlt, einfach zuzugeben, völlig ratlos zu sein: »Hilfreich ist es zu sagen: ›Ich fürchte, ich kann mir gar nicht vorstellen, wie es in dir aussieht! Ich bin noch nie in so einer Situation gewesen. Aber es interessiert mich. Erzähl mir doch, wie geht es dir?‹«
Ein anderer Weg könnte die Suche nach einem konkreten Hilfsangebot sein. Um Missverständnisse und Enttäuschungen zu vermeiden, erfordere dies von beiden Seiten Offenheit – von Freunden und Familie, die ehrlich darlegen sollten, was machbar sei und was nicht, aber auch von den Erkrankten selbst. Viele Betroffene, so Dr. Heußner, die ihre Gefühlswelt in- und auswendig kennen, vermuten oft, dass die Menschen in ihrem Umfeld die verzweifelte Lage komplett antizipieren würden und daher Wünsche und Bedürfnisse erkennen könnten. »Patienten fragen sich dann: ›Die anderen könnten doch jetzt dies oder jenes für mich tun, wieso machen die das eigentlich nicht?‹« Daher sei es sinnvoll, Erwartungen ganz klar zu artikulieren.

Mitteilen

Steffi, die im Alter von 32 Jahren mit der Diagnose Darmkrebs konfrontiert wurde, schaffte es, den richtigen Draht zu ihrer Freundin Greta nicht zu verlieren. Selbst die Entfernung ihrer beiden Wohnorte – die eine lebt in Hamburg, die andere in Hannover – spielte dabei keine Rolle.

Dr. Pia Heußner
»Aus meiner Erfahrung zählt mit zum Wichtigsten: »Formuliere deinen Wunsch«!«

Nach einer großen OP meldete sich Steffi bei ihrer Freundin mit den Worten: »Ich stelle mir gerade vor, wie schön es wäre, wenn du bei mir wärst, um mich fest in den Arm zu nehmen.« Greta setzte sich sofort ins Auto, um zwei Stunden später an Steffis Krankenhausbett zu stehen. Eine große Leistung – für beide. Für Greta, die Steffis Wunsch ohne Wenn und Aber erfüllte und sich trotz eigener Lebensumstände, die eigentlich dagegen hätten sprechen können, sofort

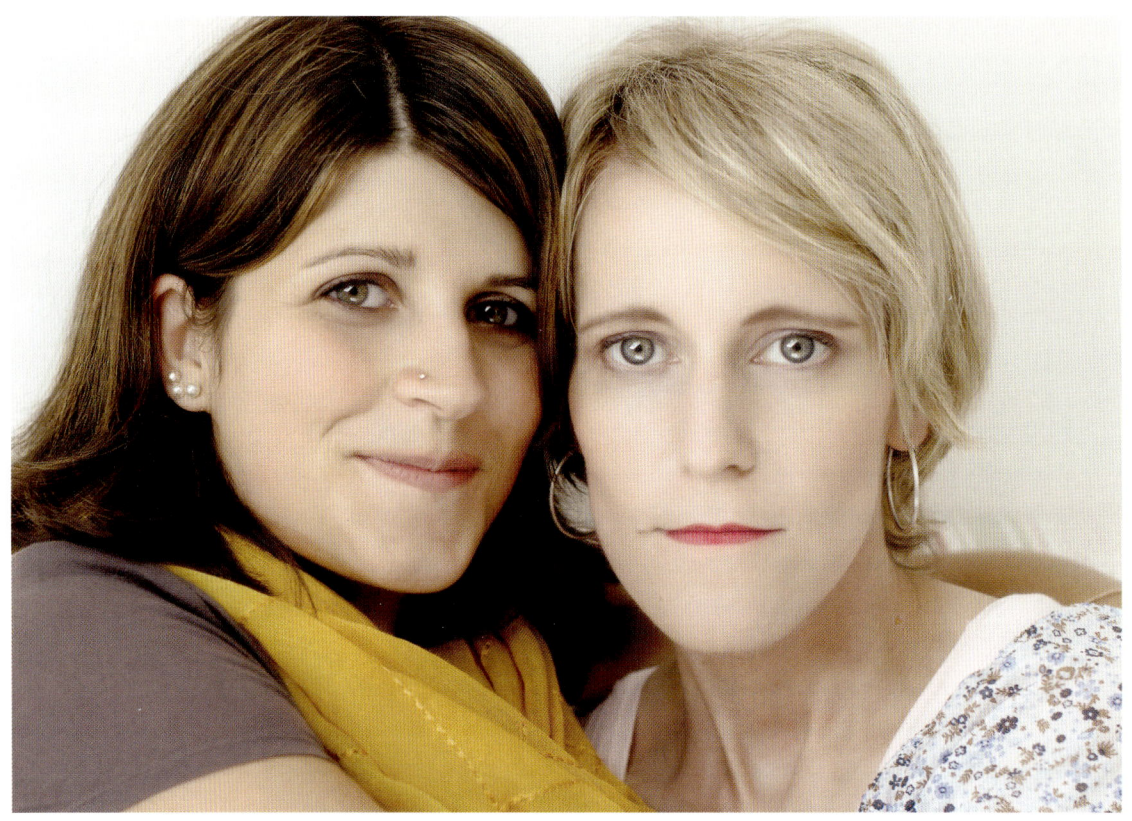

Greta und ihre Freundin Steffi im September 2013.

in Bewegung setzte. Besonders beachtlich ist es für Steffi selbst. Sich und anderen gegenüber einzugestehen, dass man Hilfe und Wärme braucht, das schaffen nicht alle. Steffi gibt zu: »Das musste ich auch erst lernen. Man darf einfach nicht erwarten, dass jetzt alle von allein kommen! In dem Moment, als ich das Bedürfnis hatte, ich würde jetzt gerne meine Freundin sehen – woher hätte sie das denn wissen können? Das kann sie ja nicht ahnen. Das muss man eben erst formulieren.«

Als Greta an diesem Tag bei Steffi im Krankenhaus ankam, schob Steffi die Infusionsschläuche zur Seite, und Greta kletterte ins Bett, um sich an sie zu schmiegen. Ein Moment, den Greta als bereichernd empfand: »Das war ein Geschenk, denn es war so schön. Und ich wurde gebraucht!«

Renate Haidinger, Vorsitzende von Brustkrebs Deutschland e. V., kann bestätigen: »Man muss es manchmal richtig aktiv zulassen, sich vom Umfeld helfen zu lassen. Man selbst würde jemandem aus dem Freundeskreis oder aus der Familie ebenso helfen wollen und hätte umgekehrt ein Problem damit, denjenigen nicht unterstützen zu können und sich stattdessen zurückgewiesen zu fühlen.«

Durch genaues Zuhören kann man auch mit kleinen Gesten großen Beistand vermitteln. Wenn während der Chemozeiten keine Blumensträuße erlaubt sind, kann eine Karte oder selbst gemalte Zeichnung mit entsprechendem Motiv ein Lichtblick sein. Biggi freute sich damals über die beiliegende Notiz: »Ich glaube, du darfst grade keine Sonnenblumen haben. Da habe ich dir eine gemalt.«

Die Kunst der Geste

Antje hatte Tränen in den Augen, wenn ihr Mann während ihres Krankenhausaufenthalts nach der Brust-OP die gesammelten Karten aus dem Briefkasten und ausgedruckte E-Mails in die Klinik brachte: »Man freut sich ja über jede kleine Nachricht. Mehr muss es gar nicht sein, diese großen Dinge konnte ich oft sowieso nicht annehmen. Wenn jemand anbot, meine Wohnung zu putzen oder einen Großeinkauf zu machen, habe ich das als schöne Idee registriert, aber nie eingelöst. Nur wenn andere anfragten, um etwas mit meiner kleinen Tochter zu unternehmen, habe ich Ja gesagt.« Ein Vorsatz ist Antje aus ihrer eigenen Krankheitszeit geblieben: »Ich habe mir vorgenommen, wenn mal jemand in meinem Freundeskreis erkranken sollte, dann einfach zu handeln. Eigenständig was einzukaufen und vorbeizubringen. Oder zu kochen und es hinzustellen.« Biggi Welter wurde mit so einer Idee überrascht. Als sie durch die Nebenwirkung der Chemotherapie mit großen Problemen im Mund- und Rachenraum zu kämpfen hatte, konnte sie kaum essen. Die Schleimhäute waren angegriffen, die Zähne hochempfindlich. Ihre Freundin Micha hatte eine Lösung: Heimlich kochte sie einen Riesentopf Hühnerfrikassee, füllte alles in kleine Portionsdosen und stellte diese tiefgefroren vor Biggis Tür. »Dann hat mich Micha angerufen und gesagt: ›Schau doch mal raus!‹ Da standen 24 Boxen, alle beschriftet mit einem Herzchen und einem ›Gute Besserung!‹. Ich habe mir dann jeden Tag eine Portion aufgetaut. Das hat mich gerettet, sonst wäre ich glatt verhungert!«

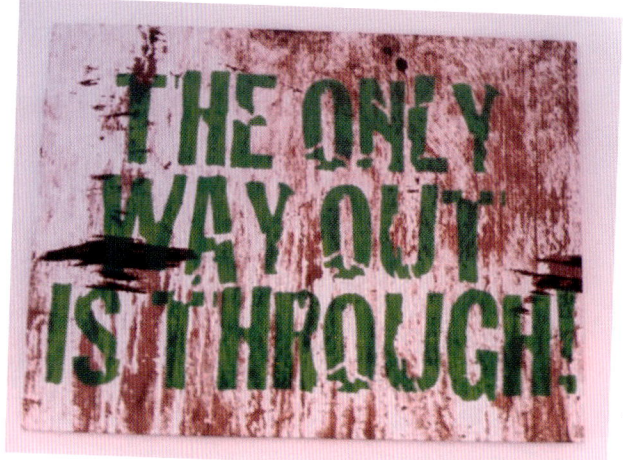

Viele dieser Geschichten beweisen, dass Kreativität und Einfallsreichtum immer eine Möglichkeit eröffnen, adäquat Anteil zu nehmen. Iris wurde von ihrem Mann verblüfft, der in der Zeit, als es ihr so schlecht ging, das gewohnte Bild an der Wohnzimmerwand auswechselte: »Plötzlich war es weg, und stattdessen hing da ein Druck: ›The only way out is through!‹ Jeden Tag saß ich am Tisch, habe morgens gefrühstückt und zu Abend gegessen und immerzu auf dieses Bild geschaut. Dieses Motiv hat bei mir mehr ausgelöst als tausend Worte.«

Ge- oder betroffen?

Schwierige Situationen mit Fingerspitzengefühl zu meistern ist schwer. »Ich weiß, wie du dich fühlst!« etwa ist eine alltägliche Floskel und dient in anderen Zusammenhängen als Bestätigung und Zuspruch, als Anteilnahme – und keinesfalls als Ausdruck von Geringschätzung. Dass bei einer Krebserkrankung dieser Satz einem Nichtbetroffenen unpassend erscheint, setzt voraus, dass er den Satz als Floskel identifiziert und in seiner wahren Bedeutung erkennt. Nur dann kann er eine andere Ausdrucksform finden. Eine anspruchsvolle Aufgabe, vor der sich manche scheuen und lieber in Schweigen verfallen, sogar den Kontakt zu Krebspatienten völlig abbrechen.

Dass der Freundes- und Bekanntenkreis in der Krisensituation Krebs durcheinandergewirbelt wird, davon berichten fast alle Patienten. Dass wirkliche Freunde neu gefunden, andere aber verloren gehen. Für Dr. Pia Heußner ein bekanntes Phänomen in ihrer psycho-onkologischen Beratung: »Natürlich gibt es Menschen, die geraten an ihre persönliche Belastungsgrenze und sagen: ›Ich halte nicht mehr durch.‹« Speziell bei jungen Patientinnen und Patienten kommt dazu, dass sich ihr Freundeskreis in einer Phase des Aufbruchs befindet – Beruf, Studium, Beziehung, Familiengründung: alles, was in diesem Alter normal ist und aus dem die Patienten herauskatapultiert werden. Vielleicht wäre mancher Kontakt auch ohne die Erkrankung abgebrochen?

Dass Wege während eines langen Krankenhausaufenthalts in sehr unterschiedliche Richtungen führen können, erfuhr Julia, als bei ihr mit 15 ein Osteosarkom diagnostiziert wurde: »Ich habe mich während der Chemo sehr verändert, und meine Freunde verändern sich ja auch! Da hat vieles einfach nicht mehr gepasst.« Inzwischen, insbesondere seitdem sie wieder ausgeht, würden sich aber einige wieder melden. Julia hat festgestellt, dass manche deshalb nichts hören lassen, weil sie annehmen, Julia könne an den Aktivitäten ihrer Freunde sowieso nicht teilnehmen: »Die denken, ›Oje, jetzt sagen wir ihr, wir gehen da und da hin, und sie muss zu wieder Hause bleiben. Das ist ja auch doof.«

Natürlich gebe es die Fälle, in denen das Umfeld irgendwann keine Rücksicht mehr nehmen wolle, wie Dr. Pia Heußner berichtet. Allein die Tatsache, dass bei einer Erkältung durch die erhöhte Ansteckungsgefahr der Kontakt zur Chemopatientin zu meiden ist, kann zu einem inneren Konflikt führen: »Stellen Sie sich vor, Sie sind verliebt, und hoffen, am Freitagabend beim Ausgehen auf Ihren potenziellen neuen Freund zu treffen. Und dann sollen Sie zu Hause bleiben, um Ihre krebserkrankte Freundin zu schützen! Wer wäre frei davon zu denken: »Warum soll eigentlich immer ich daheim bleiben? Sie ist doch krank!«

Nicht verschnupft

Marie, die mit 24 die Diagnose Brustkrebs erhielt, fand es erfrischend, wenn eine Freundin sie in ihren Alltag einbezog und sie nicht in Watte packte: »Wenn eine Freundin anrief und jammerte: ›Ich hab so einen Schnupfen!‹ oder ›Hab ich heute Migräne!‹, dachte ich immer: Wie schön, das lässt mich an der Außenwelt teilhaben! Klar, für mich war in dem Moment der Krebs das Schlimmste, und ich hätte über eine Erkältung gelacht. Für meine Freundin aber war gerade dies das Schlimmste, weil sie damit im Bett lag.« Zugegebenermaßen schaffte es

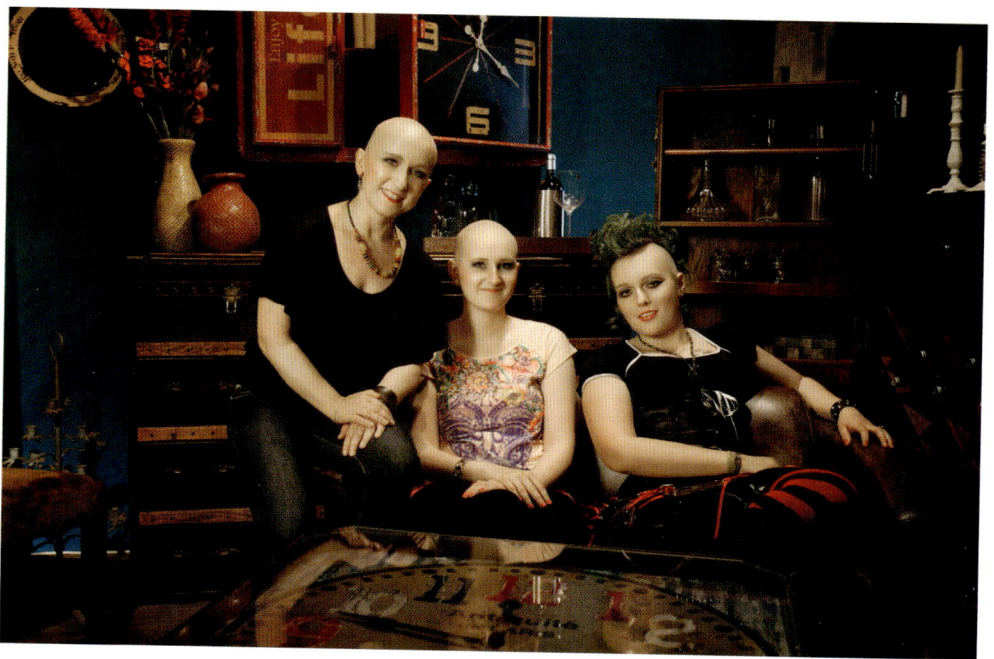

Alex, Verena und Bianca beim Shooting in München.

Marie nicht immer, diese Größe an den Tag zu legen: »Es hängt davon ab, wie man gerade drauf ist. Hat man einen schlechten Tag und jemand meckert rum wegen eines Schnupfens, kann es schon mal sein, dass man sich denkt: ›Halt bitte einfach den Mund!‹ Aber es gab immer Tage, an denen ich sagte: ›Ja, bitte, erzähl mir alles! Ich will jedes Detail wissen!‹ Es kommt eben immer darauf an.«

Wenn der Trott aus dem Tritt gerät

Das Leben der anderen bleibt schließlich nicht stehen. Der normale Trott mit allerlei Wehwehchen, Pläsierchen und Problemchen geht einfach seinen Gang. Was also tun, wenn man sich mit seiner besten Freundin austauschen möchte und gleichzeitig ein schlechtes Gewissen hat, sie in dieser Ausnahmesituation mit Alltagsproblemen zu nerven? Greta, die sich im selben Atemzug entschuldigt, wenn sie Steffi mit banalen Kleinigkeiten belästigt, hört von ihrer schwerkranken Freundin sofort: »Bitte belästige mich! Auch wenn du denkst, das sei jetzt für mich eine Kleinigkeit, für dich ist es eine ›Großigkeit‹, und dann interessiert es mich auch. Gleichzeitig kann ich dann mal was für dich tun!«

Aushalten

Dr. Pia Heußner kann in vielerlei Hinsicht beruhigen. Es sei nicht nur so, dass es immer eine Gruppe von Menschen gebe, die durchhalten und den Betroffenen zur Seite stehen. Manche Freunde kehrten auch zurück: »Ich erlebe es immer wieder, dass es Patienten gelingt, Freundschaften, die vielleicht vorübergehend durch solche Störeinflüsse kaputtgegangen sind, wieder aufzugreifen. Manchmal bedarf es der Unterstützung durch jemanden von außen, der zuhört und mithilft, entstandene Missverständnisse aus der Welt zu schaffen.« Schließlich lernen nicht nur die Patienten im Umgang mit ihrer neuen Situation täglich dazu, sondern ebenso ihre Familie, Freunde, Kollegen. Alle sind zunächst überrumpelt, viele schlichtweg überfordert. Manche werden von eigenen Ängsten geplagt. Daher kann es helfen, sich vor Augen zu führen, dass es möglicherweise an einem selbst liegt, wenn Außenstehende sich schwer mit der Erkrankung und dem Erkrankten tun. Biggi Welter von mamazone e. V. beobachtet: »Viele Menschen versuchen in dem Moment, ihre eigenen Ängste wegzuschieben. Würde man ernsthaft versuchen, sich in die Betroffenen hineinzuversetzen, hieße das in letzter Konsequenz: Eine Krebserkrankung kann mir morgen ganz genauso passieren! Das löst einfach Panik aus.«

Marie kann heute mit einem gewissen Abstand einiges lockerer sehen. In der Anfangsphase ihrer Krankheit wussten viele nicht, wie sie mit ihr umgehen sollten – aus Angst, wie sie erkannte: »Manchmal machte es mich richtig sauer, weil ich dachte: Kann man nicht einmal für fünf Minuten über seinen Schatten springen? Ich wurde auch nicht gefragt, ob ich die Krankheit haben will! Mittlerweile verstehe ich manches besser.«

Eine Krebserkrankung ist ein Prozess, schmerzlich und einschneidend, mit ungewissem Ausgang. Alle, die noch keine Berührung mit der Krankheit hatten, betreten Neuland, und Neulinge machen bisweilen Fehler, aus denen man aber lernen kann. Bianca, 23, die an einem Ewing-Sarkom erkrankte, ist überzeugt, dass es hier keine Patentlösung gebe: »Jeder Mensch ist anders. Daher muss man miteinander reden und herausfinden, was man möchte.«

»Wer bitte ist hier krank?!«

Eine Sammlung von Aussagen und Reaktionen, die Betroffene nie wieder hören wollen

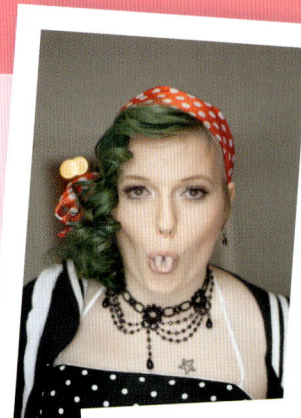

» Du hättest dich wirklich mal melden können! «

oder

» Ich musste gerade an dich denken! «

»Kommt besonders gut nach einem Jahr Schweigen.« *(Veronika)*

» Deine Haare sind aber toll nachgewachsen. «

»Sehr tröstlich, wenn man 3 statt 80 Zentimeter hat ...« *(Veronika)*

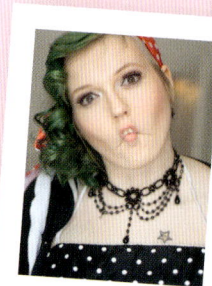

» Und ... bist du wieder gesund? «

» Das kriegst du alles hin, du hast schon ganz andere Sachen geschafft! «

» Es ist doch nur ein halbes Jahr in deinem Leben! «

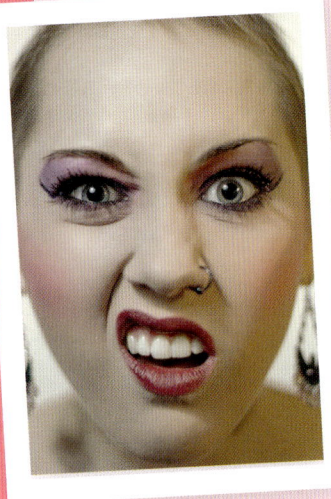

» Das wird schon wieder! «
»Demjenigen ist wohl nicht bewusst, wie ernst die Situation wirklich ist, dass ich noch mittendrin bin und noch lange nicht sagen kann, ob ich jemals gesund werde.« *(Verena)*

» Na, schlägt die Chemo an? «

»Da könnte ich die Wände hochgehen! Das sind Sätze von Leuten, die keine Ahnung haben.« *(Bettina)*

» Konzentriere dich doch erst mal auf eine Sache. «

»Toller Satz, wenn einem Existenz, Gesundheit, Finanzen, Liebe und alle sonstigen Ängste gleichzeitig jeden Tag schwer machen!« *(Veronika)*

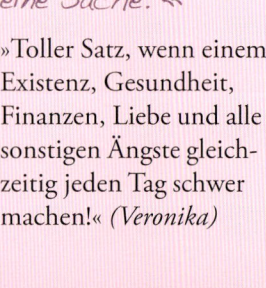

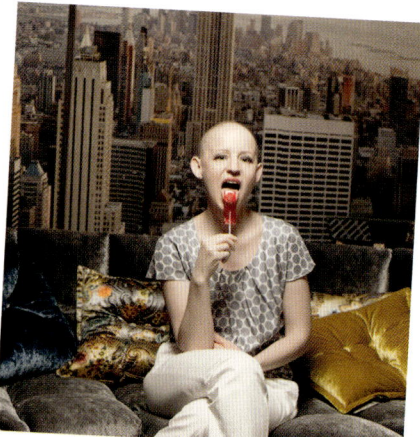

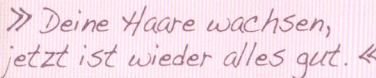

» Man sieht dir ja gar nichts an! «

»Muss man mir was ansehen? Wie hätte man es denn gerne? Blass, mit braunen Zähnen und Glatze in der Ecke sitzend und den ganzen Tag nur am Heulen?« *(Bettina)*

» Deine Haare wachsen, jetzt ist wieder alles gut. «

»Und weil ich so "gesund" bin, nehme ich noch zehn Jahre Tabletten, klar! Nur weil die Haare wachsen, bedeutet das ja wohl nicht, dass man gesund ist und normal leben kann.« *(Marie)*

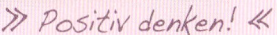

» Es ist jetzt drei Jahre her, es muss dir doch super gehen! «

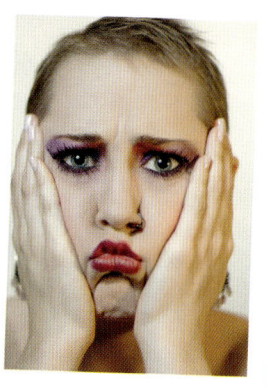

»Klar, die haben keine Ahnung, was eine Antihormonbehandlung ist, aber sie wissen es eben nicht besser. Man fühlt sich körperlich wie 80. Wenn ich morgens aufstehe sind meine Gelenke steif, ich gehe die Treppe runter wie ein Elefant. Aber mich macht es nicht wütend, ich habe das vor fünf Jahren auch nicht gewusst. Allerdings werde ich nie mehr über eine Frau schimpfen, die über die Wechseljahre jammert!« *(Biggi)*

» Positiv denken! «

»Das ist der Satz, der einem irgendwann zu den Ohren raushängt. Aber unter uns, von Betroffener zu Betroffener, kann ich wirklich sagen: Es ist so. Positiv denken und positiv bleiben!« *(Bianca)*

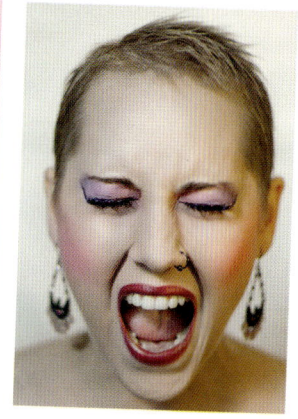

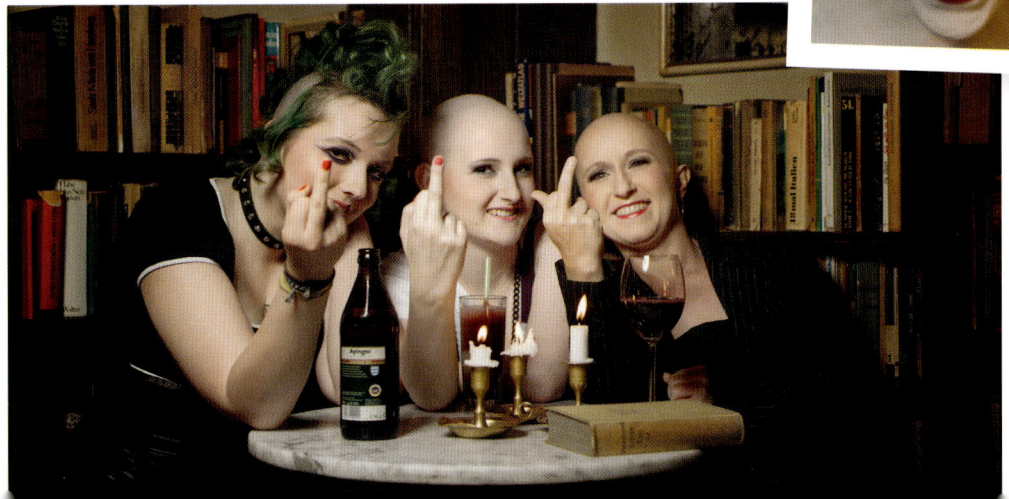

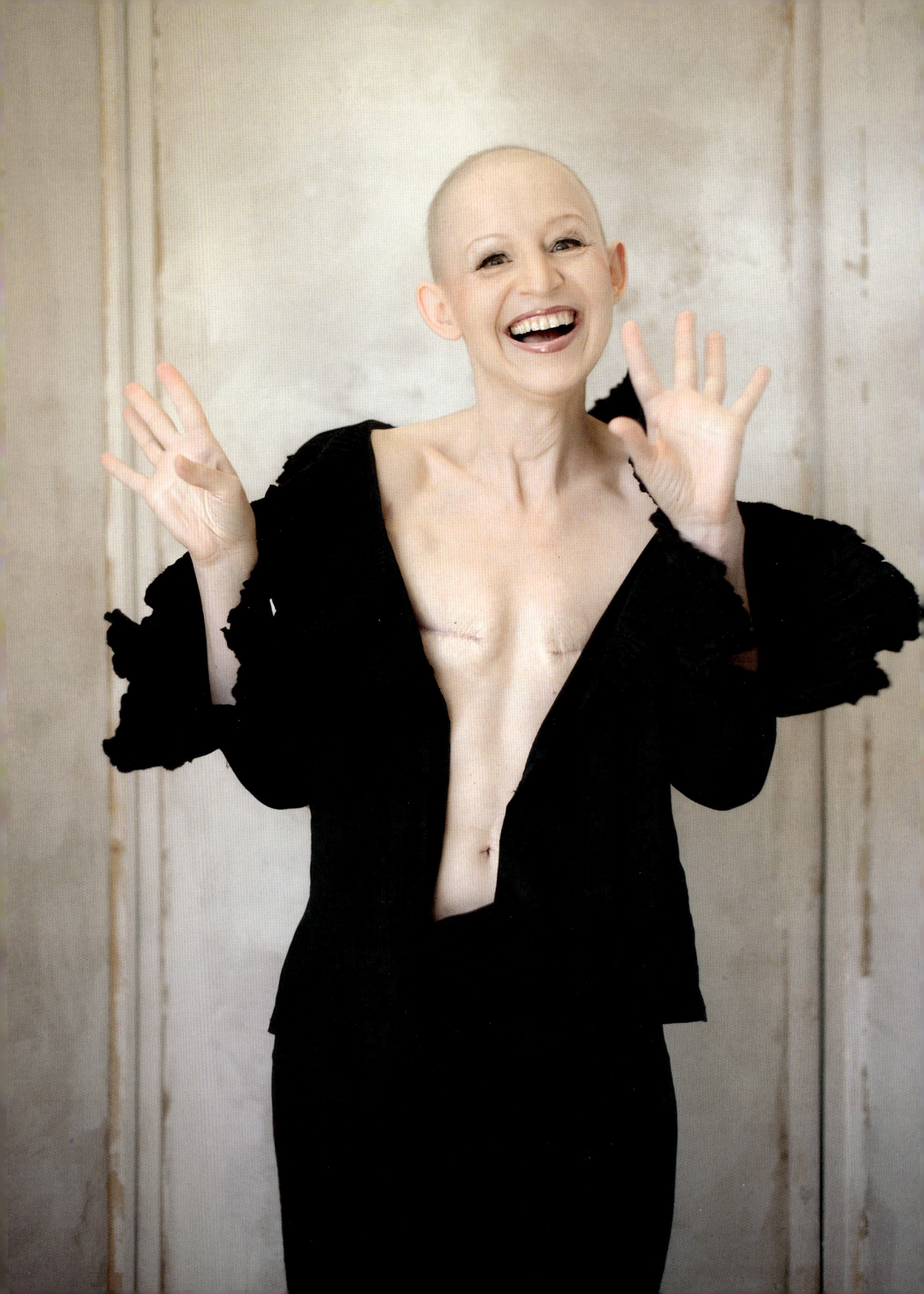

Krebskörper

Das rekonstruierte Ich

Welche Rolle spielt die Brust im Leben einer Frau? Welche Beziehung hat sie zu ihr? Eine gute, liebevolle? Eine schwierige, unzufriedene? Ist sie wichtig, lästig, perfekt, zu groß oder zu klein, makellos oder asymmetrisch? Wird sie versteckt oder hervorgehoben, kaschiert oder präsentiert?

Die Brust erfüllt im Leben einer Frau viele Rollen. In der Pubertät entwickelt ein junges Mädchen ein entscheidendes Merkmal seines Erscheinungsbildes als Frau. In der Sexualität erblüht hier eine erogene Zone – für Frau und Mann. Die Mutterrolle verwandelt die Brust in eine Ernährerin. Als größeres Kind oder später als gute Freundin ruht man sich gern an ihr aus und holt sich Trost in der wohligen Umarmung ganz nahe am Herzen.

Brust raus!

So unterschiedlich wie die Aufgaben und das Aussehen des Busens sind auch die Gefühle und der Umgang der Betroffenen damit nach der Diagnose Brustkrebs.

Am Anfang steht die Angst, so Professorin Dr. med. Nadia Harbeck, Leiterin des Brustzentrums und der onkologischen Tagesklinik an der Münchner Universitätsfrauenklinik: »Die Belastung einer Patientin, wenn sie mit der Diagnose Brustkrebs konfrontiert wird, ist vor allem die Befürchtung, dass dies eine unheilbare Krankheit ist und dass sie daran sterben könnte. Das lässt sich relativ gut ausräumen, indem man ihre persönlichen Heilungsaussichten erläutert.« Diese, so die Professorin, seien im Vergleich zu anderen Krebserkrankungen sehr gut. Von 100 Patientinnen, die ins Brustzentrum an der LMU München kämen, könnten wahrscheinlich 70 bis 80 Prozent als Langzeitüberlebende entlassen werden. Wobei Professorin Harbeck einräumt: »Der Begriff ›Heilung‹ ist statistisch gesehen immer ein schwieriger Begriff, da unsere Krebsregister etwas unzureichend sind.«

Die zweite große Sorge, die die Ärztin mit ihren Patientinnen bespricht, geht in den Bereich des Körperbilds: »Das sind Bedenken, dass sie verstümmelt werden könnte, dass Operationen notwendig sind, bei denen möglicherweise die Weiblichkeit verloren geht. Hier spielen auch Vorstellungen dessen, was uns gesellschaftlich als weibliches Idealbild suggeriert wird, eine Rolle.« Viele der Befürchtungen könne man ebenfalls zerstreuen, denn heute, so die Professorin, werde zu 70 bis 80 Prozent brusterhaltend operiert, in frühen Stadien der Erkrankung sogar bis zu 90 Prozent: »Wenn das gut gemacht ist, sieht man von außen überhaupt nicht, dass hier eine Brustkrebserkrankung behandelt wurde. D. h., die Frauen können in die Sauna und sogar topless an den Strand gehen. Sollte jedoch die Entfernung der Brust erforderlich sein, können heute Wiederaufbauverfahren kosmetisch ein sehr gutes Ergebnis erzielen.«

Brustoperationen

Von Dr. med. Christian Metz, Facharzt für plastische und ästhetische Chirurgie, München und Ebersberg

Bei der Brustrekonstruktion verfügen wir heute über diverse Methoden. Wird die Brustdrüse entfernt, ist das Ziel, der Brust wieder Form und Volumen zu geben.

Als einfachste Möglichkeit haben wir dazu den Brustaufbau mittels *Implantat*. Wenn in einem fortgeschritteneren Stadium der Erkrankung die Brust ganz abgenommen werden muss, dehnt man für den späteren Implantataufbau zuerst den Brustmuskel auf. Dies geschieht über einen sogenannten Expander, der aus einer dehnbaren Silikonhülle besteht. Er wird vorübergehend unter dem Brustmuskel eingesetzt und dann schrittweise etwa alle zwei bis drei Wochen mit einer Kochsalzlösung aufgefüllt. Das Einstechen in die Haut ist in der Regel für die Patientin schmerzlos, da die behandelte Brust nach der Operation meist ein Taubheitsgefühl aufweist. Allerdings kann ein leichtes Spannungs- oder Druckgefühl auftreten. Nach drei bis sechs Monaten ist der Dehnungsprozess abgeschlossen, und das richtige Implantat wird eingesetzt. Dieses sollte im Turnus von 10 bis 15 Jahren ausgetauscht werden.

Immer mehr im Trend liegen Brustaufbauten mit *Eigengewebe*: Man nimmt einen großen Weichteillappen aus dem Bauchgewebe oder dem Rücken und rekonstruiert damit die Brust. Hier gibt es unterschiedlichste Techniken, die mit dem jeweiligen Spezialisten besprochen werden sollten. Dank der Mikrochirurgie werden die Techniken immer feiner, sodass sich gleichzeitig eine Straffung etwa am Oberschenkel oder Po vollziehen lässt. Dieses Verfahren ist von der Operationsmethode her sehr viel aufwendiger als ein Implantat, der Eingriff dauert entsprechend länger. Das Eigengewebe hängt schließlich an sogenannten Perforatoren – winzig kleinen Blutgefäßen, die bei der Transplantation wieder an die Gefäße angeschlossen werden müssen. Daher handelt es sich beim Eigengewebeverfahren um eine etwa sechsstündige OP, während ein Eingriff mit Implantat in ein bis zwei Stunden zu machen ist. Dementsprechend besteht für die Patientinnen ein höheres Risiko: Wenn man einen Hautlappen verpflanzt, kann das Gefäß, an dem dieser hängt, sich auch wieder verschließen. Als Folge kann es zu einem Thrombus, also einem Blutgerinnsel, kommen; es kann passieren, dass das Gewebe nicht angenommen wird und man entsprechend nachoperieren muss. Eine Bestrahlung der Brust vor der OP kann hier möglicherweise negativen Einfluss nehmen, daher sollten die Methoden im Einzelfall besprochen werden. Im Kommen ist der Aufbau mit *Eigenfettgewebe*. Hierfür wird an einer Körperstelle der Patientin etwas Fett abgesaugt, das im Labor aufbereitet, gefiltert oder zentrifugiert wird. Nachdem es wieder eingepflanzt wurde, wächst das Fettgewebe ganz natürlich an, wobei etwa 20 Prozent davon resorbiert werden, sodass es nochmals zu Korrekturen kommen kann. Man sollte also etwa vier bis fünf Sitzungen für einen Brustaufbau einkalkulieren.

Ausführliche Informationen zum Thema Brustentfernung finden sich unter:
www.aok.de/bundesweit/gesundheit/brustkrebs-entscheidungshilfe-brustentfernung-28575.php

Einschnitt

Alex Z., 38, entdeckte ihren Tumor abends beim Zähneputzen. Zufällig fasst sie sich unter den Arm und merkt sofort, dass da etwas ist: »Mir ist total schwindlig geworden, ich dachte, ich müsste sofort im Badezimmer umkippen. Ich habe mich aufs Bett gelegt, die Beine hochgehalten und dann meinen Freund fühlen lassen. Auch er war sich sicher: Da ist etwas zu spüren.« Als Alex am nächsten Tag bei ihrem Frauenarzt anruft, heißt es: »Wenn da was ist, müssen Sie noch heute vorbeikommen!«

Beim Ultraschall bestätigt sich der Verdacht. Der Arzt möchte Alex zur Biopsie in eine zertifizierte Spezialklinik überweisen, und das ohne Zeitverzögerung. Vor dem Telefonat klärt er sie auf: Er werde in ihrer Anwesenheit jetzt das Wort »Tumor« verwenden müssen, worauf Alex in Tränen ausbricht: »Als er das zum ersten Mal ausgesprochen hat, packte mich die Panik.«

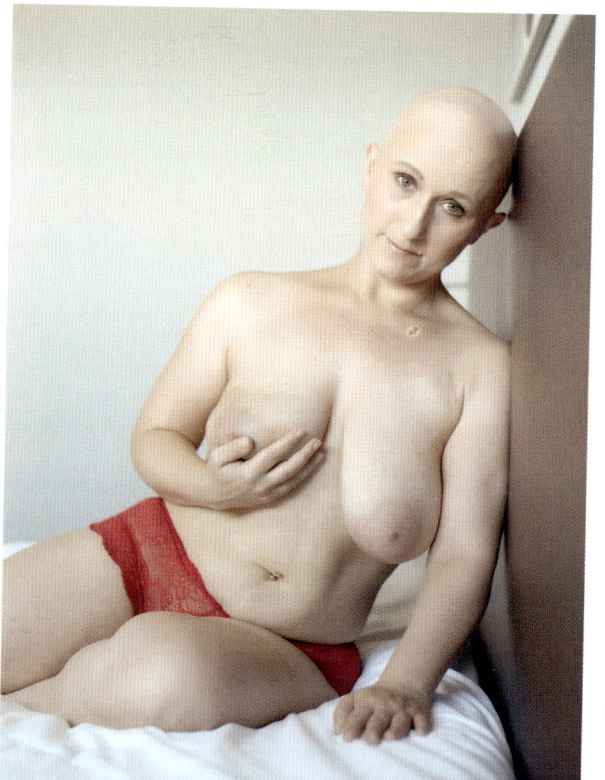

Trotz allem, so Alex heute, hatte sie im Großen und Ganzen Glück. Die Erkrankung ist frühzeitig entdeckt worden, die Lymphknoten sind nicht befallen. Schnell ist klar, dass sie brusterhaltend operiert werden kann. Vielleicht, so versichert man ihr, werde es nur eine Narbe geben, die später wie eine Hautfalte aussehe. Genauso sei es auch gekommen, bestätigt Alex: »Meine Brust sieht aus wie vorher! Da ist nur eine einzige Narbe, die jetzt schon so gut wie verheilt ist, da ist nichts groß zu erkennen. Wäre es anders, hätte mich das schon belastet.«

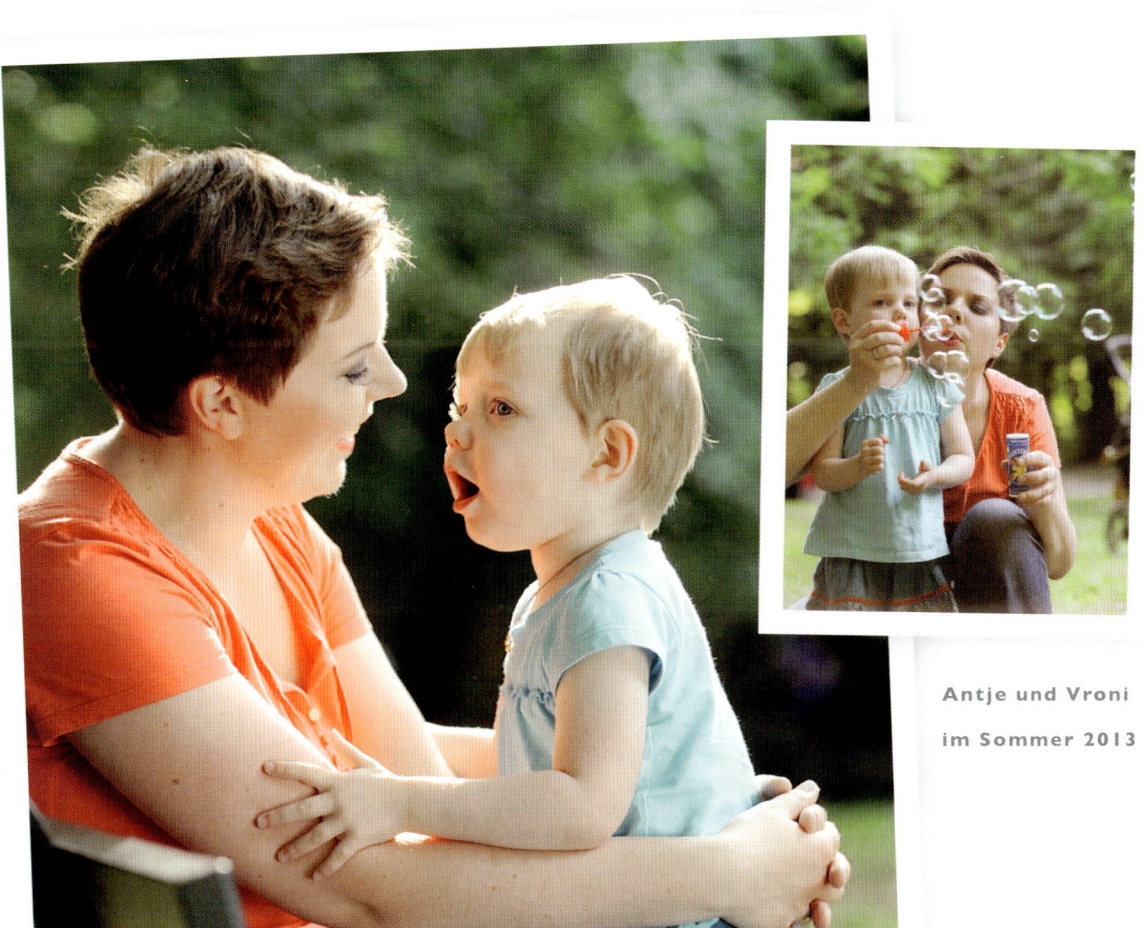

Antje und Vroni
im Sommer 2013

Anschnitt

Bei Antje L., 31, reagiert der Gynäkologe gänzlich anders als der Arzt von Alex Z. Antje ist eineinhalb Jahre zuvor Mutter geworden, er hält den von ihr entdeckten Knoten für ein Überbleibsel der Stillzeit. Erkennen könne man jedenfalls nichts. Und so jung, wie sie sei, was solle das Bösartiges sein? Antje ist durch diese Aussage zwar vordergründig erleichtert, ein mulmiges Gefühl aber bleibt.

Antje L., 31, Mammakarzinom:
»Natürlich hätte ich noch woanders hingehen müssen. Ich könnte mir noch immer Vorwürfe machen, doch was bringt das?«

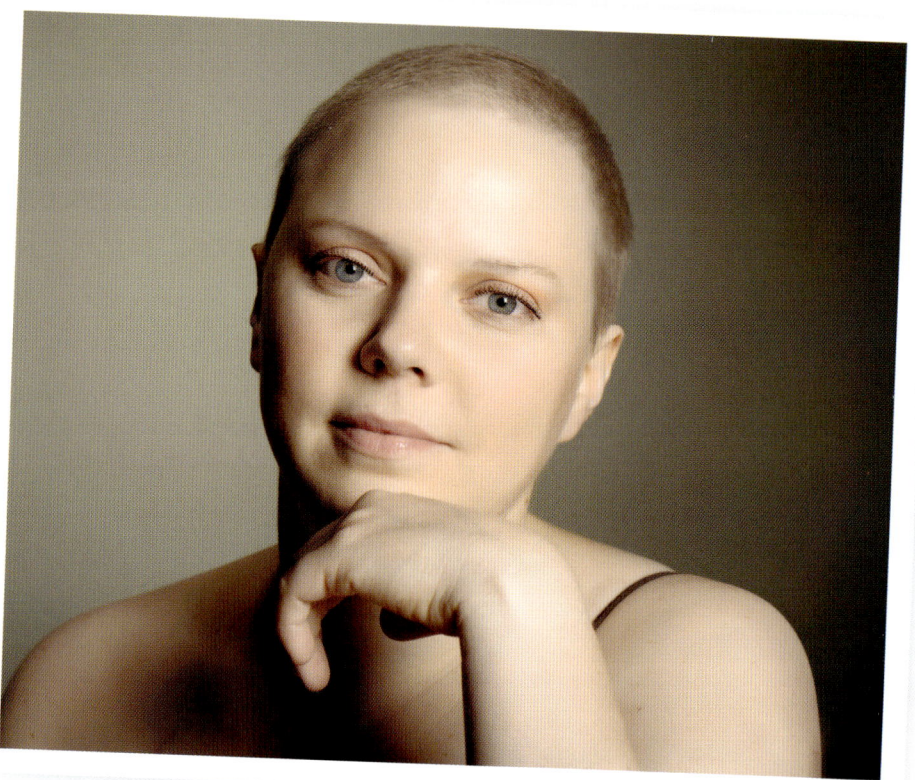

Vier Monate später ist die Brustwarze eingezogen und auf der einen Seite der Brust hat sich Orangenhaut gebildet. Sie bittet ihren Mann, ihren Busen zu fotografieren, um auf dem Foto die Veränderung besser beurteilen zu können: höchste Zeit zu handeln!

Bei der Diagnosestellung wird Antje direkt mitgeteilt, dass die Brustdrüse nicht erhalten bleiben könne. Antje, die schon lange spürte, dass »da etwas im Busch ist«, kann sich sofort damit arrangieren: »Ich war da ganz rational und dachte: Was weg ist, ist weg. Keine Experimente.« Ihre Entscheidung fällt auf einen Brustaufbau mit Gewebe aus dem Bauch. Sie ist erleichtert über die sofortige Lösung, der Gedanke an eine Amputation widerstrebt ihr. Den Eingriff an sich allerdings empfindet sie auch heute noch als gravierend: »Im Anschluss an ein halbes Jahr Chemo gleich eine zwölfstündige Narkose und zwei Blutkonserven – da war es irgendwann mal aus! Vorher erzählt dir niemand, wie dreckig es dir gehen wird. Speziell die Bauchnarbe machte ziemliche Probleme, damit kommt man kaum aus dem Bett. Klar macht man sich vorher Gedanken über die Narben an der Brust, aber nicht unbedingt darüber, dass man noch Wochen danach mit dem großen Schnitt am Bauch zu kämpfen hat.« Grundsätzlich ist Antje mit dem Ergebnis zufrieden, eine andere Variante – egal, ob Implantat oder Amputation – wäre für sie nicht infrage gekommen. Was ihr allerdings wirklich fehlt, ist die Brustwarze, die bei der OP entfernt werden musste. Als leicht vertieft empfindet sie jetzt die Stelle, an der die Brustwarze sitzen würde, besonders wenn sie ein enges Shirt tragen möchte. Selbst wenn ihre Freunde sagen, es würde super aussehen – Antje stört es trotzdem: »Die anderen sehen mich eben nicht nackt vor dem Spiegel. Ich bin 31!«

Leider misslang bisher der Versuch, die Brustwarze durch eine spezielle Lappentechnik zu rekonstruieren: »Die ist nicht angewachsen, das war alles komplett vereitert.« Um wenigstens optisch den Eindruck eines Busens zu erhalten, möchte sich Antje gerne eine Brustwarze tätowieren lassen. Hierfür liegt ihr von der Krankenkasse aber noch keine Bestätigung der Kostenübernahme vor.

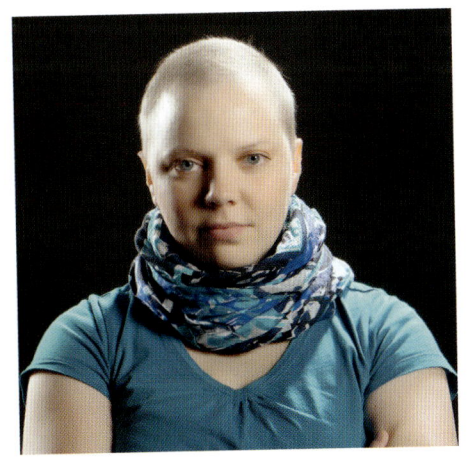

Brustwarzenrekonstruktion

Von Dr. med. Christian Metz, Facharzt für plastische und ästhetische Chirurgie, München und Ebersberg

Die Modellierung der Brustwarze kann in ein oder zwei kleineren Operationen erfolgen. Der Warzenhof lässt sich durch kleine Lappenplastiken rekonstruieren, etwa indem man ein bisschen Haut aus der Leiste verpflanzt – die ist etwas dunkler gefärbt. Bei der Brustwarze selbst kann man Eigenfett darunter verpflanzen, auch hier bestehen viele verschiedene Möglichkeiten. Wenn eine Frau dies alles nicht möchte, kann sie sich auch im richtigen Farbton tätowieren lassen. Damit kann man sehr gute Ergebnisse erzielen. Da es sich hierbei um eine rekonstruktive Maßnahme handelt, die nichts mit reiner Ästhetik zu tun hat, werden die Kosten normalerweise von den Krankenkassen übernommen.

Dr. med. Christian Metz:

»Nach einer Brustkrebsoperation ist die Brust repariert, nicht komplett neu.«

Antje hätte noch den einen oder anderen Wunsch auf dem Weg zu ihrem neuen Busen. Noch sind die Brüste unterschiedlich groß, die Asymmetrie möchte sie gerne angleichen lassen. Auch dass das Narbengewebe trotz Behandlung in der Reha recht hart geblieben ist, bedauert sie. Zu Hause hat sie die Narbe weiter gepflegt, mit einem Tipp der Therapeuten: »Die haben mir gesagt, ich soll die Narben mit meiner elektrischen Zahnbürste massieren. Bis ich alle Narben behandelt habe, stehe ich schon eine ganze Zeit im Badezimmer«, erzählt Antje lachend. Noch eine Veränderung macht der jungen Frau zu schaffen – das Taubheitsgefühl in ihrer Brust: »Das Empfinden ist mit der OP komplett verschwunden. Ich fürchte, es kommt auch nie wieder. Manche Frauen meinen, es könnte wieder was werden; die meisten aber sagen klar: Vergiss es!«

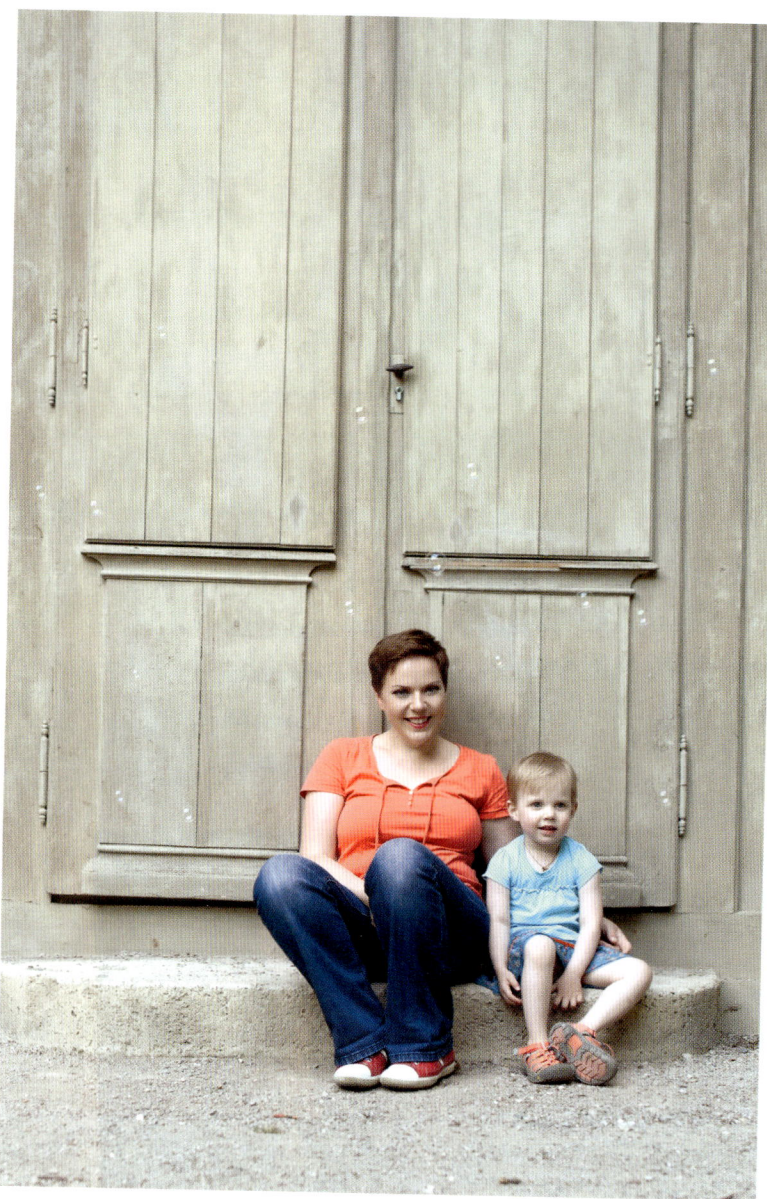

Zuschnitt

2004 erkrankte Eva Schumacher-Wulf an Brustkrebs – mit 34, als Mutter von zwei kleinen Kindern. Zwei Jahre später erschien die erste Ausgabe von »Mamma Mia! Das Brustkrebsmagazin«, dessen Chefredakteurin sie bis heute ist. Damals entschied sie sich für die Amputation, was in ihrem Umfeld nicht kommentarlos blieb: »Die Reaktion von einigen war: ›Das kannst du schon wieder in Ordnung bringen, ist ja nichts Schlimmes heutzutage!‹«

Eva Schumacher-Wulf hat nach vielen Kontakten mit Patientinnen den Eindruck, dass Frauen zu schnell zu einer Entscheidung für Brustaufbau gedrängt werden. Kurz nach der Diagnose klammern sie sich an jeden Strohhalm, der Normalität verheißt, scheuen die Veränderung.

Leider, so Eva Schumacher-Wulf, kennt sie Frauen, die danach unter der schnellen Rekonstruktion leiden: »Teilweise sind die Schnittränder nicht frei, d. h., dass sich im verbliebenen Gewebe noch Tumorzellen befinden. In diesen Fällen sollte nachbestrahlt werden. Dabei kann sich die Haut zusammenziehen, was zu schweren Komplikationen führen kann. Es ist fürchterlich, was Frauen da teilweise angetan wird.«

Tatsächlich bliebe den Patientinnen viel mehr Zeit, wie Dr. Christian Metz bestätigt: »Eigentlich kann man die Brust jederzeit wiederaufbauen. Vielleicht ist das sogar der vernünftigere Schritt. Die Erkrankung ist ein großer Einschnitt ins Leben der Betroffenen, und das müssen sie erst einmal verarbeiten – sowohl körperlich als auch seelisch. Dazu gehört auch, dass eine Frau die Zeit bekommt, dies alles überhaupt begreifen zu lernen.«

Eva Schumacher-Wulf, Chefredakteurin bei »Mamma Mia! Das Brustkrebsmagazin«:

»Beim Satz: ›Das bringst du ja wohl in Ordnung!‹ bin ich irgendwann richtig grantig geworden und habe entgegnet: ›Verdammt noch mal! Muss jeder Mensch in Ordnung gebracht werden? Was ist überhaupt in Ordnung? Ist es in Ordnung, wenn ich mich wieder wochenlang überhaupt nicht bewegen kann? Vielleicht sogar nie mehr, wenn mir die Bauchdecke reißt, weil die Naht aufgeht, die Wunde sich infiziert, wie es bei vielen Frauen passiert? Ist das in Ordnung? Eine hingenähte Brust, ohne Gefühl, die mit der eigenen Brust überhaupt nichts zu tun hat?‹«

Biggi, mit 34 an Brustkrebs erkrankt:

»Mein Mann sagte: ›Ich kenne deinen Busen so gut, wegen mir musst du dir keinen neuen machen lassen!‹«

Für Dr. Metz sprechen einige Faktoren für einen späteren Brustaufbau. Zum einen sind es die therapeutischen Maßnahmen wie Chemotherapie, Bestrahlung und Brust-OP, die an sich schon sehr belastend sind. Danach folgt oft ein Reha-Aufenthalt, der die Chance bietet, einiges neu zu ordnen. Und dann, nach etwa einem Jahr, können die Frauen immer noch den Brustaufbau beginnen, so Dr. Metz: »Das Ergebnis ist möglicherweise viel schöner als nach einem sofortigen Brustaufbau quasi auf Gedeih und Verderb. Ein weiterer Faktor ist die Histologie. Hier wird zunächst nur eine Probe aus der Brust entnommen, das Ergebnis kommt oft erst viel später. Man hofft also, bei der ersten Operation das Zentrum des Krebses erwischt zu haben, stellt aber unter Umständen fest, dass es sich um Tumoren mit multiplen Zentren handelt. Ist die Brust dann schon aufgebaut und man muss nachoperieren, birgt das Risiken in sich. Das mag konservativ klingen, respektiert aber die schwierige persönliche Situation der Patientin, deren Welt mit der Diagnosestellung zunächst einmal in sich zusammengefallen ist.«

Eva Schumacher-Wulf glaubt, dass bei der Strategie des »Nacheinanders« statt des »Gleichzeitigen« sogar manche Frauen ganz auf den anschließenden Brustaufbau verzichten würden – und das nicht nur, weil sie die nächste operative Maßnahme leid sind: »Möglicherweise kommt die eine oder andere nach Hause und stellt nach kurzer Zeit fest, dass sie mit einer im BH getragenen Prothese gut zurechtkommt. Für mich persönlich stellte dies nie ein Problem dar. Ich gehe keinen einzigen Meter ohne meine Prothese, ich brauche die Symmetrie.« Die Chance zu haben herauszufinden, was das Richtige für jede Frau ganz persönlich sei – das steht für Eva Schumacher-Wulf im Vordergrund. Sie hat einmal einen Arzt an der Uniklinik mit folgender Frage konfrontiert: »Mal im Ernst, für wen macht ihr den Brustaufbau eigentlich? Für die Frauen oder für euch?« Nach kurzem Nachdenken lautete die Antwort: »Na ja, wir haben schon den Anspruch, die Frauen so nach Hause zu schicken, wie sie kamen.« Der Punkt ist nur, so Eva Schumacher-Wulf: Keine Frau ist nach einer Brustkrebserkrankung noch so, wie sie einmal war.

Abschnitt

»Wenn du hörst, eine brusterhaltende OP sei nicht mehr möglich, dann gehst du mit der Information nach Hause und denkst: ›Shit! Was machst du jetzt?‹« Für Alex D., 40, ist zumindest eines ganz klar: Der angebotene Wiederaufbau kommt für sie nicht infrage: »Ich wusste von Anfang an, dass das nichts für mich ist. Die Vorstellung war so frankensteinmäßig! Von irgendwo weiter unten was hinzupappen und zu hoffen, dass das funktioniert.« Alex schreckt sowohl

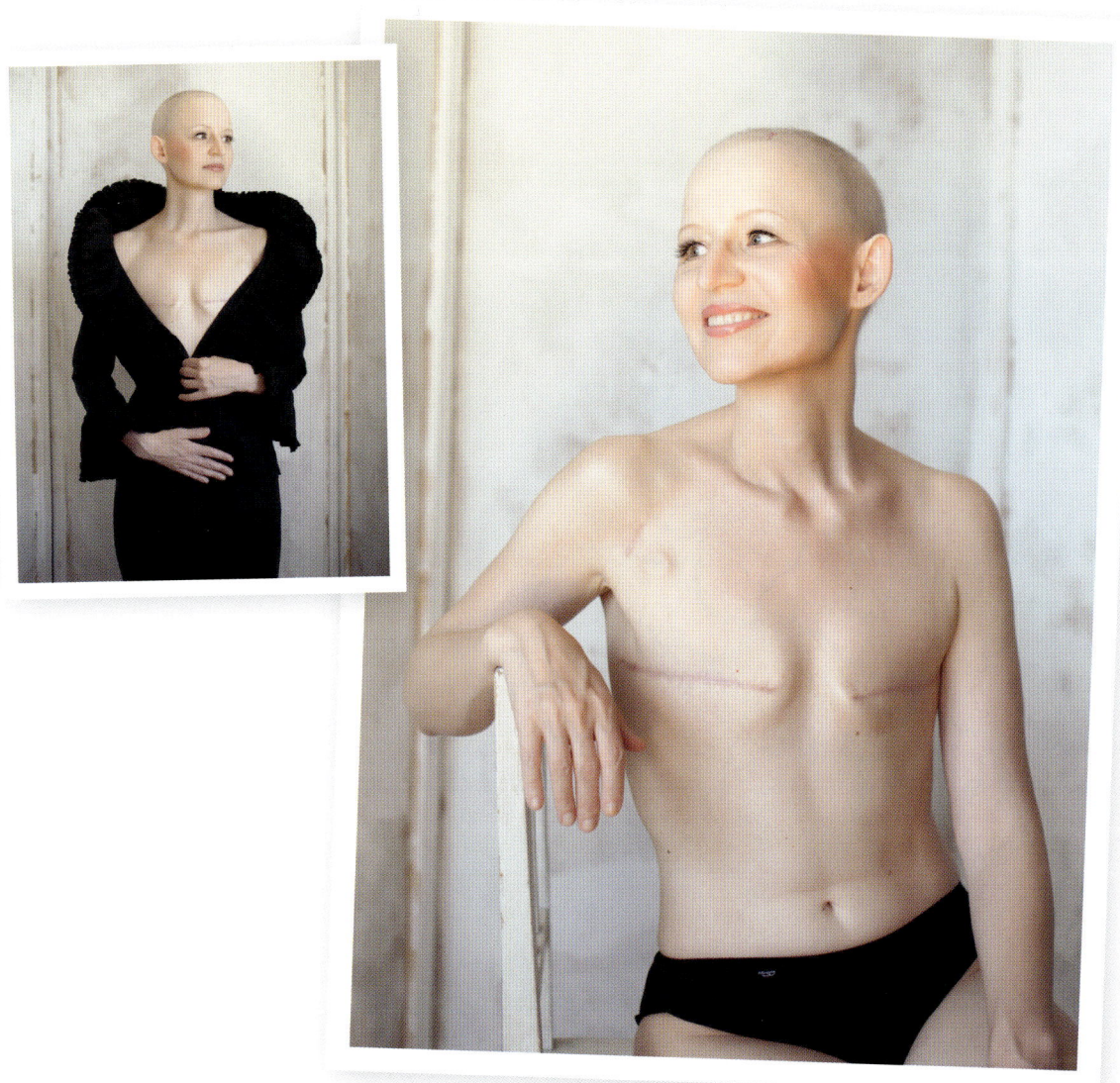

die Länge eines solchen Eingriffs und als auch ein zweiter Schnitt an einer anderen Stelle ihres Körpers. Sie entscheidet sich für den ganz radikalen Weg. Da in Alex' rechter Brust ein weiterer, zwar gutartiger Knoten entdeckt wird, ihr bösartiger in der linken Brust aber das Risiko in sich birgt, auch auf die bisher noch gesunde Brust überzugehen, gibt es für Alex nur einen Weg: »Bevor ich jetzt das komplette Programm mit OP, Chemo und wahrscheinlich Bestrahlung durchziehe und dann vielleicht in zwei Jahren wieder das Problem auf der anderen Seite habe, machen wir es jetzt radikal.« Alex' Ärztin reagiert zunächst überrascht und versucht es ihrer Patientin auszureden. »Ich habe zu ihr gesagt: ›Ich habe mich so entschieden. So machen wir das!‹« Worauf ihre Ärztin zustimmt: »Wenn Sie davon so überzeugt sind, dann sollten wir es so machen.‹«

Für Alex war es der einzig mögliche Schritt. Schon vom Körpergefühl her empfindet sie es als ausgeglichener, statt »einseitig rumlaufen zu müssen«. Ihre Ärztin pflichtet ihr nach der überstandenen OP ebenfalls bei. »Als sie mich das erste Mal ausgewickelt hat, schaute sie mich an und meinte: ›Das passt zu Ihnen. Die Proportionen stimmen, das sieht gut aus.‹« Alex trägt keine Prothesen-BHs, sie will »nicht künstlich aufbauschen«. Nur einmal habe sie es probiert, mit einem wattierten Erstversorger-BH, an einem heißen Sommertag, unter einem Kleid. Gerade mal zwei Stunden habe sie es ausgehalten, dann dachte sie: »Bloß weg damit!« Man gewöhne sich daran, erzählt sie, der Anblick schockiere sie nicht im Spiegel. Und: »Auch mein Mann hat sich daran gewöhnt.« Lediglich wenn sie sich vor Fremden ausziehen müsse, in der Umkleidekabine beim Sport etwa, spürt sie die irritierten Blicke anderer Frauen. Aber, so Alex, »das ist letztendlich deren Problem«.

Obwohl Alex sich in ihrer Entscheidung absolut sicher war, ließ sie die OP nicht ohne mentale Vorbereitung durchführen. Sie sucht nach Fotos anderer Patientinnen, einerseits um überhaupt eine Vorstellung einer Brustamputation zu bekommen, andererseits um sich Inspiration zu holen, wie sie später aussehen möchte und wie nicht: »Irgendwann bin ich auf die sehr schönen, ästhetischen Fotos von Uta Melle gestoßen. Von ihr gibt es im Internet eine Fotostrecke mit Inszenierungen in Make-up und Kostümen, angelehnt an Marilyn Monroe und David Bowie. Utas Aktbilder haben so toll ausgesehen, dass ich mir dachte: Wenn meine Ärztin das so hinkriegt, bin ich happy! Genau so hätte ich es gerne.« Alex zeigt die Fotos ihrer Ärztin beim nächsten Besprechungstermin, die ihrer Patientin verspricht, entsprechend eng zu nähen und keine größeren Hautränder zu lassen, wie man es sonst für einen möglichen späteren Aufbau tun würde.

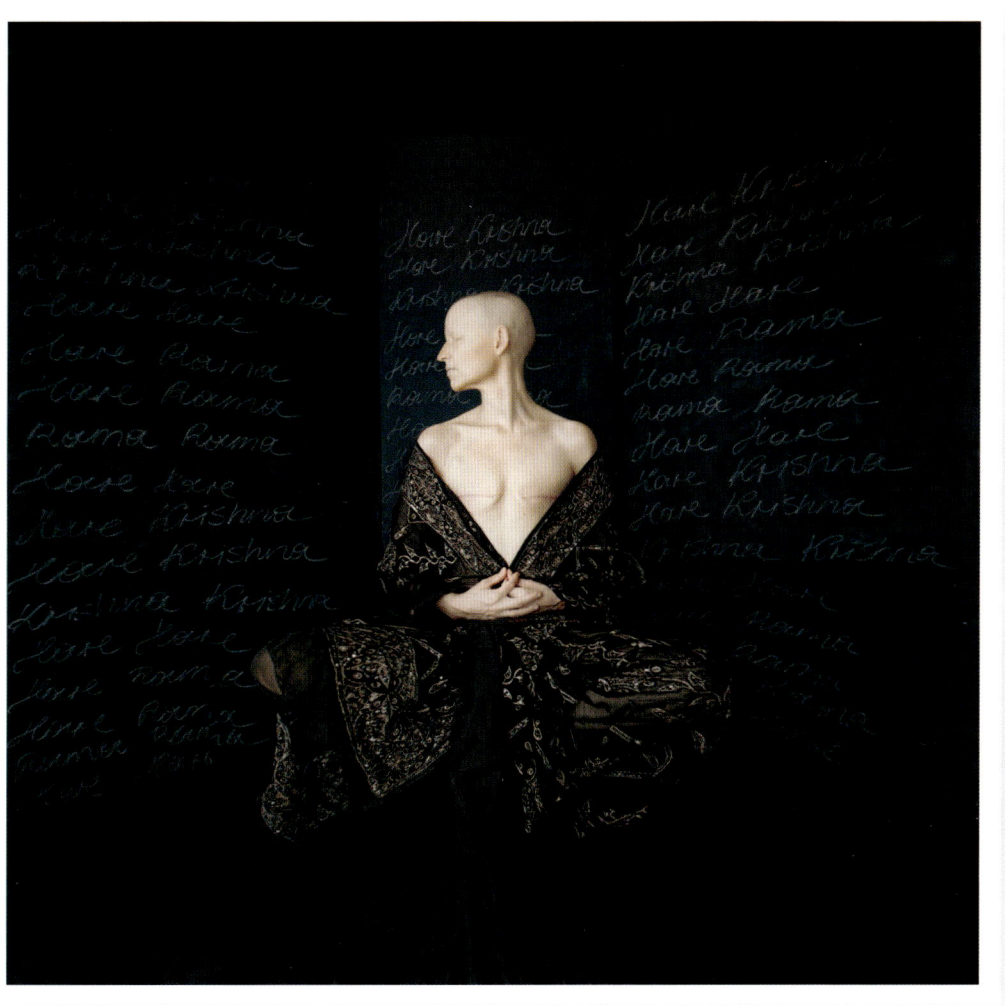

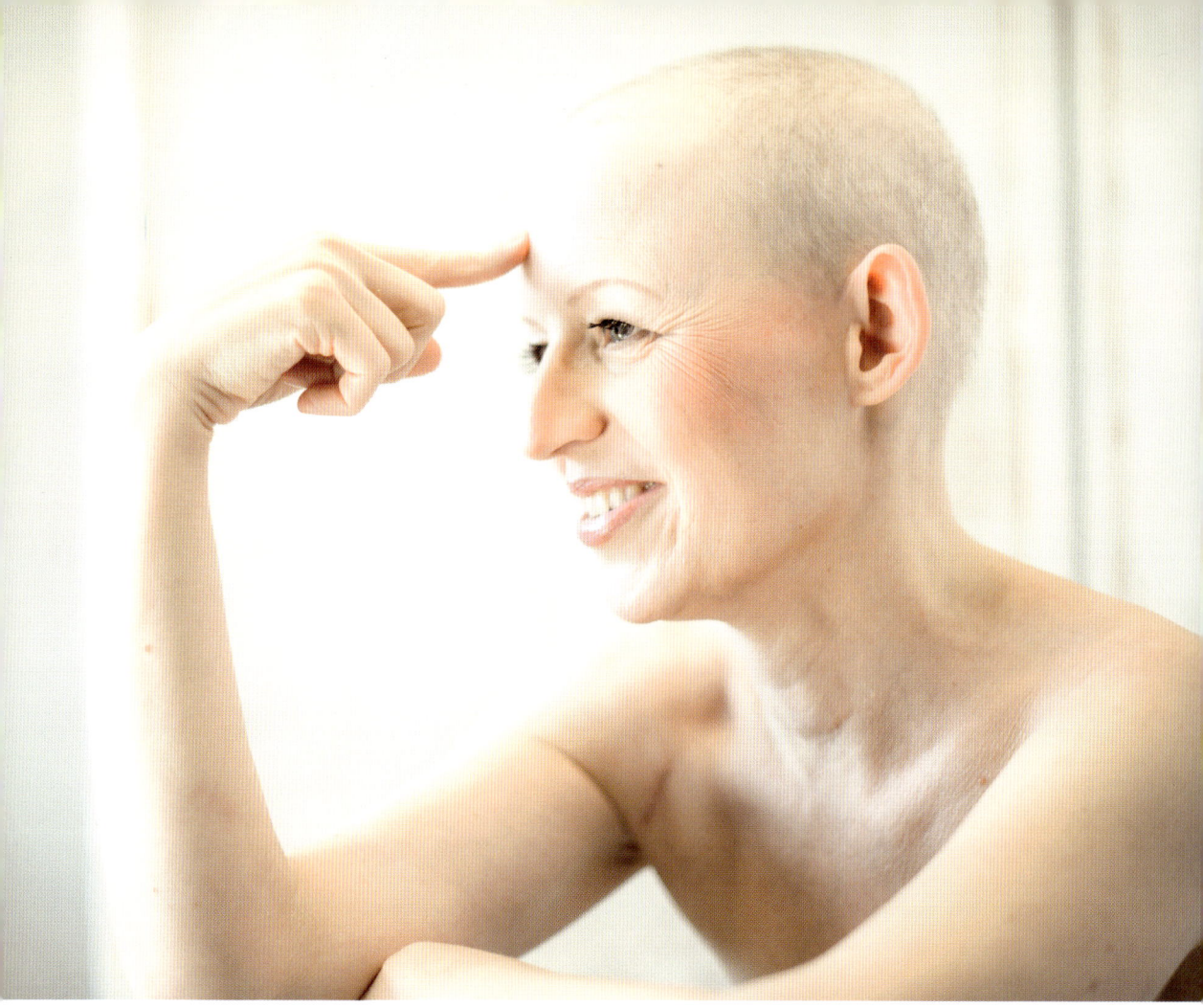

Brustzentrum – Herzstück auf dem Weg zur Heilung

Was Frauen wirklich wollen

Was ist der richtige Weg für jede einzelne Patientin? Wie kann sie herausfinden, welche Pfade für sie überhaupt infrage kommen? Wo erhält sie eine kompetente, moderne Behandlung, die aktuelle Forschungsergebnisse genauso berücksichtigt wie ihre individuelle Lebenssituation?

Professorin Dr. med. Nadia Harbeck vom Brustzentrum der LMU München rät Frauen, bei der Diagnose Brustkrebs nichts zu überstürzen: »Das Wichtigste für die Frauen ist zu verstehen: Dies ist kein akuter Notfall. Ich muss nicht morgen in das nächstbeste Zentrum gehen, um mir diesen Knoten entfernen zu lassen. Die Patientin sollte sich gemeinsam mit ihrem Frauenarzt, der sie ja in der Regel berät, in aller Ruhe ein zertifiziertes Brustzentrum heraussuchen, wo alles angeboten wird.«

Dies gilt für Brustkrebs; Krebsarten wie Leukämien und Sarkome können hier sehr viel engere Zeitfenster erforderlich machen.

Die Professorin betont, wie wichtig moderne Operationstechniken und innovative Medikamente seien; gerade diese würden den Krankheitsverlauf entscheidend beeinflussen. Für junge Frauen zwingend sei eine genetische Beratung, so die Professorin: »Allein ein Erkrankungsalter unter 35 Jahren ist ein Grund für eine genetische Testung und Beratung, selbst wenn sonst niemand in der Familie diese Erkrankung hat.«

Professorin Dr. Nadia Harbeck:
»Für die Entscheidung, in welchem Brustzentrum sich eine Frau behandeln lassen möchte, hat sie in der Regel ein paar Tage, oft sogar eine Woche Zeit. Dieser Reflex ›Tumor – Diagnose – Knoten raus! Und dann schauen wir mal‹: Das ist falsch.«

Zertifizierte Brustzentren bieten heute umfassende Konzepte an, die weit über eine reine medizinische Betreuung durch die Ärzte hinausgehen. Im Brustzentrum der LMU in München gehören Psycho-Onkologen zum Team, die sich um das seelische Wohl der Patientinnen, aber auch ihrer Angehörigen kümmern, ebenso wie eine Breast Care Nurse, die die Patientin informierend und beratend an die Hand nimmt und sie durch den Dschungel der Behandlungen führt.

Für junge Frauen wird außerdem ein Termin bei der Kinderwunschberatung vereinbart. Professorin Harbeck sagt zusammenfassend: »Wenn diese Bandbreite angeboten wird, dann ist es das richtige Brustzentrum. Sollte es sich in der Nähe des Wohnorts befinden, ist das schön; wenn man dafür ein bisschen fahren muss, empfehle ich den Patientinnen, das für den gewonnenen Nutzen in Kauf zu nehmen.«

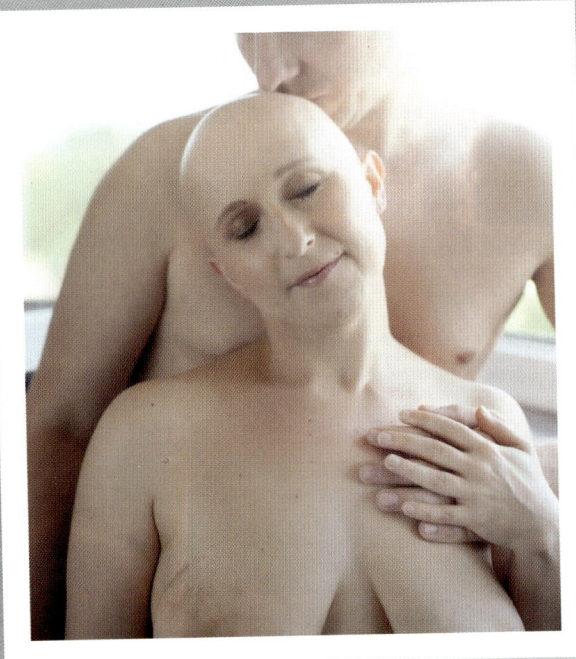

Brustkrebs heute
Ein Interview mit Professorin
Dr. med. Nadia Harbeck,
Leitung des Brustzentrums
der Universität München

In Deutschland erhalten etwa 70 000 Frauen im Jahr die Diagnose Brustkrebs, die häufigste weibliche Krebserkrankung. Betroffen sind überwiegend Frauen zwischen 60 und 70, allerdings auch jüngere Patientinnen ab 20.

Welche Faktoren identifiziert die Forschung heute als Auslöser für Brustkrebs?

Außer den veränderten Genen sehen wir derzeit keine weiteren Risikofaktoren, denen man eine alleinige Verantwortlichkeit für die Brustkrebsentstehung zuschreiben könnte. Allerdings liegt bei den fünf bis zehn Prozent unserer Patientinnen, die eine Genveränderung vorweisen, eine sehr hohe Wahrscheinlichkeit vor, dass sie im Laufe ihres Lebens Brustkrebs entwickeln werden. Ganz grundsätzlich scheint unser westlicher Lebensstil im weitesten Sinn für diese so hohe Brustkrebsinzidenz verantwortlich zu sein. Wir sehen das in asiatischen Ländern: Dort haben die Frauen ein deutlich niedrigeres Risiko. Wenn sie allerdings ein, zwei Generationen etwa in den USA leben, steigt auch ihre Brustkrebsinzidenz auf das einer amerikanischen Patientin. Natürlich betrifft das besonders die Ernährung. Viel Fleisch- und hoher Fettkonsum tragen zum Risiko bei, schützend dagegen kann die mediterrane Küche sein. Ebenso haben Alkohol und Rauchen einen moderat schlechten Einfluss auf das Brustkrebsrisiko.

Zudem weiß man, dass eine lange ungeschützte Hormoneinwirkung auf das Brustdrüsengewebe nicht vorteilhaft ist, wie das frühe Einsetzen und späte Enden der Periode. Die Familienplanung kann eine Rolle spielen, wie bei Frauen, die keine Kinder gebären und daher nicht stillen. Dennoch sind das alles keine Faktoren, die für sich genommen eine große Risikoerhöhung darstellen. Wenn sich einer dieser Faktoren im Leben verändert, heißt das daher im Umkehrschluss nicht, dass eine Frau damit dauerhaft vor Brustkrebs geschützt ist. Was die Pille betrifft, gibt es zum jetzigen Kenntnisstand lediglich verhaltene Risikohinweise etwa bei Frauen, die die Pille einnehmen und schon etwas älter sind. Und offenbar scheinen Berufe mit verändertem Tages- und Nachtrhythmus, wie es bei Stewardessen und Krankenschwestern der Fall ist, eine gewisse Risikoerhöhung mit sich zu bringen.

Was können Frauen präventiv tun?

In Sachen Ernährung raten wir: von allem ein bisschen essen, und das ohne große Exzesse. Es sollte also eher fettarm, mediterran sein, olivenölbasiert. Zur Vorbeugung empfehlen wir, regelmäßig Sport zu treiben, nicht als Hochleistungssport, sondern drei-, viermal die Woche etwa 20 Minuten, um die Herzfrequenz ein bisschen anzuregen. Sportliche Betätigung trägt auch in einer Erkrankung zur Heilung bei. Leider existieren immer noch viele Vorteile bei den Patientinnen, was sie nun dürfen und was nicht. Aufgrund der guten Studienergebnisse vollzieht sich hier gerade ein Wandel. Gute Erfahrungen erzielen wir z. B. mit Krafttraining sogar unter Chemotherapie, weil das den Körper widerstandsfähiger macht und die Nebenwirkungen wegnimmt (siehe dazu auch das Interview ab Seite 92).

Wie haben sich die Therapien in Ihrer beruflichen Laufbahn verändert?

Die Brustkrebstherapie hat sich in den letzten 20 Jahren für die Patientinnen sehr positiv verändert. Wir haben echte Fortschritte gemacht. Die sehr guten Heilungschancen sind einerseits durch bessere Früherkennung bedingt, andererseits durch eine Verbesserung der adjuvanten, d. h. der vorbeugenden medikamentösen Therapie. Dazu existieren neue, zielgerichtete Therapien sogar für metastasierte Patientinnen mit fortgeschrittenem Brustkrebs.

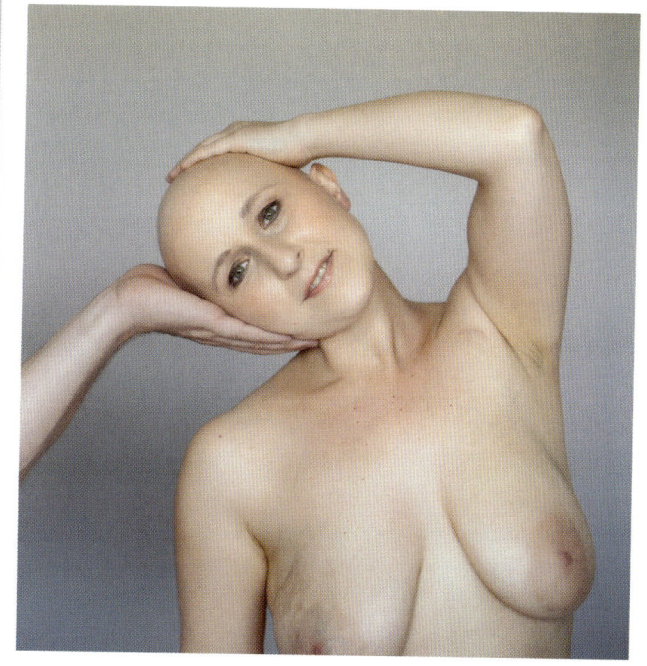

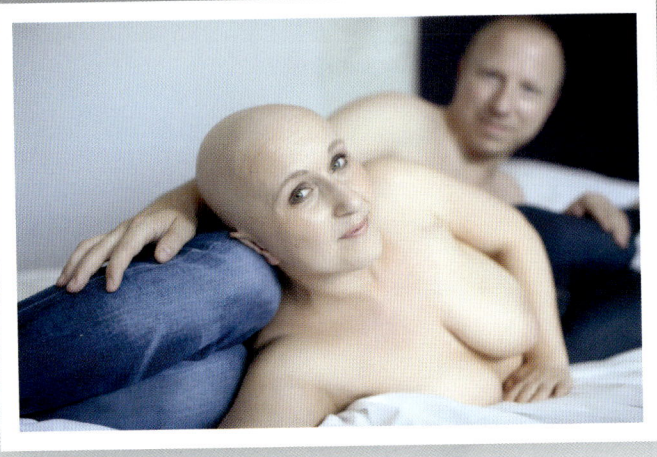

Grundsätzlich haben sich die Therapien heute individualisiert, sodass nicht alle Patientinnen die gleiche Chemotherapie erhalten – genauso wenig wie wir alle gleich operieren. Wir können heute die Tumorbiologie betrachten und anhand dessen entscheiden, ob vor der Operation überhaupt eine Chemotherapie gegeben werden muss oder ob eine Antikörpertherapie ausreichend ist. Parallel dazu sind wir im operativen Bereich viel zurückhaltender geworden. Oft ist es ausreichend, die »Wächter-Lymphknotentechnik« anzuwenden und nicht gleich die Achselhöhle zu operieren (zur Erklärung: Dabei wird der erste Knoten der Lymphstrombahn ausfindig gemacht, operativ entfernt und pathologisch untersucht. Wird dabei keine weitere Krebszelle entdeckt, kann auf die Entfernung der anderen Lymphknoten verzichtet werden). Und nicht zuletzt haben sich die Brustoperationen an sich verändert: Wir operieren heute überwiegend brusterhaltend und können bei Brustverlust schöne kosmetische Wiederaufbauverfahren anbieten.

Welche Ansätze verfolgt man heute in der Chemotherapie?

Hier haben sich zwei Linien herauskristallisiert: die vorbeugende Chemotherapie und sogar der gänzliche Verzicht auf sie. Gerade bei einer frühen Brustkrebserkrankung kann es sein, dass ein Rückfallrisiko von über zehn Prozent über zehn Jahre besteht, sodass wir hier den Frauen eine vorbeugende Chemotherapie empfehlen, um das Rückfallrisiko um etwa ein Drittel zu senken. Auf der anderen Seite können wir heute bei vielen Frauen eine überflüssige Chemotherapie vermeiden, indem wir den Tumor, seine Eigenschaften und seine Aggressivität genauer untersuchen. Möglich ist das etwa mit der Eiweißanalyse am Tumorgewebe, dem sogenannten uPA/PAI-1-Test, an dem wir selbst hier in München geforscht haben, oder mit einer Multi-Gen-Analyse, über die man Erkenntnisse zur genetischen Beschaffenheit des Tumors gewinnt. Somit kann man beurteilen, wie hoch das Rückfallrisiko sein wird, und kann gegebenenfalls eine vorbeugende Chemotherapie vermeiden. Hätte man früher aufgrund des pathologischen Befunds gesagt, eine Chemotherapie muss sein, kann man jetzt durch diese neuen Tests erkennen, dass der Tumor vielleicht gar nicht so aggressiv ist, wie er aussieht, und kann darauf verzichten.

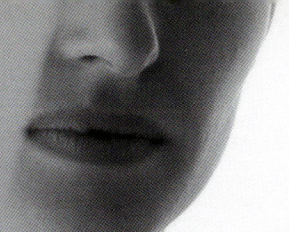

Wie sieht für Sie die Krebstherapie der Zukunft aus?

Die genaue Analyse des Tumorgewebes ist ein Riesenfortschritt für Brustkrebspatientinnen; inzwischen werden die Tests auch bei anderen Karzinomen erprobt. Natürlich zeigt sich der Nutzen speziell bei Brustkrebs in der Größe der Frauengruppe: Wir rechnen mit ca. 15 000 Patientinnen im Jahr, die davon profitieren können. Leider werden die Tests in Deutschland bisher noch nicht von den Krankenkassen übernommen. Der uPA/PAI-1-Test, der eigentlich die beste Datenbasis von allen Tests hat, kostet 200 bis 300 Euro. Er kann allerdings nicht nur die Kosten einer Chemotherapie ersparen, sondern auch die Spätfolgen, den Ausfall aus dem Berufsleben, ganz zu schwiegen von der persönlichen Belastung der Patientin. Selbst die Gentests, die etwa 2000 bis 3000 Euro kosten, sind meiner Meinung nach absolut gerechtfertigt, weil wir durch sie Chemotherapien vermeiden können, die gar nicht notwendig sind. In ande-

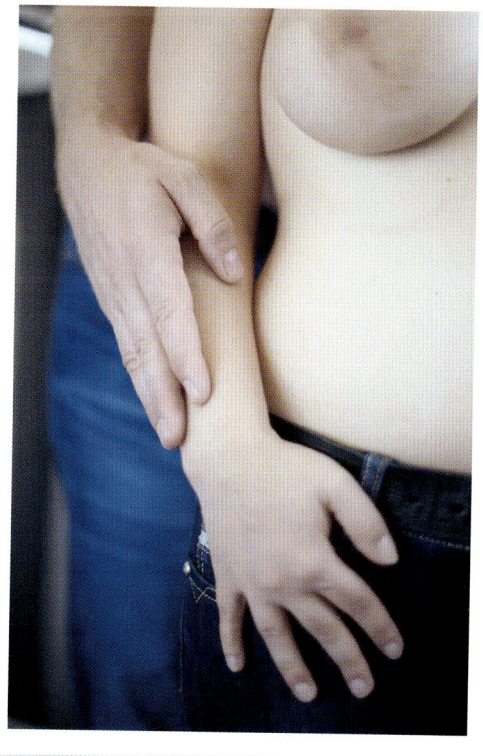

ren Ländern ist es durchaus üblich, die Kosten dieser Tests zu erstatten. In den USA, Israel oder Frankreich, wo auch immer Kosten-Nutzen-Analysen gemacht wurden, ist man sich einig über die Effektivität der Tests und man hat erkannt, was sich die Krankenkassen dadurch in der Summe sparen.

Im Moment sind einige dieser Verfahren in der Begutachtung durch den medizinischen Dienst der Krankenkassen. Was mich sehr überrascht hat: Hier wurden sehr negative Begutachtungen ausgestellt, die eigentlich den Nutzen für die Patientinnen gar nicht im Auge haben.

Es gibt insgesamt aber sehr viele Fortschritte, die Hoffnung machen. Das Ziel sollte sein, dass der Brustkrebs der einzelnen Patientin sehr zielgerichtet therapiert wird, ohne ihren Körper groß zu schädigen – das wäre meine Wunschvorstellung für die Zukunft!

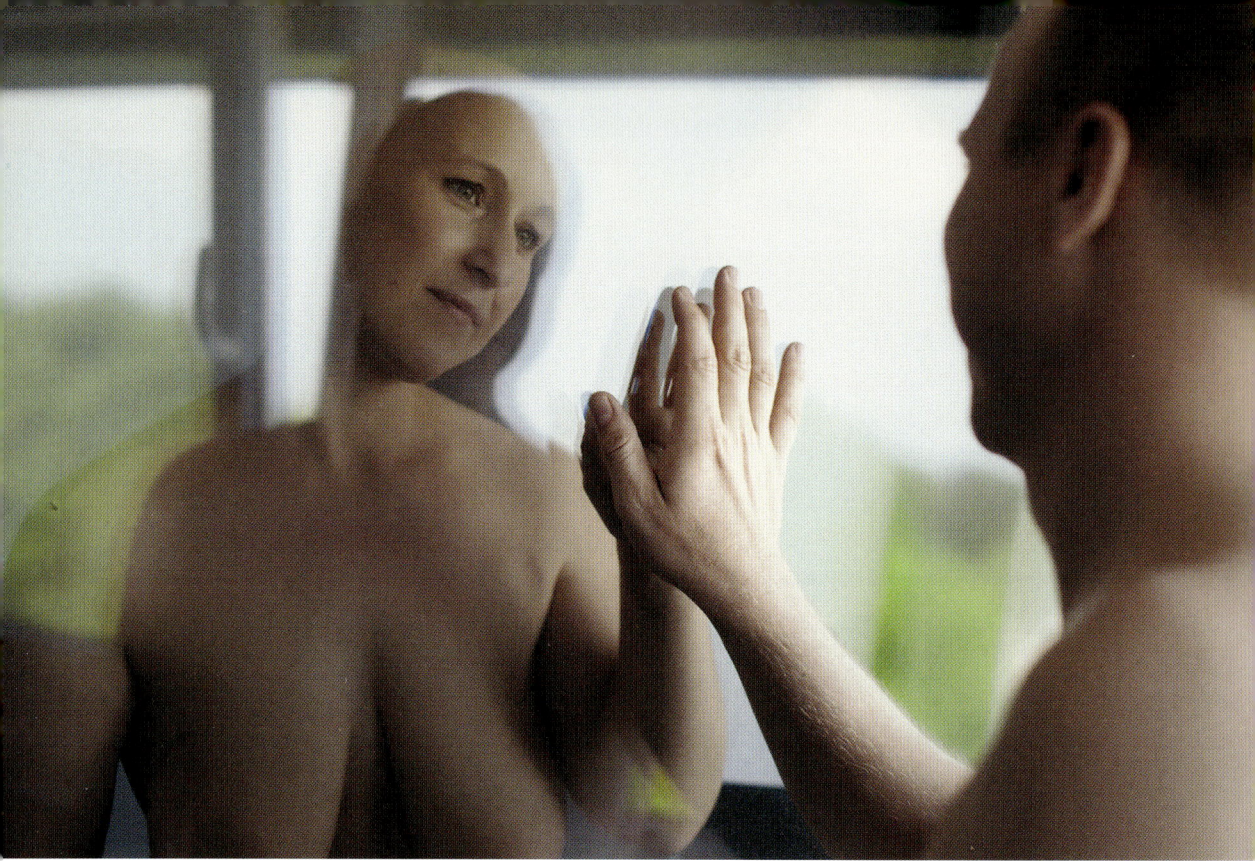

Körperbilder

Body & Soul

Romantik, Sinnlichkeit, Erotik, Krebs. Geht das zusammen? Kann man sich in der Zeit einer schweren körperlichen und seelischen Krise überhaupt »sexy« fühlen? Empfindet man sich jemals wieder als attraktiv? Welche Veränderungen bringt die Erkrankung für eine Partnerschaft mit sich? Wird man bedingungslos geliebt – und fühlt man sich überhaupt liebenswert?

Während unmittelbar nach der Diagnose, inmitten des Strudels der Gefühle und im engen Korsett der Behandlungen, Fragen nach der Rolle von Attraktivität und Sexualität sicher nicht im Vordergrund stehen, kehrt die Thematik im Laufe einer Erkrankung zurück. Sich schön und begehrenswert fühlen. Ein verändertes Äußeres annehmen. Lust haben auf den eigenen Körper – und den eines anderen. Bisweilen ein langer und steiniger Weg.

Der Feind in meinem Körper

Jede einzelne Erkrankung birgt ihre individuellen Konflikte in sich, unabhängig von der Art des Krebses. Ängste, körperliche Einschränkungen sowie die Nebenwirkungen der Therapien hinterlassen deutliche Spuren – ob bei Brustkrebs, Leukämie oder einem aggressiven Knochentumor wie bei Bianca. Sie bekam mit 19 die Diagnose Ewing-Sarkom. Der Tumor hatte sich schon einige Zeit durch Knochen gefressen, als sie eines Tages stürzte. Mitten im Gehen war Biancas Oberschenkel durchgebrochen. Eine schreckliche Erklärung für all die Ungereimtheiten der vorausgegangenen Monate: die Schmerzen in den Knochen, die fälschlicherweise für rheumatische Beschwerden gehalten wurden, die Müdigkeit und der dramatische Gewichtsverlust. Gänzlich ahnungslos war Bianca allerdings nicht: »Ich war sehr empfindsam geworden, schnell traurig. Damals kam das Lied der Gruppe Unheilig raus: ›Geboren, um zu leben‹. Als ich es das erste Mal hörte, musste ich sofort losheulen, weil ich plötzlich riesige Angst vor dem Tod bekommen habe. Ich wusste nicht, woher das kam. Und habe mich gewundert.« Bianca hatte sich die ganze Zeit von den Ärzten nicht ernst genommen gefühlt. Aufgrund ihres Aussehens und Stylings als Punkerin bekam sie sogar über die Monate hinweg den Eindruck, man vermute bei ihr eher einen Schmerzmittelmissbrauch als massive Beschwerden. Mit der Diagnose waren derartige Unterstellungen sofort vom Tisch. Jetzt gab es eine Erklärung, selbst wenn sie niederschmetternd war: »Die Ärzte

Bianca B., 23, Ewing-Sarkom:

»Mein Freund und ich waren gerade ein Jahr zusammen. Die Erkrankung zerstört natürlich zunächst jegliche Romantik! Da ist mit einem Mal die erste Verliebtheit vorbei.«

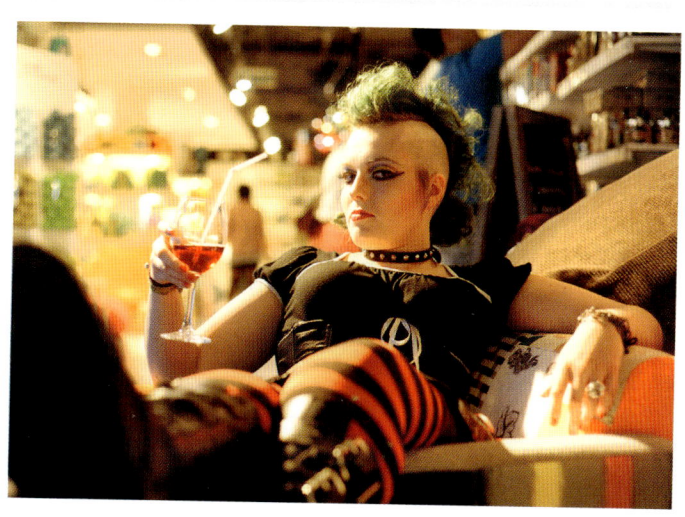

Körperbilder

Bianca mit ihrer pinken Krücke. Sie musste nach der Bein-OP wieder laufen lernen: »Als ich im Rollstuhl saß, kamen ein paar erwachsene Männer an mir vorbei und sagten: ›Ach, ich würde auch gerne mal im Rollstuhl sitzen und Pause machen.‹ Da dachte ich mir: O. k., wir können gerne tauschen ...«

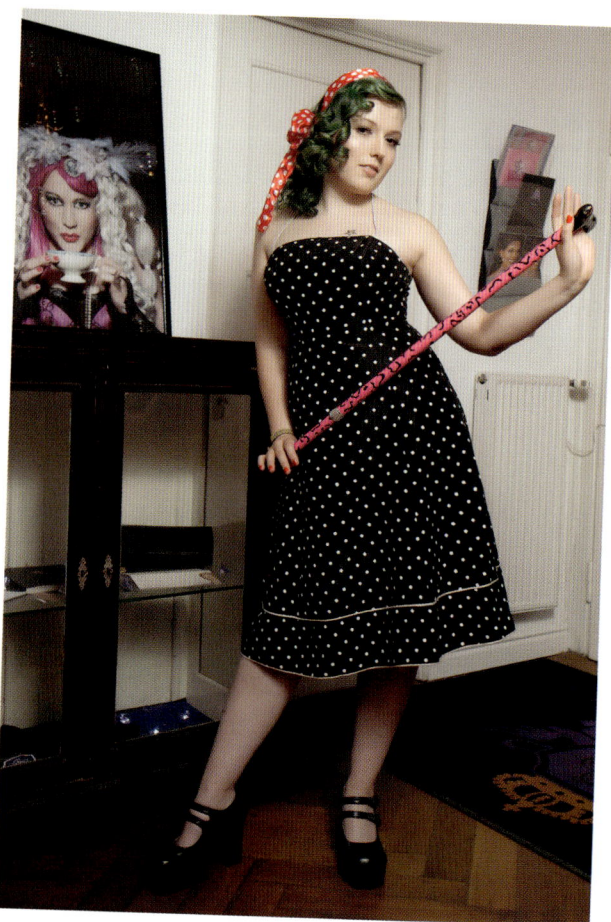

im Klinikum haben mich sehr gut aufgeklärt. Mir wurde die Wahrheit gesagt, was ich sehr geschätzt habe, ich wollte nicht, dass mir irgendjemand was vormacht. Die Prognosen beim Ewing-Sarkom sind nicht gerade ermutigend. Trotzdem habe ich bereits sehr früh gedacht, ich schaffe das irgendwie. Ich sagte mir, ich bin eine der wenigen, die ein Ewing-Sarkom bekommt – dann bin ich auch eine der wenigen, die damit alt wird!«

Anfangs machen die Ärzte Bianca keine große Hoffnung, dass man ihr Bein erhalten kann; da sind sich fast alle Spezialisten, deren Meinung zurate gezogen wird, einig. Eine schier unerträgliche Vorstellung für Bianca: »Die meisten Kliniken waren für eine Beinamputation, das war eigentlich noch schlimmer als die Diagnose. Schließlich fand sich ein Klinikum, das es versuchen wollte. Vor der OP hatte ich natürlich riesige Panik. Als ich aufgewacht bin und die Ärzte sagten: ›Alles gut! Alles ist noch dran!‹ – das war eine Riesenerleichterung! Das erste halbe Jahr habe ich ausschließlich im Bett verbracht, selbst während ich die Chemotherapie bekam: Ich habe im Liegen gegessen und gekotzt, das war echt unangenehm. Erst nach ein paar Monaten durfte ich mich überhaupt wieder aufsetzen, und selbst das musste ich erst trainieren, denn die ganze Muskulatur war verkümmert.«

Hilfe!

Bianca, die mit ihrem Freund das erste Jahr zusammen ist, wird von einem Moment zum anderen in eine hilflose, pflegebedürftige Lage katapultiert. Die kann – egal in welchem Alter – als extrem entwürdigend empfunden werden. Für ein frisch verliebtes Paar aber stellt das eine besondere Herausforderung dar, wie Bianca sich erinnert: »Gerade als junge Frau fühlte ich mich am Anfang richtig schlecht und auch unattraktiv. Ich konnte nichts allein machen, für alles war ich auf Hilfe angewiesen. Mein Freund hat mir viel geholfen, was gutgetan hat, aber das zerstört klar die Romantik! Gleichzeitig war es schön, denn jetzt weiß ich, dass ich mich auf ihn verlassen kann. Dass er bei mir bleibt. Dass ich trotzdem ein wertvoller Mensch bin. Das hat unserer Beziehung eine gewisse Tiefe verliehen.«

Beinhart

Dennoch will Bianca nichts beschönigen. Es bedarf eines neuen Selbstbewusstseins, eine dauerhafte Behinderung für sich zu akzeptieren. Eine 50 Zentimeter lange Narbe auf ihrem rechten Bein symbolisiert die Macht der Erkrankung. Ihre eigenen Knochen wurden bei der Entfernung des Tumors von der Hüfte bis zur Schienbeinmitte durch Titan ersetzt. Ganz neu laufen lernen musste sie, ein Jahr hat das gedauert.

Bianca:

»Klar haben mich Leute gefragt: ›Mit einer Behinderung – musst du da wirklich noch Miniröcke und Strapse tragen? Dann fällt sie ja noch viel mehr auf!‹ Aber ich fühle mich wohl so.«

Zu Hause kommt sie damit ganz gut zurecht. Anders ist es allerdings in der Öffentlichkeit, so Bianca: »Da wird es einem schlagartig bewusst, dass man behindert ist. Da ich mein Knie nicht mehr beugen kann, passe ich nicht mehr ohne Weiteres in einen Sitz, etwa beim Bahnfahren. Für längere Strecken muss ich meinen Gehstock benutzen, das Gangbild ist völlig anders, ich humple jetzt. Da wird man natürlich von den Leuten angestarrt, und manchmal höre ich auch blöde Sprüche. Trotzdem denke ich immer wieder: ›Wie schön, das Bein ist noch dran!‹«

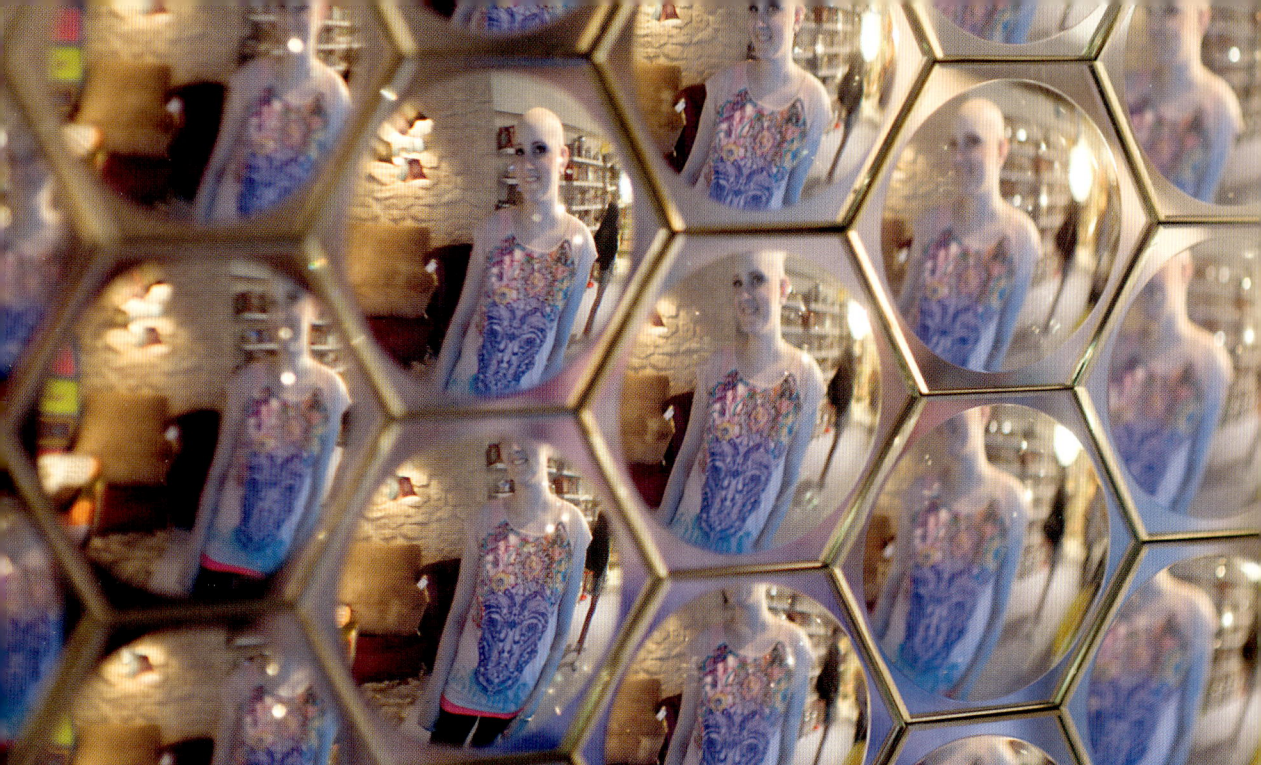

Wiederherstellen

Jungen Menschen, die gerade die Pubertät hinter sich haben, sind quälende Fragen rund ums Selbstbewusstsein nur allzu vertraut: Bin ich schön? Wie finden mich die anderen? Wie wichtig ist mir deren Meinung? Viele Jugendliche definieren sich über ihre Außenwirkung, die sich in Outfit und Styling ausdrückt. Natürlich möchten junge Frauen auffallen. Aber: durch eine Behinderung?

Reha auf der Höhe

Wenn Jugendliche und junge Erwachsene nach endlosen Monaten in einem Akutkrankenhaus in die Rehabilitationsklinik Katharinenhöhe in den Schwarzwald kommen, sind sie gezeichnet von ihrer Krebserkrankung. Für Dr. med. Siegfried Sauter, Facharzt für Kinder- und Jugendmedizin und ärztlicher Leiter der Katharinenhöhe, gehört daher die Auseinandersetzung mit einem neuen Aussehen zu einer zentralen Aufgabe der Reha: »Bei jungen Patienten ist das Körperbild durch vielfältige Faktoren verändert: Auf der einen Seite sehen wir junge Menschen mit Kachexie, also einer extremen Abmagerung, auf der anderen Seite genauso mit starker Gewichtszunahme aufgrund der Kortisontherapie. Beides kann sehr belastend sein. Andere leiden unter einer gravierenden Körperbildveränderung durch eine Amputation, sitzen im Rollstuhl. Diese Themen prägen den Aufenthalt hier sehr stark, denn plötzlich sind die Patienten unter jungen Menschen, die alle die gleichen Probleme haben wie sie. Die Unnormalität ist hier die Normalität, denn alle haben ihre Einschränkungen.«

Wer die Klinik Katharinenhöhe mitten im Schwarzwald erreicht, erblickt mehrere freundliche Gebäude, die sich wie ein kleines Dorf über ein weitläufiges Gelände erstrecken. Es riecht nach Wiese und Wald. Als Kontrastprogramm zur Abgeschiedenheit versprechen Sport- und Spielplätze jede Menge Quirligkeit. Und der Hochseilgarten gleich am Eingang lässt erahnen, dass es hier nicht nur um pure Erholung gehen wird. Seit fast 30 Jahren sind junge Patientinnen und Patienten im Fokus der Klinik – zunächst kamen krebskranke Kinder mit ihren Familien, später wurde der Kreis auf Jugendliche und junge Erwachsene erweitert. Heute können vier Gruppen die umfassende spezialisierte Kompetenz der Katharinenhöhe nutzen: erkrankte Kinder gemeinsam mit ihren Familien, Jugendliche im Alter von 15 bis 17 Jahren, junge Erwachsene von 18 bis 22 und Patienten im Alter von 22 bis 28. Wo sonst werden werden die unterschiedlichen und speziellen Bedürfnisse von jungen Krebspatienten so klar erkannt? Stephan Maier, psychosozialer Leiter und Geschäftsführer der Katharinenhöhe, ist mit den spezifischen Fragestellungen jeder einzelnen Altersgruppe bestens vertraut: »Sind die Patienten vor der Pubertät, können sie oftmals mit ihrer körperlichen Beeinträchtigung viel natürlicher umgehen. In der Pubertät empfinden sie dann ein Handicap wie etwa ein amputiertes Bein sehr viel belastender. Jugendliche haben oft sowieso mit ihrem Körper zu kämpfen, selbst ohne Krebserkrankung. Umso sensibler nehmen sie Blicke, Reaktionen, das Tuscheln der anderen wahr. Junge Erwachsene beschäftigen sich viel mit Partnerschaft, fragen sich, ob ihre Bezie-

Stephan Maier, psychosozialer Leiter der Katharinenhöhe:

»Ich bin von Anfang an dabei und habe noch nicht eine Rehagruppe erlebt, die wie die andere gewesen wäre. Es gilt jedes Mal neu zu entdecken, wer da kommt, wie sich die Gruppe findet und welche persönliche Themen sich herauskristallisieren.«

<figure>**89**</figure>

hung jetzt auseinandergeht. Und mit Mitte 20 schließlich steht meist der eigene Kinderwunsch im Raum. Diesen lebensspezifischen Themen wie Sexualität, Beziehung, Selbstbewusstsein, aber auch berufliche Zukunft wollen wir hier Raum geben – und das in einem altersgemäßen Umfeld.«

In der Katharinenhöhe baut man auf die Kraft, die innerhalb einer Gruppe entstehen kann. Mit wem möchte man schon über seine Beziehungsängste sprechen? Mit der Psychologin, die vom Alter her die eigene Mutter sein könnte, oder lieber mit einer Gleichaltrigen, die gerade im selben Gefühlschaos steckt? Von wem will man sich auffordern lassen, es doch mal ohne Perücke zu probieren? Von den Therapeuten mit eigenem vollen Haar oder von einer Patientin, die ihre Perücke schon am ersten Tag abgelegt hat? Wer kann wirklich beurteilen, wie es sich anfühlt, mit einer riesigen Narbe ins Schwimmbad zu gehen? Doch nur die, die sich das selbst unter den Augen der anderen getraut haben. Welchen positiven Einfluss Gleichaltrige nehmen können, erlebt Anna Klindtworth, Diplompsychologin an der Katharinenhöhe, häufig: »Schon nach ein paar Tagen zeigen sich viele trotz großer Narbe mit kurzen Hosen. Die Gruppe an sich stärkt das Selbstvertrauen enorm, die pushen sich richtiggehend untereinander. Da wartet man bei einem Ausflug auf die langsamsten Teilnehmer, weil jeder die Situation kennt, bei gemeinsamen Unternehmungen mit dem alten Freundeskreis jetzt immer das Schlusslicht zu sein.«

Die gemeinsame Erfahrungswelt, die eine breite Basis für das Gruppengefühl bildet, multipliziert sich durch den Faktor der gemeinsam verbrachten Zeit. Alle Teilnehmer reisen am gleichen Tag an und verbringen die vier Wochen im Schwarzwald als geschlossenes Team. Jeder startet mit der gleichen Voraussetzung, nämlich als Neuling in der Gruppe. Um das Kennenlernen untereinander zu forcieren, lockt ein abwechslungsreiches Freizeitprogramm: Von Mountainbiken bis Meditieren, von Tanzen bis Tennis, von Schwimmen bis Snowboarden können alle möglichen Sportarten ausprobiert werden. Auf therapeutischer Ebene werden Körper und Geist angesprochen, ob psychotherapeutisches Aufbautraining oder Kunsttherapie, ob Gesprächsrunde in der Gruppe und psychologisches Einzelgespräch – und für alle wird ein individueller Plan erstellt. Bereits vor der Ankunft der Teilnehmer befasst sich das Betreuerteam sorgfältig mit der Biografie jeden Einzelnen. Man betrachtet die bisherige Krankheits-geschichte, liest Befunde, interessiert sich für die familiäre Situation. Denn, so Stephan Maier: »Wenn alle hier angekommen sind, wollen wir keine Zeit verlie-ren, sondern gleich richtig starten.« Für einen erfolgreichen Aufenthalt hat sich die sportliche Betätigung als ein ausgesprochen effektives Instrument erwiesen – und das in mehrfacher Hinsicht. Viele Gäste der Katharinenhöhe hegen ange-sichts ihrer Einschränkungen Zweifel, ob sie ihrem Körper überhaupt wieder vertrauen können. Daher hören die Betreuer in den ersten Tage des Aufenthalts ihrer Neuankömmlinge oft: »Darf ich das überhaupt?« Nicht selten werden die Therapeuten gleich mit einem: »Das traue ich mich nicht!« und »Da habe ich zu viel Angst!« abgeblockt.

Hier zahlt sich der jahrelange positive Erfahrungsschatz der Klinik sowie das Wissen um die speziellen Ausprägungen der Behinderungen aufgrund einer Krebserkrankung aus. Positive Berichte über frühere Patienten werden von vie-len Neuen dankbar aufgenommen, so Physiotherapeutin Tamara Stephan: »Da ist ganz viel Vertrauen in das, was wir aus der Praxis berichten können. Es ist einfach motivierend zu hören: ›Du, das haben andere auch schon geschafft, die standen genauso da wie du – oder vielleicht sogar noch schlechter!‹ Außerdem gibt es immer die Option, Stopp zu sagen und jederzeit aufzuhören.«

Anna Klindtworth, Diplom-psychologin, Katharinenhöhe:
»Unser Schwerpunkt ist die Stärkung. Wir suchen die positiven Erfahrungen und ermöglichen so eine Wiederent-deckung der eigenen Ressourcen.«

Bisweilen kostet es große Überredungskünste, denn viele sind stark verängstigt und entsprechend vorsichtig. Hier hilft wieder das Kon-zept der Gruppe: »Es finden sich immer welche, die schon mutiger sind, also sieht man die anderen, die sich trauen und – es klappt! Wenn man diesen ersten Schritt gemacht hat und sieht, es hat funktioniert, dann ermutigt das enorm und bestärkt einen, sich der nächsten Aufgabe eher zu stellen und nicht von vorneherein zu sagen: ›Das schaffe ich nicht.‹«

Bewegung, Sport und Krebs
Ein Gespräch mit der Diplomsportwissenschaftlerin Eva Zopf,
Deutsche Sporthochschule Köln

Vertrauen in den eigenen Körper zurückzugewinnen – das ist das Konzept der Arbeitsgruppe »Bewegung, Sport und Krebs« an der Deutschen Sporthochschule Köln. Hier läuft ein deutschlandweit einzigartiges wissenschaftliches Projekt, die »Onkologische Trainingstherapie«.

Sport und Krebs – lange Zeit eine Kombination, die überhaupt nicht empfohlen wurde. Wie kam es zu dieser Änderung?

Früher galt nach der Chemotherapie ein halbes Jahr Bewegungsverbot. Man hatte Sorge, dass Bewegung Metastasen lostreten oder sogar die Entstehung von Krebs fördern könnte. 1983 erforschte Prof. Schüle unter anderem mit Brustkrebspatientinnen hier an der Sporthochschule Köln im Rahmen von Rehabilitationsprogrammen die positiven Einflüsse von Bewegung auf die Lebensqualität und die Leistungsfähigkeit. Das war damals der Beginn unserer wissenschaftlichen Betrachtungen.

Was hat man herausgefunden?

Die ersten Studien bezogen sich auf die Nachsorge, zunehmend widmen wir uns allerdings auch der Bewegung in der Zeit der medizinischen Therapien. Das kann beispielsweise Krafttraining während der Chemotherapie oder Ausdauertraining während der Strahlentherapie sein. Der Fokus liegt keinesfalls auf einer immensen Leistungssteigerung, sondern eher auf dem Erhalt der Leistungsfähigkeit und somit der Steigerung der Lebensqualität. Wir sehen ja, dass durch verbesserte Diagnostik und medizinische Verfahren die Patienten länger leben. Sport kann äußerst hilfreich sein, um dieses längere Leben mit einer höheren Lebensqualität zu füllen.

Welche Effekte kann man beobachten?

Häufig beobachten wir, dass Patienten nach der Diagnose »Krebs« ihr Aktivitätsniveau um 30 bis 40 Prozent reduzieren. Die Konsequenzen von Bewegungsmangel kennt jeder, der beispielsweise

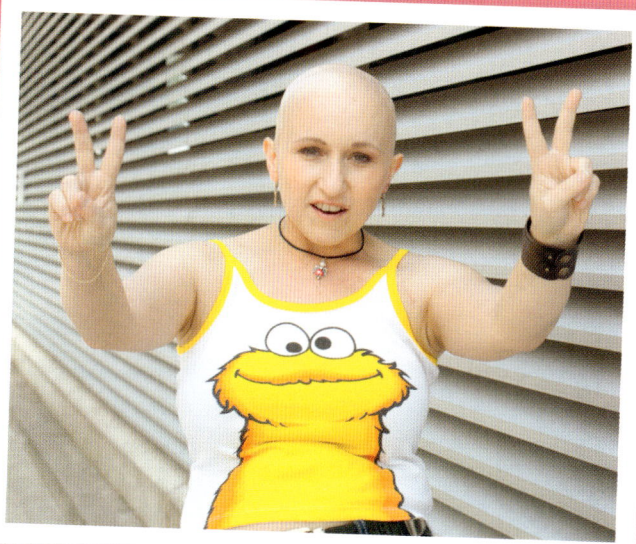

aufgrund eines Gipses über längere Zeit inaktiv war: Es kommt u. a. zu Kraftverlust, Einbußen im Herz-Kreislauf-System sowie einem Knochen- und Knorpelabbau. Diese Reduktion kann man durch gezielte Bewegungsprogramme verhindern. Eine positive Folge ist zum einen die sukzessive Erleichterung jeglicher Alltagsaktivitäten. Zum anderen sehen wir positive Effekte auf die therapiebedingten Nebenwirkungen einer Krebserkrankung. So zeigt sich z. B., dass Patienten, die während der Chemotherapie trainieren, nicht so müde sind. Das Erschöpfungssyndrom ist bei ihnen keinesfalls so ausgeprägt wie bei denen, die nicht aktiv sind.

Gilt die Sportempfehlung auch für Patientinnen mit Lymphödem?

Das war lange umstritten. Leider hören wir immer noch von Patientinnen, ihr Arzt oder Physiotherapeut hätte ihnen geraten: »Ihr dürft euer Kind nicht mehr hochheben, keine Kartoffeln mehr abgießen, nicht mehr bügeln.« Das sind Verbote, die die Patientinnen komplett verunsichern. Mittlerweile zeigt die Studienlage, dass auch Patientinnen mit Lymphödem von Bewegung profitieren. So zeigt sich beispielsweise in einer Studie, dass Brustkrebspatientinnen mit Lymphödem durch regelmäßiges Krafttraining seltener eine Verschlechterung des Lymphödems erfahren als inaktive Patientinnen. Dynamische Bewegungsformen haben sozusagen eine Drainagewirkung. Durch die Bewegung werden Muskeln im Wechsel angespannt und wieder relaxiert, was zu einem verbesserten Abfluss der Lymphe führt.

Gibt es Erkenntnisse in Bezug auf Rezidive, also einen Rückfall, und Sport?

Wir selbst arbeiten gerade an einer entsprechenden Studie, deren abschließenden Ergebnisse natürlich noch nicht vorliegen, aber eine Beobachtungsstudie aus dem Jahr 2005 zeigte bereits, dass bei körperlich aktiven Patientinnen die Mortalität um 26 bis 40 Prozent reduziert war. In diesem speziellen Fall handelte es sich um einen Bewegungsumfang, der umgerechnet etwa neun Stunden Walken pro Woche entsprach, wobei es selbstverständlich auch eine andere Sportart sein kann. Das sind Zahlen, die Patienten motivieren – wenn man allein durch körperliche Aktivität etwas für ein längeres Leben tun kann.

Wie sieht Sport für Krebspatienten konkret aus?

Wir haben an der Uniklinik Köln eine Trainingsfläche aufgebaut, auf der Krebspatienten in der Nachsorge, insbesondere aber auch bereits parallel zu ihrer medizinischen Therapie trainieren können. Für sie wird ein individueller Trainingsplan erstellt, in dem persönliche Ressourcen genauso wie Lieblingssportarten berücksichtigt werden. Es soll ja eine Bewegungsform gefunden werden, die sie langfristig durchführen möchten. Generell meiden wir Bewegungsverbote allgemeiner Art, wir versuchen, lieber interessante Alternativen zu schaffen.

Welche Sportarten stehen zur Disposition?

Grundsätzlich gibt es kaum eine Sportart, die nicht durchgeführt werden kann, wobei man immer die Nebenwirkungen der medizinischen Therapien berücksichtigen muss. Aus heutiger Sicht spricht nichts dagegen, eine Brustkrebspatientin langfristig beispielsweise wieder an Tennis oder Volleyball heranzuführen, was lange Zeit eher verboten wurde. Natürlich erfordert dies eine

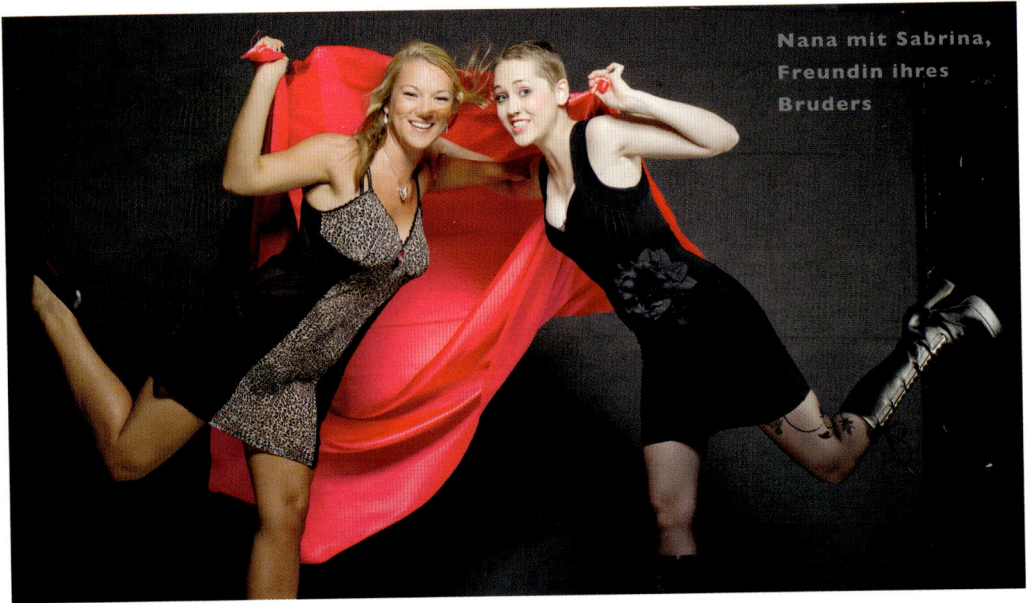

Nana mit Sabrina, Freundin ihres Bruders

besondere Begleitung. Gerade bei Überkopfschlägen und größeren Narben ist die Voraussetzung dafür die Wiederherstellung der Armbeweglichkeit und die Kräftigung der Rumpfmuskulatur. Man würde langsam mit leichten Bällen und leichten Bewegungsformen beginnen. Selbst wenn eine Frau sagt: »Ich möchte wieder reiten, klettern, Marathon, Halbmarathon laufen, mountainbiken oder tauchen«, kann man sicher kompatible Möglichkeiten für sie finden.

Wie sehen die aktuellen Empfehlungen aus?

Momentan steht fest, dass es eher eine Gefahr darstellt, wenn man den Patienten Inaktivität oder gar Bettruhe empfiehlt. Stattdessen heißt es: auf jeden Fall bewegen! Als Einstieg empfiehlt sich ein moderates Training, also mindestens zwei- bis dreimal die Woche idealerweise 15 bis 45 Minuten bei einer Intensität, bei der man subjektiv sagen kann: Es ist etwas anstrengend bis anstrengend. Leistungsschwächere Patienten sollten alternativ zunächst täglich trainieren, mit kürzerer Dauer und geringerer Intensität. Alltagsaktivitäten sind schon mal ein guter Start, etwa Treppensteigen oder Gartenarbeit. Wir sprechen selten von »Sport«, denn es geht darum, den Energieumsatz zu erhöhen. Das schafft man auch, wenn man zweimal am Tag mit dem Hund raus muss. Selbst mit ganz alltäglichen Dingen kann man gut seinen Energieumsatz erhöhen.

Welche Rolle spielt die Rückkehr der Autonomie?

Wie wichtig dieser Aspekt ist, sehen wir insbesondere bei unseren Wander- und Outdoorprojekten. Seit 2008 führen wir jährlich eine Jakobswegwanderung mit Krebspatienten durch. Auf 800 Kilometern, die bis Santiago de Compostela führen, geht jeder ganz allein seinen eigenen Weg. Selbst wenn man mal ein Teilstück zu zweit läuft, ist die Idee dahinter, wieder völlig selbstbestimmt zu handeln und nur für sich zu entscheiden: Läuft man 3 Kilometer oder 30? Übernachtet man im Hotel oder in der Herberge? Möchte man jetzt Mittagspause machen oder erst nach dem nächsten schönen Aussichtspunkt? Wir hatten schon viele junge Patientinnen dabei, die hinterher berichteten, wie gut es ihnen tat, in dieser Zeit nur auf sich und ihren Körper zu hören, von dem sich viele ja auch im Stich gelassen fühlen. Nach so einer Erfahrung ist es leichter, wieder Vertrauen zu entwickeln in die Leistungsfähigkeit des Körpers, der einen trägt. Sogar über die Pyrenäen.

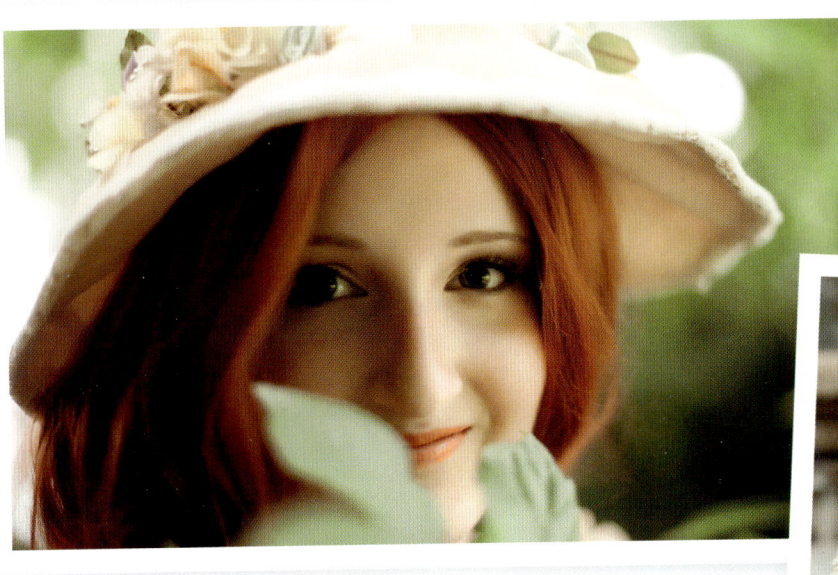

Verenas Way

Verena ist seit eineinhalb Wochen in der Katharinenhöhe. Aufgrund eines Osteosarkoms wurden
ihr Kniegelenk und Teile ihres Beins durch eine
Endoprothese ersetzt. Verena musste sich von
einigem, was ihr einmal viel bedeutete, verabschieden: »Beim Thema Tanzen
blutet mir das Herz. Ich habe immer gerne getanzt: Zumba, Hip-Hop, im
Karneval Showtanz, früher auch Standard und Latein, richtig professionell mit
einem Partner. Wenn ich heute einen Tanzfilm sehe, tut das schon weh.« Am
Vormittag hat Verena in der Klinik einen Hip-Hop-Kurs besucht, mit ambiva-
lenten Gefühlen: »Zu sehen, dass die anderen ganz normal tanzen oder springen
können und ich eben nicht, das war schon blöd. Da ist es mir schwergefallen
mitzumachen. Später haben wir einen anderen Tanz ohne Sprünge gemacht, das
hat dann super geklappt. Da konnte ich alle Schritte mittanzen!«
Wir hatten Verena in München beim Fotoshooting für dieses Buch kennengelernt, sie war gemeinsam mit ihrer Familie angereist. Zart und zerbrechlich
wirkte sie da. Auf den Fotos in historischen Kostümen, am Wittelsbacher Brun-
nen mitten in München, in ihrem rüschenbesetzten, elfenbeinfarbenen Sei-
denkleid, mit einer Perücke aus kupferrotem Haar und den Handschuhen aus
Spitze erscheint sie wie eine grazile Figur aus Porzellan.

Manchmal, wenn die Kamera nicht direkt auf sie gerichtet war, schienen ihre Gedanken kurz abzuschweifen, vermutlich zu dem, was war – und was sein könnte. Nur wenige Tage vor dem Fototermin hatte Verena belastende Nachrichten erhalten. Nach der Entfernung von 84 Metastasen aus ihrer Lunge waren jetzt wieder zehn entdeckt worden. Waren die neu oder schon die ganze Zeit da? Würde sie sich erneut einer heiklen Lungenoperation unterziehen müssen? Die traurigen Erinnerungen daran sind für Verena noch zu frisch: »Die Aussichten vor der OP kürzlich waren sehr, sehr schlecht. Sie wussten wirklich nicht, ob ich es schaffe. Wie ich im Nachhinein erfahren habe, gab es zwischendrin tatsächlich einige Komplikationen. Ich hatte mich schon so halb damit abgefunden, dass ich sterbe. Das sind so die Gedanken, die einem im Kopf herumgehen, wenn man nachts im Bett liegt: ›Was wird passieren, wenn ich nicht mehr da bin? Wird der Tod wehtun? Wie wird es meiner Familie dann wohl gehen?‹ Dementsprechend schlimm war der Abschied an der Schleuse zum OP. Meine Schwester Svenja war total aufgelöst, wir alle waren am Heulen. Jeder hatte im Hinterkopf: War das eine Verabschiedung für immer?« Verena, die sich vorgenommen hat, stets positiv zu denken und für sich, für ihre Familie zu kämpfen, fiel es an dem eigentlich fröhlichen und aufgekratzten Wochenende in München nicht immer leicht, diese Last beiseitezuschieben. Einen Monat später in der Rehaklinik kam sie einem sofort sehr viel gelöster vor, entspannter und ungemein erholt.

Verena nach ihrem ersten Versuch an der Kletterwand:
»Von mir aus hätte ich das Klettern nie probiert. Ich habe erst mal alle anderen vorgelassen und gesagt: ›Ich schaffe es wahrscheinlich nicht, vielleicht zwei bis drei Meter, wenn überhaupt.‹ Klar war es anstrengend, ich musste öfter mal ein Päuschen machen und mich ins Seil hängen, aber ich bin oben angekommen! Das war schön! Die anderen waren auch ganz erstaunt.«

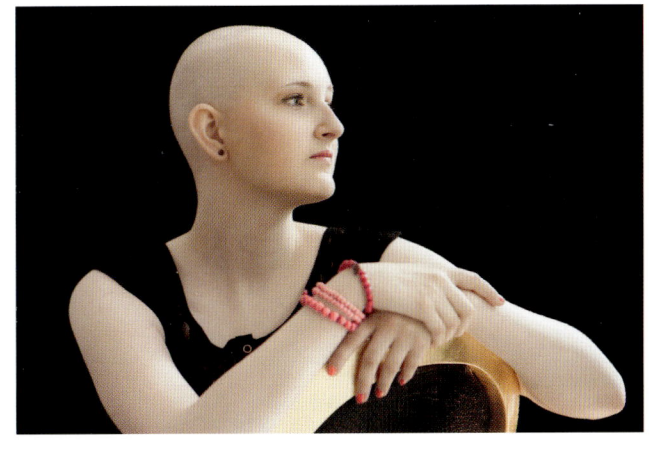

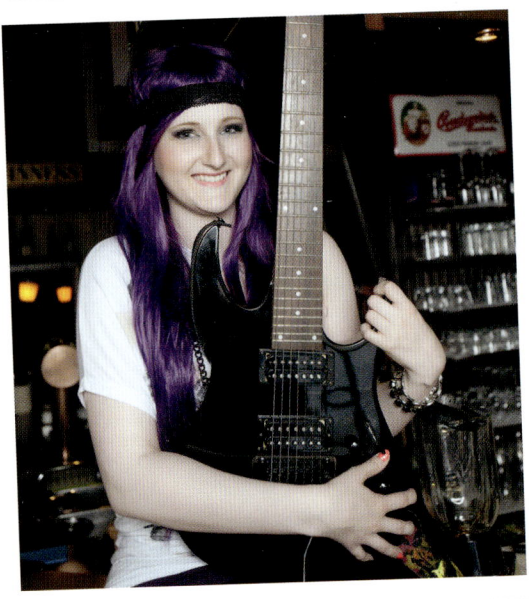

Ganz oben

An seine Grenzen gehen, Vertrauen in den eigenen Körper zurückgewinnen, dabei körperliche Defizite überwinden und sogar für den Moment vergessen können: eine prägende Erfahrung auf dem Weg ins neue Leben. Einer der Höhepunkte – und das liegt nicht nur am meterhohen Abstand zum festen Boden – ist die Trainingseinheit im Hochseilgarten der Klinik. Tamara Stephan, die Physiotherapeutin, erlebt hier hochemotionale Momente mit den Patienten: »Viele, die es – natürlich strengstens gesichert – nach oben geschafft haben, stehen dann da und fangen an zu weinen. Wenn die Anspannung und Anstrengung des Weges nachlässt und sich vermischt mit der Euphorie und dem Erfolgsgefühl, kommt einiges an Empfindungen zusammen.« Damit die Patienten überhaupt diesen Punkt erreichen können, muss ihnen jederzeit die Option für einen Abbruch offengehalten werden. Es liegt ganz allein in ihren Händen, ob sie den nächsten Schritt gehen werden. Anders als während der Monate voller Fremdbestimmung in den Kliniken entdecken sie in der Katharinenhöhe den Begriff »Freiheit« für sich wieder. Trotz und in der Erkrankung samt ihrer Fesseln. Natürlich schwingt auch »das Gleichgewicht wiederfinden« mit, wenn man sich an Seilen entlanghangelt oder über schmale Baumstämme balanciert. Die Furcht vor dem Ungewissen besiegen, das mussten sie doch in den vergangenen Monaten so oft.

Tamara Stephan weiß die Zögernden zu motivieren: »Wir erinnern sie daran, dass sie es geschafft haben, eine so ernste Krankheit zu bewältigen! Wenn sie dann spüren, sie besitzen die Kraft für den Klettergarten, gibt ihnen das Mut für den nächsten Schritt. Man weiß ja nicht, was nach der Reha kommt.«

Steht dann wieder einer oben und ist glücklich, löst das eine wahre positive Kettenreaktion aus. Sind Teilnehmer im Rollstuhl in der Gruppe, bewirkt der

Hochseilgarten die nächste Horizonterweiterung. Tamara Stephan konnte schon mehrfach beobachten, dass mit der Bewältigung des Parcours keinesfalls Schluss sein muss: »Oft kommen dann die anderen der Gruppe mit der Idee: ›Du bist so gut gesichert und wirst noch dazu von uns mit den Seilen gestützt, versuch doch mal aufzustehen!‹ Dann passiert es, dass da oben jemand in der Höhe stehen kann, was ihm unten auf dem normalen Boden nicht gelingen würde.«

Back to normal

Knapp zwei Monate nach der Reha, im Oktober 2013, wirkt Verena abermals wie ausgewechselt. Schon rein körperlich fühlt sie sich entschieden fitter: »Mein Gangbild hat sich deutlich verbessert, das Lungenvolumen hat sich vergrößert. Die Kraft im Bein ist zurück und ich kann wieder Sport machen, wovon ich dachte, das ginge nie mehr.« Inzwischen geht Verena wöchentlich reiten, will sich im Fitnessstudio anmelden, plant, irgendwann wieder das Tanzen in Angriff zu nehmen. Neu geschlossene Freundschaften mit ihren Mitpatienten dauern fort. Ein gemeinsames Erlebnis aus der Reha ist Verena speziell in Erinnerung: Zu acht machten sie sich morgens auf den Weg von der Katharinenhöhe in den Europapark Rust, mit drei Rollstühlen im Gepäck, falls jemand im Park etwas Entlastung brauchte: »Ein super Tag! Alle waren freundlich und hilfsbereit, haben uns vorgelassen. Ich konnte alles fahren, ohne Einschränkungen. Sogar die große Achterbahn!«

Verena und ihre Schwester Svenja

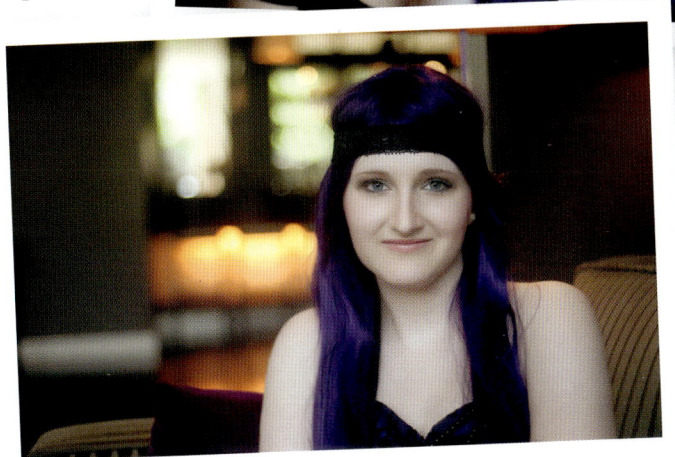

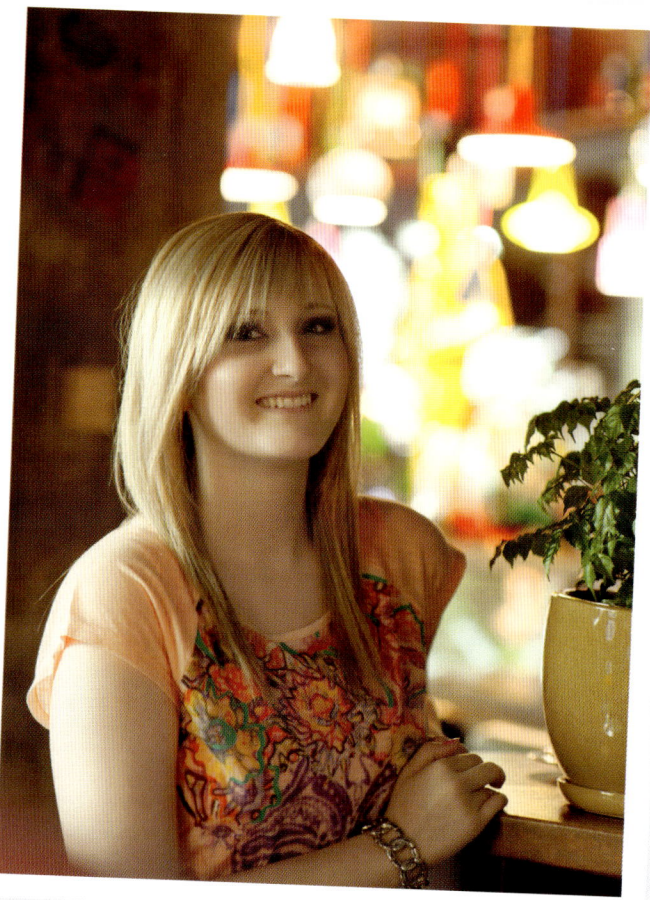

In Verenas Leben ist mittlerweile die Spontaneität zurückgekehrt. Einfach so ans Meer fahren, die letzten warmen Tage zum Baden mitnehmen? Vor der Reha undenkbar. Doch direkt danach bucht Verena zusammen mit ihrer Schwester einen Last-Minute-Urlaub auf Mallorca und verbringt im September wunderschöne erholsame Tage mit Svenja in der Sonne.

Ein weiterer Aspekt, der ihr zwischenzeitlich so fremd geworden war: ein geregelter Tagesablauf. Wie viele andere Patienten verbummelte auch sie manche ihrer Tage zwischen den Krankenhausaufenthalten.

Marion, Verenas Mutter, in einer Nachricht an Barbara Stäcker:
»Verena geht feiern, möchte leben, möchte arbeiten gehen, ein ›normales Leben‹ führen.«

Da schläft man gerne mal bis mittags oder hängt nur vor dem Fernseher herum. Jetzt hat Verena ein Ziel, das Regelmäßigkeit voraussetzt: »Es wäre toll, über die Wiedereingliederung in den Beruf zurückzufinden und wenigstens stundenweise arbeiten zu gehen. Normalität zu leben, wie ich es inzwischen in anderen Bereichen geschafft habe. Ich treffe mich mit meinen Freunden, bin die ganze Zeit unterwegs, tue das, was eine junge Frau halt so macht. Vom Bein her bin ich kaum noch eingeschränkt, ich fahre wieder Auto und bin mobil.«

Was die angedachte Operation der zehn Lungenmetastasen angeht, hat sie einen klaren Entschluss gefasst: »Das Thema Operation schiebe ich jetzt erst mal weg, das möchte ich ruhen lassen. Ich bin überzeugt, dass das Wachstum der Metastasen einen Stillstand erreicht hat und sie mir nichts mehr tun. Vorerst bleibe ich daher unter Beobachtung, für eine OP fühle ich mich noch nicht bereit. Lieber möchte ich versuchen, in Ausbildung und Beruf Fuß zu fassen.« Alles wieder normal: Für Verena scheint sich dieser Wunsch erfüllt zu haben.

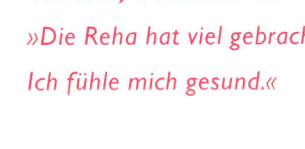

Verena, Osteosarkom:
»Die Reha hat viel gebracht. Ich fühle mich gesund.«

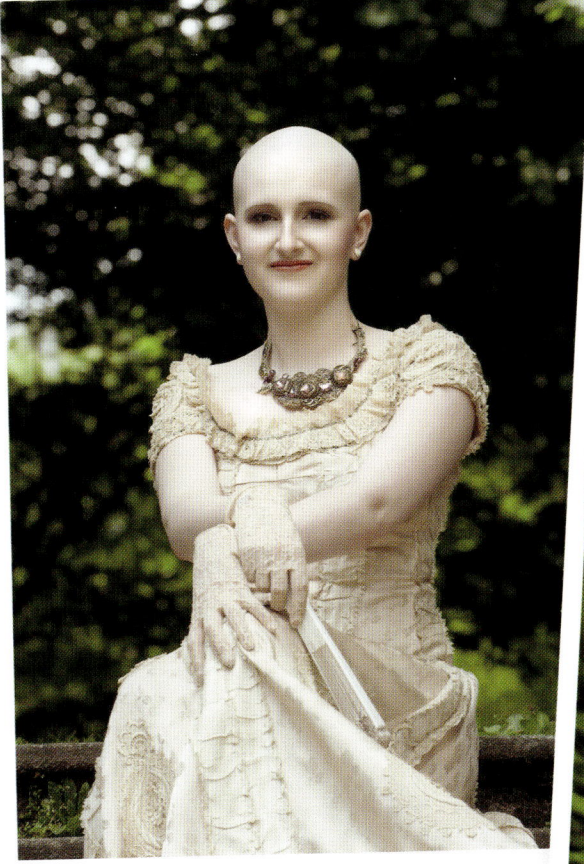

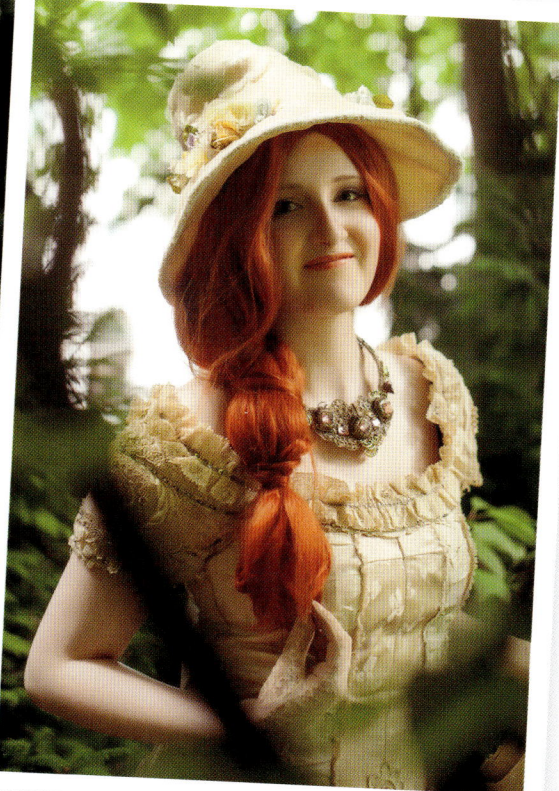

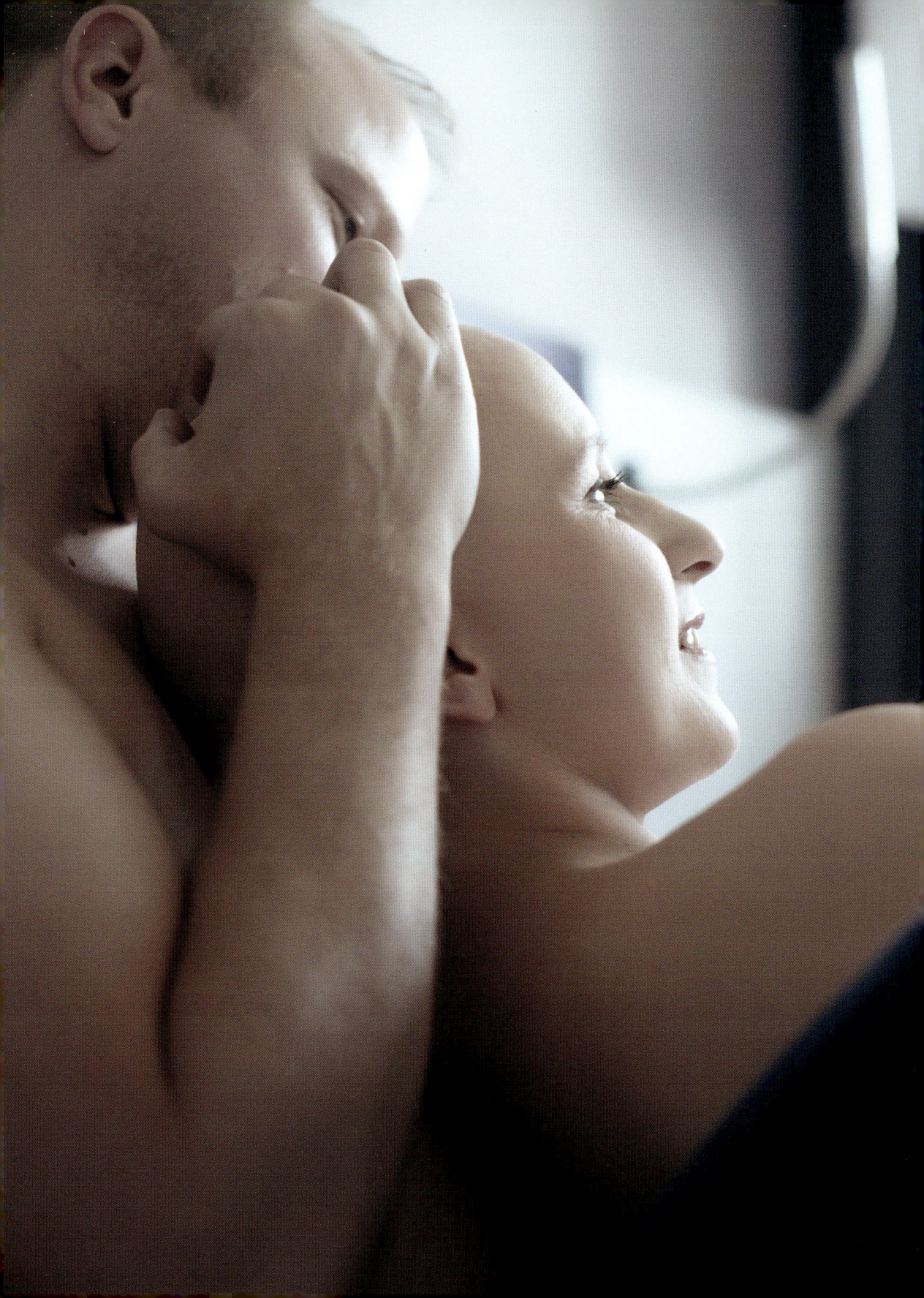

Recover your Sex!

Ausgesprochen unausgesprochen

Junge Menschen auf engstem Raum, endlich mal wieder unter sich. Ausgelassener, übermütiger und vielleicht spontaner als in der jüngsten Vergangenheit, als es immer nur darum ging, was man alles nicht mehr kann, soll, darf. Offener und gesprächiger als unter denen, die gute Ratschläge haben, einen aber doch nie hundertprozentig verstehen können. Fragen stellen dürfen, die keinem peinlich sind. Ob sich jemals wieder jemand in einen verliebt? Wann ist der richtige Zeitpunkt, seine inneren und äußeren Wunden zu offenbaren? Wie wird sich Sex mit dem neuen Körper anfühlen? Wird man wohl irgendwann Kinder bekommen können?

Marie, 25, über ihre Reha mit anderen jungen Patienten:
»Das Thema Sex war schon am ersten Abend auf dem Tisch. Da sank das Niveau erst mal ganz tief! Und dann haben wir Flaschendrehen gespielt.«

Verena, 19, während der Reha:

»Im Gruppengespräch diese Woche ging es um Partnerschaft und Sexualität. Jeder redet offen darüber, keiner lacht.«

Die Diplompsychologin Anna Klindtworth leitet an der Katharinenhöhe die Gruppengespräche der jungen Erwachsenen. Dabei stellt sie ihnen frei, zu welchem Thema sie sich austauschen möchten. Sogar wenn die Gruppe sich selbst das Thema Partnerschaft und Sexualität ausgewählt hat, fällt ihnen die anschließende Diskussion schwer, so Anna Klindtworth: »Es existiert eine gewisse Schamgrenze, sogar hier. Man spürt die Unsicherheit, ob man jetzt etwas von sich preisgeben möchte oder eher nicht. Am liebsten hätte man, dass die anderen etwas von sich erzählen!« Gerade in der Altersgruppe der Anfang-20-Jährigen wird für die wirklich intimen Details eher ein anderer Weg eingeschlagen, wie Verena verrät: »Wenn es zu privat wird, erzählt man das nicht vor der Gruppe, sondern seiner Zimmernachbarin.«

Sind die Patientinnen nur ein paar Jahre älter, sind sie durchaus aufgeschlossener. Biggi Welter von mamazone e. V. erkennt bei den jüngeren Brustkrebspatientinnen eine Wandlung: »Gerade auf Symposien ist zu beobachten, dass sich die Jungen trauen, heikle Themen anzusprechen. Wenn eine Frau im ersten oder zweiten Jahr ihrer Erkrankung eine Tagung besucht, lautet die vordringliche Frage natürlich: ›Überlebe ich?‹ und nicht: ›Wann darf ich wieder Sex haben?‹ Doch irgendwann entwickelt sich das. Die jüngeren Patientinnen möchten darum kämpfen, und das ist auch gut.«

Alex mit ihrem Partner Patrick

Was erwartet eine Krebspatientin im Laufe der Behandlungszeit? Können bleibende Veränderungen entstehen, gibt es Spätfolgen? Einerseits ist die Liste möglicher (lustverhindernder) Faktoren lang, andererseits treffen sie nicht auf jede Frau zu. So individuell jede Krebserkrankung ist, so andersartig wird jede Patientin deren Auswirkungen zu spüren bekommen bzw. diese wahrnehmen. Was gleichzeitig heißt: Vieles kann, muss aber nicht eintreffen.

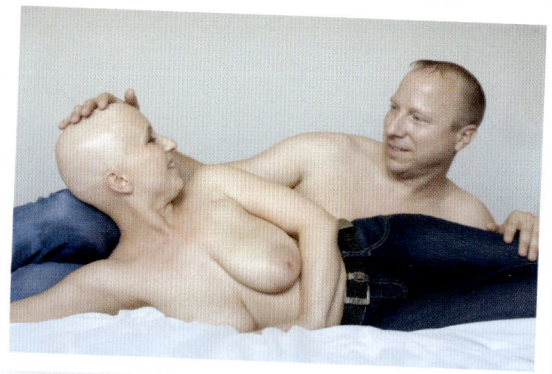

Krebstherapie und mögliche Nebenwirkungen

• Grundsätzlich können Nervenbahnen und Gefäße durch Operationen, Bestrahlungen und Tumoren geschädigt werden, wodurch der Geschlechtsverkehr als unangenehm oder gar schmerzhaft empfunden werden kann.

• Die Medikamente, die bei einer Chemotherapie verabreicht werden, zerstören nicht nur die Krebszellen, sondern auch an sich gesunde Zellen. Sie wirken demnach ebenso auf die Wurzeln der Haare und Nägel, sodass diese ausfallen bzw. sich sichtbar verändern können.

• Ebenfalls betroffen sind die Schleimhäute; daher können Blutungen im Mund, im Vaginal- und Analbereich auftreten. Die Folge sind möglicherweise weitere Entzündungen und Infekte.

• Der Magen-Darm-Trakt wird in Mitleidenschaft gezogen, was Übelkeit, aber auch Durchfall hervorrufen kann.

• Die Fruchtbarkeit kann unter der Therapie in Mitleidenschaft gezogen werden. Je nach Dosierung der Chemotherapie ist es möglich, dass diese sich auf die Fertilität auswirkt und zu deren Verlust führt.

• Bestrahlungen in der Beckenregion, also im Bereich der Empfängnisorgane, können ebenfalls einen negativen Effekt auf die Fruchtbarkeit haben.

• Narben, die im Rahmen notwendiger Operationen entstehen, erfordern entsprechende Schonung und Pflege. Nicht immer verheilen sie problemlos, sodass sie über einen längeren Zeitraum schmerzen können.

• Viele Brustkrebspatientinnen werden heute mit einer Antihormontherapie behandelt, durch die selbst junge Frauen in verfrühte Wechseljahre versetzt werden. Spröde Haut, trockene Schleimhäute, Hitzewallungen und extreme Stimmungsschwankungen können die Folge sein.

• Manche Patientinnen klagen nach ihrer Behandlung über chronische Müdigkeit, auch Fatigue-Syndrom genannt.

• Schließlich können allgemeine Erschöpfungszustände, Ängste und Sorgen sowie Schwierigkeiten mit einem veränderten Körperbild extrem belastend sein.

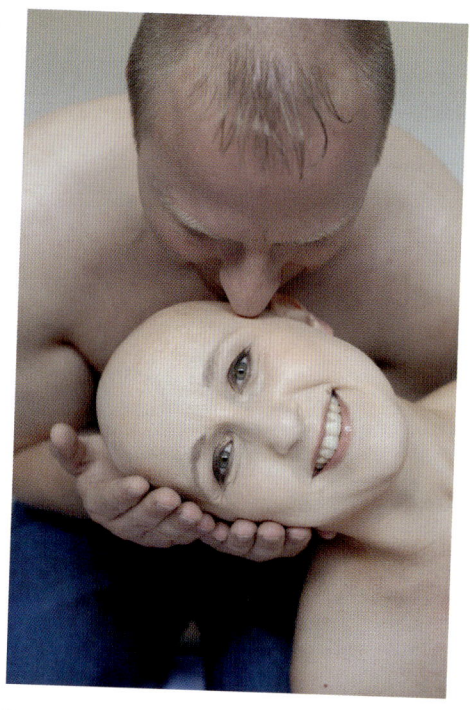

Objekt der Medizin
oder Objekt der Lust?

Die Therapie einer Krebserkrankung wird von einschneidenden Nebenwirkungen begleitet, die kaum jemals aphrodisierend wirken. So gehört das weite Feld der erotischen Neuentdeckung zu einer besonderen Herausforderung für eine Krebspatientin und ihren Partner.

Wer sich auf die Suche nach Hilfe begibt, wird schnell feststellen: Ein Patentrezept existiert nicht. Außer: miteinander reden. Das beginnt bereits im Dialog mit den behandelnden Medizinern, wie Professorin Dr. Nadia Harbeck vom Brustzentrum an der LMU München erläutert: »Im Arztgespräch zählt eine Aufklärung über etwaige Nebenwirkungen der Therapie zu den wichtigen Aspekten. Die Hormontherapie z. B. verursacht trockene Schleimhäute – das kann in der Sexualität schwierig werden. Ich persönlich spreche das offen gegenüber der Patientin an, auch gegenüber dem Partner, und merke dann: Wie groß ist der Gesprächsbedarf? Zeichnen sich hier Probleme ab? Möchte die Patientin lieber noch mal allein zu einem Beratungsgespräch kommen?«

Besonderen Wert legt man im Brustzentrum auf eine umfassende Fertilitätsberatung. Bereits beim Erstgespräch, so die Professorin, wird dieses Thema angestoßen: »Wir achten darauf, dass die Frauen sofort einen Termin in unserer Abteilung für Kinderwunschberatung bekommen, oft sogar noch am gleichen Tag. So kann beides – Krebstherapie und Kinderwunschberatung – parallel laufen, und die Frauen haben das Gefühl, dass wir dafür Sorge tragen.«

In einer Klinik, die spezialisiert ist auf Erkrankungen der weiblichen Geschlechtsorgane, fällt es Medizinern erwartungsgemäß leichter, über Sexualität, Fortpflanzung und mögliche krankheitsbedingte Komplikationen zu sprechen. Bedauerlicherweise ist das noch immer nicht überall Usus.

Ist Kinder kriegen was für Kinder?

Gerade sehr junge Patienten erfahren nicht überall eine umfassende Aufklärung, so die Beobachtung von Stephan Maier, dem psychosozialen Leiter der Rehaklinik Katharinenhöhe: »Wir erleben, dass viele – je nachdem, woher sie kommen und wie schwer die Erkrankung war – nicht immer im Detail informiert sind. Diese ganz zentralen Fragen können in den Akutkliniken oft nicht den Raum erfahren, den sie eigentlich benötigen würden. Wir hatten einen Politiker des baden-württembergischen Landtags bei uns zu Gast und forderten die Jugendlichen in einer Gesprächsrunde mit ihm auf, ihre Wünsche und Vorstellungen direkt an ihn heranzutragen. Ein zentrales Anliegen, so stellte sich heraus, war die potenzielle Möglichkeit, eines Tages Vater bzw. Mutter werden zu können. Die weitere Diskussion offenbarte leider, dass ein großer Prozentsatz der gerade zu diesem Zeitpunkt bei uns in der Klinik anwesenden jungen Patienten zugeben musste, vieles gar nicht zu wissen. Dass man sie über ihre Situation nicht wirklich informiert hatte, ihnen die Möglichkeiten etwa der Samenspende oder der Eizellenkonservierung nicht en detail aufgezeigt hatte. Das ist natürlich unwiederbringlich. Zur Ehrenrettung der Kliniken kann man sagen, dass es vielleicht sogar erwähnt wurde, aber vor der Nachricht ›Du hast Krebs, du musst um dein Leben kämpfen‹ die Fertilität erst einmal zweitrangig ist oder die Beschäftigung damit einfach untergeht. Der Gesamtthematik werden sich viele Patienten erst im Nachhinein richtig bewusst.«

Stephan Maier, Geschäftsführer Katharinenhöhe:

»Auf der Kinderonkologie, auf der man bis zum 18. Lebensjahr behandelt wird, ist der Themenkomplex Familiengründung nur langsam angekommen. Lange dachte man: Das sind Kinder, und das Thema ist noch weit weg. Der Fokus lag alleinig auf dem Ziel, die Erkrankung zu überstehen, sie zu überleben.«

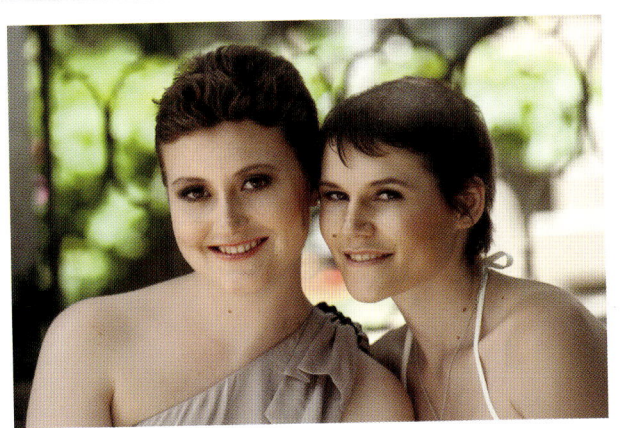

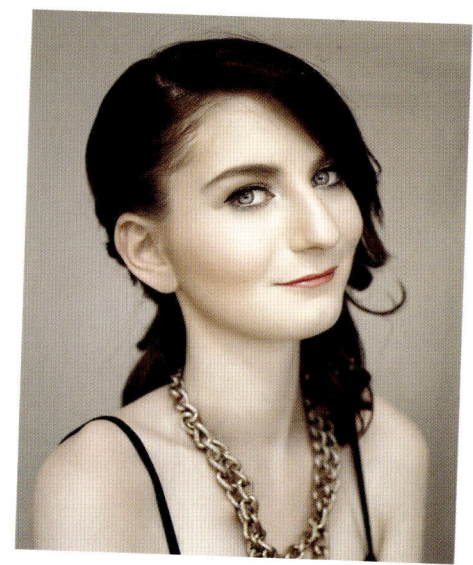

Julia, heute 18, erkrankte mit 15 an einem Knochentumor. Sie wurde damals ihrem Alter entsprechend auf der Kinderstation behandelt. Um ihre Eierstöcke während der Chemotherapie zu schützen, versetzte man diese medikamentös in eine Art künstlichen Tiefschlaf. Über weitere Möglichkeiten, so Julia, wurde damals wohl nicht gesprochen: »Leider ist uns nicht gesagt worden, dass man vor Start der Behandlung hätte Eizellen entnehmen können. Nach ein paar Chemos habe ich ein Mädchen kennengelernt; sie erzählte mir, dass sie ihre Eizellen einfrieren ließ. Uns gegenüber wurde das mit keinem Wort erwähnt. Da ärgert man sich im Nachhinein. Jetzt weiß man nicht, ob es irgendwann mal klappt mit einer Schwangerschaft.«

Julia S., 18,

in einer festen Beziehung:

»Als ich krank wurde, war ich 15, da denkt man noch nicht übers Kinderkriegen nach. Heute sehe ich das allerdings anders. Es ist doch immer so mit den Dingen, von denen man weiß, dass man sie nicht haben kann – die wünscht man sich irgendwann umso mehr! Deswegen versuche ich, nicht so oft darüber nachzudenken.«

Die Gründe dafür, nicht jede Möglichkeit zu thematisieren, sind vielfältig. Ein Faktor ist zum einen das Alter. Sind die Patienten unter 18, werden sie im Allgemeinen auf der Kinderonkologie behandelt, gemeinsam mit Säuglingen, Kleinkindern und jüngeren Teenagern. Die Aufgabe liegt also darin, mit Patienten, die selbst noch als »Kinder« definiert werden, über deren spätere Elternrolle zu reden. Nicht die besten Voraussetzungen für ein entspanntes Gespräch, wie Stephan Maier von der Katharinenhöhe weiß: »Oft ist es schwer, überhaupt einen Zugang zu den Heranwachsenden zu finden: eine jugendgemäße Sprache zu finden, sie auf einer gemeinsamen Kommunikationsebene zu erreichen – und dann noch zu so einem Thema!«

Bei KONA München, der Nachsorgestelle für an Krebs erkrankte Kinder und Jugendliche, kennt man diese Situationen, die allen unangenehm sind und von den Patienten als entsprechend peinlich empfunden werden. Gerade für einen

14- oder 15-jährigen Jungen, der vor einer Knochenmarkstransplantation noch eine Samenspende abgeben soll, seien diese Momente schier unzumutbar, so Petra Waibel: »Man schickt ihnen oftmals junge Ärzte ins Zimmer, nur ein paar Jahre älter als sie selbst, und die müssen das dann mit den jungen Patienten klären. Die Jungs sitzen da in ihrer Isolationseinheit und sollen Samen produzieren. Das ist in dem Alter und in der Situation ein ganz schwieriges Thema und funktioniert entsprechend selten.«

Verena mit ihrer »Mutmach«-Perlenkette aus der Kinderonkologie

Für die Kinderstation zu alt – für die Erwachsenenonkologie zu jung. Doch werden die jungen Patienten auf einer Station gemeinsam mit Erwachsenen behandelt, kann es sein, dass sie wiederum durch das Informationsraster fallen. Stephan Maier von der Katharinenhöhe: »In der Erwachsenenonkologie war Fertilität ebenfalls lange Zeit kein Thema, da die Mehrzahl der Patienten, die man dort sieht, ihre Familienplanung schon hinter sich haben. Im Moment tut sich erfreulicherweise recht viel, auf vielen Tagungen entwickeln sich Jugendliche und junge Erwachsene mit ihren speziellen Bedürfnissen zu Schwerpunktthemen und werden entsprechend wahrgenommen.«

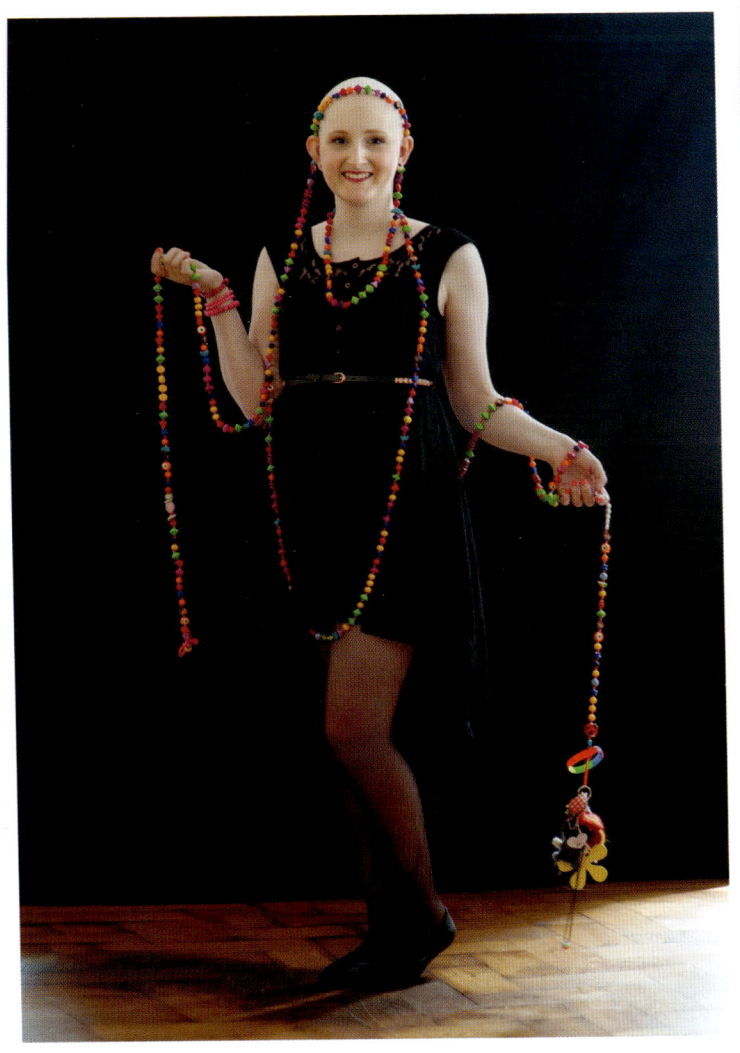

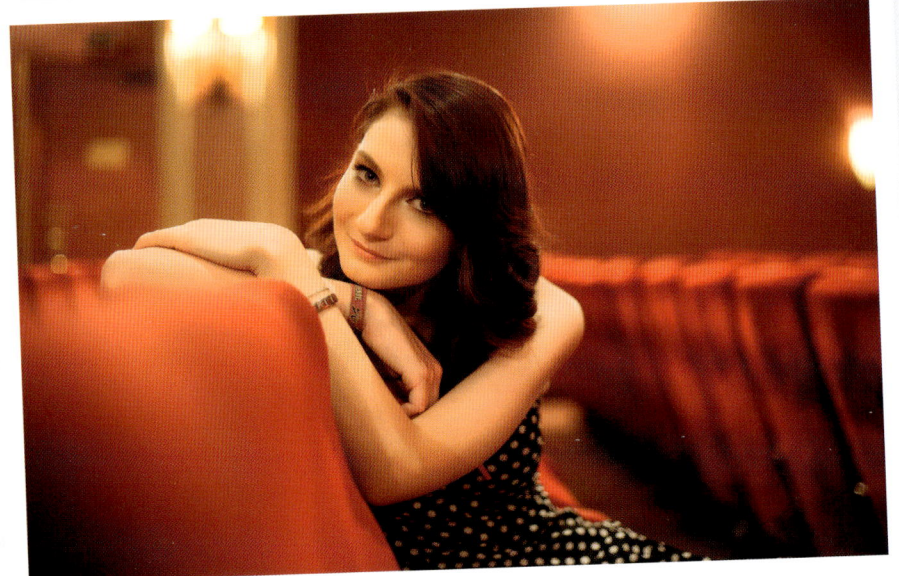

Auch Julia, 18, wurde auf der Kinderkrebsstation behandelt.

Gegen die Zeit kämpfen

Selbst wenn Patientinnen und Patienten sich bereits sachkundig gemacht und sogar konkrete Wünsche zum Erhalt ihrer Fertilität haben, heißt das noch lange nicht, dass auch alle Möglichkeiten realisiert werden können. Lena, heute Anfang 20, war mitten in ihrer Ausbildung zur Logopädin, als die Diagnose Hodgkin-Lymphom ihre Pläne durcheinanderwirbelte. Sie lebt in einer festen Beziehung mit Max, einem angehenden Onkologen, und die Frage nach dem Erhalt von Lenas Fruchtbarkeit stand für sie sofort im Raum: »Familie ist für mich wahnsinnig wichtig. Der Kinderwunsch war bei mir schon immer sehr ausgeprägt, ich weiß, dass ich meine Hauptrolle als Mutter erfüllen werde. Daher war das natürlich sofort präsent in meinem Kopf: ›Werde ich noch Kinder kriegen können?‹«

Lena wusste um die medizinischen Maßnahmen, die man treffen könnte, auch durch die intensiven Gespräche mit ihrem fachkundigen Freund. Doch leider, so Lena: »Dafür war es einfach zu knapp. Theoretisch hätte man Eizellen entnehmen und diese gekühlt konservieren können, für den Fall, dass ich später nicht normal schwanger werden kann. Das Problem war aber: Man musste direkt mit der Chemo anfangen.«

Dass der Druck der Behandlung so kompromisslos im Vordergrund stehen kann, sei kein Einzelfall, so die Ärztin Dr. Pia Heußner: »Einige Krebserkrankungen erfordern eine sofortige Behandlung. Bedenkt man etwa den Krankheitsverlauf einer akuten Leukämie, muss man praktisch sofort mit der Therapie starten. Da öffnet sich je nach individueller Situation ein Zeitfenster von gerade mal zwölf Stunden bis zu einigen Tagen. Länger kann man nicht warten.«

Dem gegenüber steht der Zeitraum, den es grundsätzlich für einen Eingriff zur Sicherung der weiblichen Eizellen mittels Einfrieren anzuberaumen gilt. Denn, so Dr. Heußner: »Um bei einer Frau eine Kryokonservierung von Eizellen überhaupt vornehmen zu können, bedarf es zunächst einmal einer zyklusangepassten Zeit der Stimulation von zwei bis drei Wochen ohne Chemotherapie. Leider haben wir diese Zeit bei vielen Tumorerkrankungen einfach nicht.«

Lena ist dennoch nach wie vor optimistisch, dass sich ihr Kinderwunsch erfüllen wird: »Ich hatte eine Monatsspritze, die alles lahmlegte und meine Eierstöcke wie in einen Winterschlaf versetzte. Eigentlich dürfte also nichts passiert sein. Trotzdem – niemand kann mir eine hundertprozentige Garantie geben. Auch wenn ich fest darauf vertraue, dass es später mal klappt, wäre es mir natürlich lieber, ich wüsste, dass eingefrorene Eizellen da wären.«

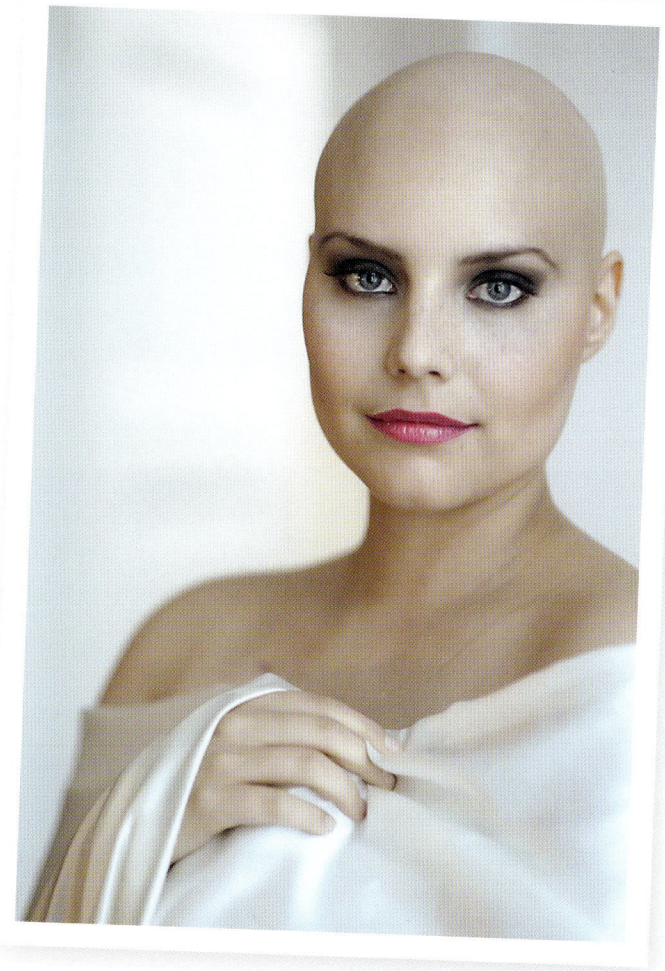

Lena beim Shooting für das Make-up-Manual

Brustkrebs und Schwangerschaft
Ein Interview mit Professorin Dr. med. Sibylle Loibl, Fachärztin für Gynäkologie und Geburtshilfe, Medicine and Research German Breast Group (GBG), Offenbach

Wie häufig kommt Brustkrebs in einer Schwangerschaft vor?

Leider gibt es aus Deutschland keine Zahlen. Man rechnet mit ein bis zwei Brustkrebserkrankungen auf 10 000 Schwangerschaften.

Besteht ein Zusammenhang mit den hormonellen Veränderungen während der Schwangerschaft?

Der Zusammenhang ist letztlich noch nicht geklärt. Wir wissen aber, dass im ersten Jahr nach einer Schwangerschaft das Risiko, an Brustkrebs zu erkranken, höher ist. Danach sinkt es wieder. Frauen mit einer BRCA-Mutation (siehe Seite 148ff.) haben ebenfalls ein erhöhtes Brustkrebsrisiko in Zusammenhang mit einer Schwangerschaft. Da Brustkrebs in Zusammenhang mit einer Schwangerschaft häufig unabhängig von den Hormonen entsteht, glaube ich nicht, dass die hormonelle Umstellung der alleinige Grund ist, sondern dass auch andere Faktoren wie z. B. das Immunsystem eine Rolle spielen.

Welche therapeutischen Möglichkeiten hat man zu welchen Zeitpunkten der Schwangerschaft nach der Diagnose Brustkrebs?

Eine Operation ist während der gesamten Schwangerschaft möglich. Eine Chemotherapie kann ab Ende des ersten Schwangerschaftsdrittels durchgeführt werden. Anderen Therapien, Bestrahlungen, Hormonbehandlungen oder einer Antikörpergabe (Herceptin®) gegenüber bestehen jedoch Vorbehalte.

Welche Risiken bestehen für Mutter und Kind?

Im ersten Schwangerschaftsdrittel ist das Risiko einer Fehlgeburt durch die OP höher. Das muss die Patientin wissen. Im Allgemeinen ist dieses Risiko aber vertretbar und sollte nicht zum Verschieben der OP führen.

Bei Chemotherapien während der Schwangerschaft gibt es in der Regel keine außergewöhnlichen Probleme. Das Wachstum des Ungeborenen sollte jedoch engmaschig überwacht werden.

In unserer Untersuchung waren betroffene Kinder zwar kleiner als bei einer normalen Schwangerschaft, aber ohne deutlich zu klein zu sein; sie holten ihr zu geringes Geburtsgewichts nach der Entbindung rasch wieder auf. D. h., dies ist nicht weiter besorgniserregend. Dagegen können Tamoxifen- oder Herceptin®-Gaben zu schwerwiegenden Problemen wie Fehlbildungen oder dem Rückgang bis zum Verlust des Fruchtwassers führen.

Gibt es nach einer Brustkrebstherapie durch eine erneute Schwangerschaft ein erhöhtes Rückfallrisiko?

Dies ist zum Glück nicht der Fall, wie in einer aktuellen Studie meines Erachtens überzeugend gezeigt werden konnte – weder bei Frauen mit hormonabhängig wachsendem Brustkrebs noch bei Frauen mit hormonunabhängigem Brustkrebs trifft das zu. Auch die allgemein ausgesprochene Faustregel, mit einer weiteren Schwangerschaft mindestens zwei Jahre zu warten, ist nicht haltbar. Zu bedenken ist aber: Das Rückfallrisiko ist in den ersten zwei bis drei Jahren am höchsten. Zwei Punkte halte ich für essenziell: Eine Therapie mit Tamoxifen muss vor Realisierung des Kinderwunsches mindestens drei Monate unterbrochen sein, da der Stoff relativ lange im Körper verbleibt und die bereits genannten Risiken mit sich bringt. Nach der Schwangerschaft sollte die fünf- bis heute schon häufig zehnjährige Therapie mit Tamoxifen auf alle Fälle bis zu ihrer Vollendung fortgesetzt werden.

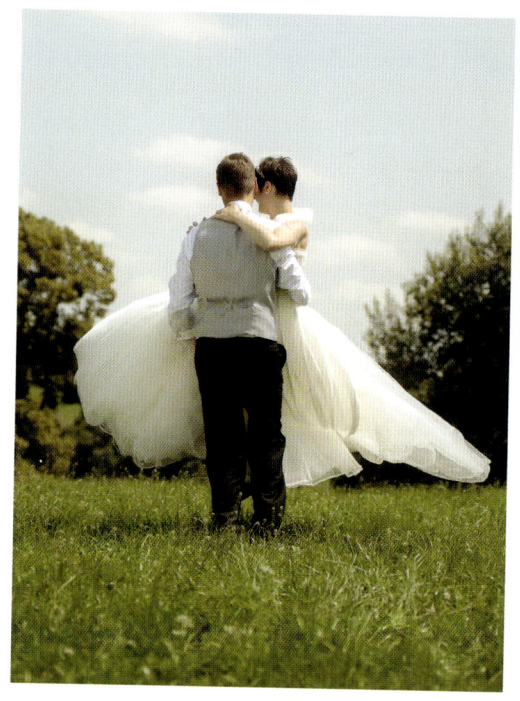

Manche Onkologen kämpfen mit einer gewissen Scheu, ihren Patientinnen den gesamten Sachverhalt von Anfang an darzulegen. Dr. Pia Heußner, die im Klinikum Großhadern in München das Team der Psycho-Onkologie leitet, weiß auch, warum: »Damit muss ein Arzt einen weiteren Schicksalsschlag in einer Abfolge schlechter Nachrichten übermitteln. Die erste lautet: ›Sie haben eine lebensbedrohliche Erkrankung.‹ Die zweite kann dann lauten: ›Eigentlich sehen wir keine Chance, Ihnen wirklich Heilung zu versprechen; vielleicht erwartet Sie eine chronische Erkrankung.‹ Und als dritte schlechte Nachricht dann der drohende Verlust der Fruchtbarkeit? Das ist für jeden Arzt schwierig.« Selbstverständlich gebe es immer auch eine Chance, zu dem gewissen Prozentsatz zu gehören,

Marie erfuhr bei Diagnosestellung von ihrer Schwangerschaft.

bei dem die Fruchtbarkeit erhalten bleibt. Aber, so Dr. Heußner: »Ehrlicherweise muss man zugeben, dass das bei einigen Frauen unmöglich ist. Derzeit sind die Chancen einer Protektion der Fertilität bei Frauen einfach noch nicht als so zuverlässig einzuschätzen wie bei Männern.«

Eine Kryokonservierung für einen jungen männlichen Krebspatienten habe allerdings gute Erfolgsaussichten, so Dr. Heußner. Selbst wenn ein schneller Therapiebeginn ansteht: Innerhalb eines einzigen Tages kann hier alles in die Wege geleitet werden. Das Verfahren der Samenspende ist über lange Jahre an Samenbanken erprobt und funktioniert sehr gut. Das Gleiche könne man den Frauen heute leider noch nicht in Aussicht stellen, so die Ärztin.

Eine Frage des Geldes

Ein weiterer Punkt ist die Kostenübernahme durch die Krankenkassen, denn ob der Eingriff von der Kasse gezahlt wird, wird im Einzelfall erst verhandelt.

Von den Patientinnen muss auf jeden Fall die Gebühr der Kühlgutlagerung privat übernommen werden. Auch daraus ergibt sich Besprechungsbedarf, so Dr. Heußner: »Ist das Verfahren für die Patientin überhaupt finanzierbar? Und wenn die Eizellen dann eingefroren werden, um sie später wieder aufzutauen, kann niemand garantieren, dass sie den Auftauprozess überleben und dass diese ganze Prozedur eines Tages zu einer erfolgreichen Schwangerschaft führt.« Diese Kaskade der Unsicherheiten, wie es die Psycho-Onkologin nennt, mache es den Ärzten so schwer. Trotzdem gibt es für Dr. Heußner keine Alternative: »Aus psycho-onkologischer Sicht fordern wir, dass jede junge Patientin, die das möchte, vernünftig aufgeklärt wird, denn sie hat ein Recht darauf, umfassend informiert zu werden.«

Kindersegen

In der Reha, wo Jugendliche und junge Erwachsene sich und ihr Gefühlsleben neu entdecken können, kommt man sich auch näher. Bisweilen wird aus Verliebtheit zwischen zwei Patienten Liebe, wie Stephan Maier von der Katharinenhöhe strahlend erzählt: »Wir haben schon einige Ehen gestiftet! Und ich kann mich an einen jungen Mann mit einem Osteosarkom erinnern, den die Sorge quälte, dass er niemals Kinder haben würde. Und irgendwann stand er als stolzer Vater vor mir.«

Egal, mit wem der Experten man spricht: Alle wissen von Schwangerschaften nach einer Krebserkrankung, von unerwartetem Kindersegen, sogar wenn keiner sonst mehr daran glaubte und die Patientinnen selbst davon ausgingen, dass sie unfruchtbar seien.

Iris, Mammakarzinom:

»Ich möchte versuchen, ein Kind zu bekommen, das wäre schon sehr schön. Im September sind die kritischen zwei Jahre rum, dann wollen wir es wenigstens probieren. Ich habe eine Freundin in Australien, sie hatte den gleichen Tumor wie ich. Jetzt hat sie zwei gesunde Kinder.«

Alles Wissenswerte rund um das Thema Schutz der Fruchtbarkeit bei Chemo- und Strahlentherapie erfährt man übrigens auf www.fertiprotekt.de.

Renate Haidinger, Brustkrebs Deutschland e. V.:

»Manche Frauen haben nach der Chemotherapie ihre Regel gar nicht mehr bekommen – und sind doch schwanger geworden!«

Petra Waibel, KONA:

»Wir kennen einige ehemalige Patientinnen, die heute Mütter sind und bei denen das Kinderkriegen kein Problem war.«

Emilia und Emil

Birte P., Anfang 40, verschlug es aus beruflichen Gründen nach Norwegen – und lernte am ersten Tag im neuen Land den Mann kennen, den sie später geheiratet hat. Im Sommer 2006 – sie ist mit ihrer Tochter Emilia schwanger – entdeckt die Diplomholzwirtin einen Knoten in der Brust. Trotz sofortiger Biopsie, trotz Mammografie und Ultraschall verschleppt sich die Diagnose immer wieder, insgesamt um ein Dreivierteljahr. Erst im Mai 2007 erfährt Birte, der Tumor sei Triple negativ und damit besonders schwer zu behandeln, die Prognose ist mehr als schlecht. »Da hieß es eigentlich schon, jetzt ist es vorbei, das geht nicht gut aus!« Birte weigert sich, das zu akzeptieren. Sie fordert eine Zweitmeinung, verlangt eine andere Chemotherapie. Sie lässt sich die Brust abnehmen, erst die eine, im kommenden Jahr prophylaktisch die andere Seite.

Birte, Mammakarzinom:
»Hätte ich mich nicht schlau gemacht und keine Zweitmeinung eingeholt, wäre ich jetzt nicht mehr da.«

Nach drei Jahren erhalten sie und ihr Mann die Erlaubnis, ein weiteres Kind zu zeugen. Birte, die dem Satz »Ob das wohl klappt?« in ihrem Leben keinen großen Platz einräumt, nimmt einiges an Fehlschlägen in Kauf: »Insgesamt war ich achtmal schwanger. Und wenn wir ein Kind verloren hatten, versuchten wir es zwei Wochen später wieder. Man kann sagen, ich war zwei Jahre lang fast durchgehend schwanger. Mit der achten Schwangerschaft kam dann am 7.2.2012 unser kleiner Emil zur Welt.« Emil musste aufgrund von Gebärmutterverwachsungen und Narben durch Birtes zahlreiche Operationen sieben Wochen früher auf die Welt geholt werden und einige Zeit auf der Intensivstation bleiben. »Jetzt ist er ein quietschfideler kleiner Mann«, sagt Birte.

Während der Chemotherapien wurden bei Birte keinerlei Maßnahmen zum Schutz der Fertilität getroffen. Für den Schritt, es mit der zweiten Schwangerschaft zu versuchen, zogen Birte und ihr Mann mehrere Experten zurate: »Hätten die Ärzte nicht zugestimmt, hätten wir es auf gar keinen Fall versucht.« Den sieben Kindern, die Birte verlor, hat sie jeweils ein Andenken gewidmet: »Ich habe sieben kleine Engelchen in Schneekugeln hier stehen. Natürlich ist es traurig, aber es sollte einfach nicht sein. Das Kind war nicht lebensfähig, es ist gekommen und es ist wieder eingeschlafen, so sehen wir das.«

Birte, eine Frau der klaren Worte und klaren Entscheidungen. So hat sie es auch mit ihrer Brust gehalten: Rekonstruktion kam für sie nicht infrage. Sie habe in Statistiken gelesen, dass ohne Wiederaufbau die Gefahr der Metastasierung geringer sei. Birte entschied sich auch gegen Prothesen: »Die trage ich nicht, ich gehe oben ohne! Da ich beidseitig amputiert bin, musste nur das Stillen ausfallen.« Und in einem Punkt straft sie alle Datenerhebungen Lügen: »Laut Statistik dürfte ich gar nicht hier sitzen. Ich habe den aggressivsten Tumor, bei seiner Größe müsste ich eigentlich schon längst unter der Erde liegen.«

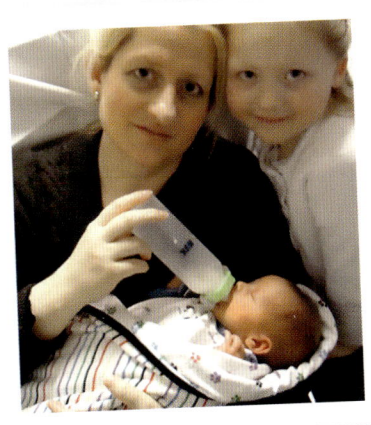

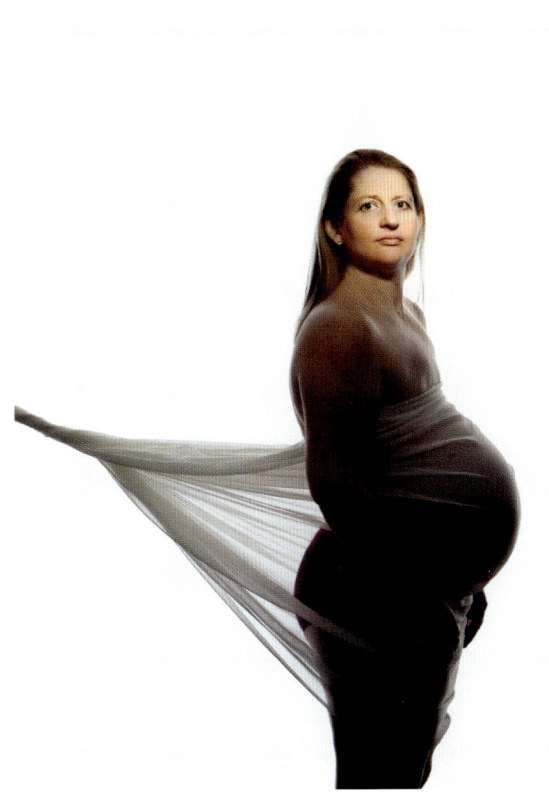

Birte bekam nach der Chemotherapie einen Sohn: »Seinen Namen Emil hat er seiner Schwester zu verdanken. Emilia hat sich den Kleinen so sehr gewünscht und verkündet: ›Er heißt dann so wie ich!‹«

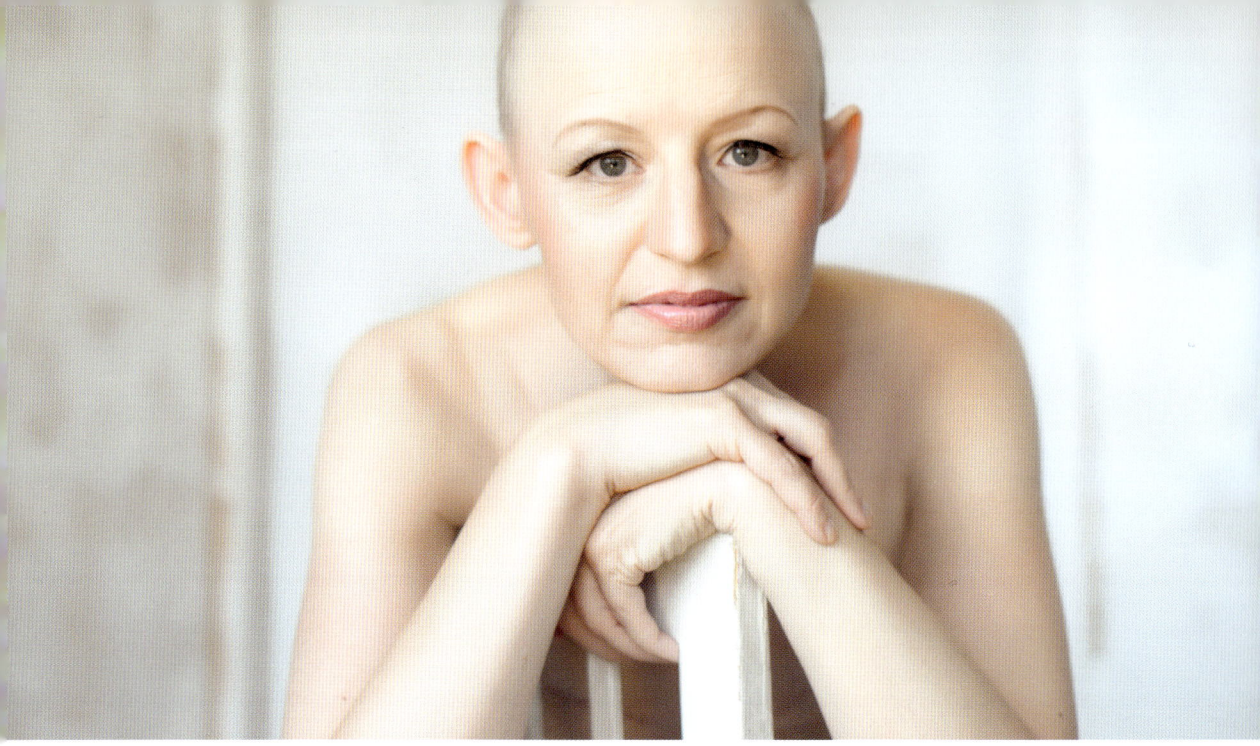

Sex and the Tittie

Wie sieht er aus, der Sex, wenn man keine Brust mehr hat? Wie entsteht Lust, wenn einem der eigene Körper fremd geworden ist? Geht »einander lieben« ohne »Liebe zu machen«?

Martina S. erhält ihre Diagnose Brustkrebs mit 34. Eigentlich hatte sie sich als einschneidendes Erlebnis in ihrem Leben eine Hochzeit oder die Geburt eines Kindes vorgestellt – aber sicher nicht Krebs. Fünf Jahre ist das jetzt her, eine Zeit mit vielen Talfahrten. Trotzdem, so Martina, war ihr Partner immer für sie da: »Er ist mir zu keinem Zeitpunkt von der Seite gewichen. Und das, obwohl Partnerschaft und Sexualität in dieser Zeit sehr leiden. In den künstlichen Wechseljahren war ich trocken wie die Wüste Sahara, hatte aber keine Lust auf Gleitgel. Mit nur einer Brust, Verbrennungen von der Bestrahlung und einer Glatze sich lasziv durch die Betten zu schmeißen, war schwierig bis unmöglich für mich. Auch wenn mein Freund mir vor der Amputation versicherte: ›Ob du eine, zwei oder drei Titten hast, ist mir egal – Hauptsache, du lebst!‹«

Alex D., beidseitig brustamputiert:

»Klar fragt man sich: Was ersetzt das, wenn die Brust weg ist? Wo hole ich mir diesen Teil der Erotik anderweitig her?«

Wenn Lust zur Last wird

Was Martina so offen erzählt, ist wohl für viele Frauen nach einer Krebserkrankung Realität. Biggi Welter, der sich als Leiterin der Selbsthilfegruppe mamazone e. V. Augsburg viele anvertrauen, kennt den Druck, dem die Patientinnen oft ausgesetzt sind. Da sind die Ehemänner, Freunde, Partner, denen die Frauen gerecht werden möchten. Da ist die Erwartungshaltung, die sie an sich selbst richten, dass

Biggi Welter, mamazone e. V.:

»Wie soll man diesen Konflikt lösen? Er ist einfach da, den kann man nicht schön reden. Die wenigsten Frauen erzählen: ›Es läuft super!‹ Ein paar sicher, aber viele sind es nicht.«

doch bald alles wieder normal sein solle. Und da sind die blumigen Geschichten, die man liest oder hört und durch die man den Eindruck bekommen kann, man sei die Einzige, bei der »es« nicht klappt. Das aber, so Biggi Welter, sei ein großer Irrtum: »Da sitzen Frauen bei mir und sind vollkommen überrascht, wenn sie hören, dass es eigentlich fast allen so geht. Und sind dann unheimlich erleichtert.«

Gerade junge Patientinnen wollen und können sich nicht damit abfinden, dass ihr sexuelles Leben nun mit einem Mal vorbei sein soll. Ganz zu schweigen von ihren Partnern, so Biggi Welter: »Egal, wie sehr die Männer mitleiden, irgendwann sagen sie: ›So, jetzt ist Schluss. Jetzt ist alles gut, jetzt bist du wieder gesund.‹ Sie wollen ihr altes Leben zurück, und das kann man ihnen nicht verdenken: Es sind junge Männer!«

Manche junge Eltern mussten sich schon vor der Erkrankung mit Sexverzicht arrangieren, denn ein Baby bzw. Kleinkind verändert das Zeitkontingent, das man als Paar zur Verfügung hat, gewaltig. Kommt bei einer jungen Mutter der Faktor Krebs dazu, kann körperliche Nähe gänzlich problematisch werden. Antje, deren Brustkrebs knappe zwei Jahre nach der Geburt ihrer Tochter diagnostiziert wurde, sagt es geradeheraus: »Es ist einfach nicht so, dass man monstermäßig Lust hätte. Selbst wenn der andere sich richtig Mühe gibt, man fühlt sich nicht danach. Es ist schwieriger geworden, Lust zu empfinden, dem trauere ich auch selbst hinterher.« Antje weiß, dass das für eine Partnerschaft belastend ist: »Klar ist das für einen Mann schlimm. Der denkt sich: ›Ich bin 30, na super,

**Dr. Pia Heußner,
Psycho-Onkologin:**

»Viele Patientinnen berichten von Schwierigkeiten, Probleme beim Sex auszusprechen, und sind unsicher, an wen sie sich wenden können. Wenn sie dann bei ihrem Gynäkologen erwähnen, dass sie unter Beschwerden beim Geschlechtsverkehr leiden, treffen sie meist auf Verständnis und bekommen etwa Fragen gestellt, die sie nur mit Ja oder Nein beantworten müssen. So kann das Gefühl entstehen, sie konnten das erste Mal darüber sprechen, und ihnen wird von ärztlicher Seite Hilfe angeboten, z. B. in Form von Salben und Gels, was zu einer neuen, vielleicht veränderten, aber erfüllten Sexualität verhelfen kann.«

wenn es das jetzt gewesen ist!‹ Man will seinem Partner doch gerecht werden.«

Bei Brustkrebspatientinnen, die durch die Antihormontherapie in vorzeitige Wechseljahre versetzt werden, verstärkt sich der Verlust der Libido häufig durch körperliche Komplikationen, so Biggi Welter von mamazone e. V.: »Die trockenen Schleimhäute sind extrem empfindlich. Manche Frau schläft zwar mit ihrem Partner, blutet danach aber drei Tage lang; ganz abgesehen davon, dass alles wehtut. Natürlich könnte man Gleitmittel verwenden – da klagen leider viele, dass diese stark brennen. Erfreulicherweise wird intensiv in der Richtung geforscht; bis vor ein paar Jahren war das ein totales Tabuthema.«

Einige Ärzte, so Biggi Welter, würden zu östrogenhaltigen Cremes raten, wie sie bei den späteren Wechseljahren eingesetzt werden können. Biggi ist skeptisch: »Egal, welche Frau ich getroffen habe, jede sagt: ›Ich bin doch nicht verrückt! Oben schlucke ich Tamoxifen, um die Östrogene auszuschalten, und dann soll ich sie unten wieder hinschmieren?‹ Von ärztlicher Seite wird zwar gesagt, das Östrogen in den Cremes sei absolut problemlos, es würde nicht verstoffwechselt, sondern nur lokal wirken, was ja stimmen mag. Aber da macht der Kopf irgendwie nicht mit!«

Diese Bedenken teilt eine Vielzahl von Patientinnen, und so tauschen sie sich in Internetforen aus auf der Suche nach der unbedenklichen Alternative – von Bädern mit Olivenöl über dexpanthenolhaltige Salben bis hin zu Zäpfchen mit Milchsäurebakterien. Wer nichts Passendes findet, dem könnte man im Prinzip nur raten, es so anzunehmen, wie es ist, meint Biggi Welter: »Ändern kannst du es nicht. Aber du kannst darüber reden, versuchen, gemeinsam mit deinem Partner einen Weg zu finden.«

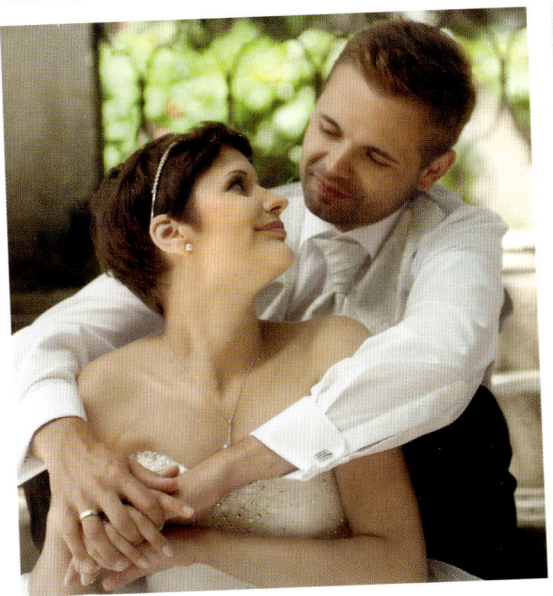

Von Liebe in Liebe sprechen

Miteinander reden. Frei die Wünsche formulieren, ohne dass die Frau sich unter Druck gesetzt fühlt. Offen die Grenzen aufzeigen dürfen, ohne dass der Mann das als Zurückweisung empfindet. Für Marie, die ihren Mann Benni das erste Mal während der Chemotherapie geheiratet hat und das zweite Mal kurz danach, liegt in einer ehrlichen Kommunikation der Schlüssel für eine intakte Partnerschaft: »Entscheidend ist zu artikulieren, was einem gefällt und was nicht. Nur so kann der Partner darauf eingehen. Ich habe zu meinem Mann gesagt: ›Dies und das ist o. k., aber bitte diese Brust nicht anfassen, das hat für mich nichts Schönes mehr.‹ Er hat das akzeptiert.«

Für Marie beinhaltet der Austausch nicht nur, dass man dem anderen seine eigene neue Gefühlswelt offenlegt: »Man darf seinen Partner auch nicht in der Luft hängen lassen. In der Krankheitsphase war es mir immer ein Bedürfnis, Benni zu signalisieren, dass es nicht an ihm liegt, wenn ich etwas nicht mag, sondern dass das ausschließlich mit mir zu tun hat.« Genauso wichtig war ihr der Hinweis, dass die aktuelle Situation nicht von Dauer sein muss. Nicht alles, was jetzt gerade unvorstellbar ist, muss es auch bleiben; vielleicht kann man irgendwann sogar wieder Gefallen daran finden. Manchmal, so meint Marie, muss man eben um die entsprechende Zeit und Geduld bitten. Diese Haltung impliziert grenzenloses Vertrauen und die Gewissheit, sich immer auf den anderen verlassen zu können. Ein Versprechen, mit dem eine Ehe meist beginnt: »Sich zu lieben in guten wie in schlechten Tagen«.

Benni über seine Frau Marie:

»Marie und ich, das passt. Das will ich nicht hergeben, nur wegen so einer beschissenen Krankheit. Egal, was da jetzt noch kommen sollte – ich werde immer an ihrer Seite stehen!«

Träume in Weiß

Marie und Benni starteten mit genau diesen Planungen Anfang 2012, und Marie besorgte sich als Erstes das passende Kleid, einen Traum in weißem Tüll, schulterfrei und mit einer perlenbestickten Korsage. Zeitgleich beschließt das

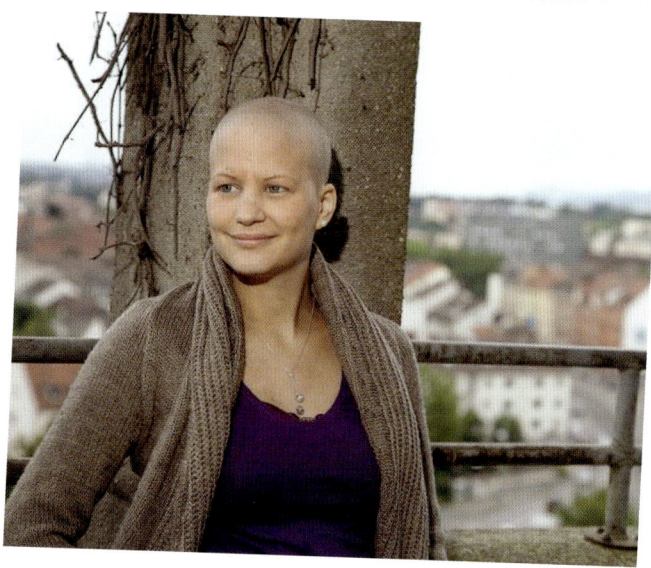

Paar, eine Familie zu gründen, und Marie setzt die Pille ab. Sie hofft, über eine Veränderung ihrer Brust schon früh eine mögliche Schwangerschaft feststellen zu können, und ist daher besonders wachsam. Als sie plötzlich stechende Schmerzen in der Brust verspürt, bespricht sie dies mit ihrem Frauenarzt, der den Tumor sofort im Ultraschall erkennt. Mammografie und Biopsie liefern die Gewissheit über die Bösartigkeit, drei Wochen später folgt die Operation. Am Tag davor wird das Paar von einer weiteren Nachricht erschüttert: Marie ist schwanger. »Dann wurde das Pro und Kontra abgewogen, und da mein Tumor u. a. aufgrund von Hormonen gewachsen ist, haben wir uns dazu entschlossen, die Schwangerschaft abzubrechen.«

Marie, die durch Krebs ihr Baby verlor:
»Wegstecken kann man das gar nicht. Ich glaube, man muss da durch, mehr bleibt einem nicht übrig.«

Im Herbst 2013 steht Marie am Anfang ihrer Antihormontherapie, insgesamt kann das fünf bis zehn Jahre dauern. Ob Marie jemals wieder schwanger werden wird? »Das Thema ist erst mal Geschichte. Ob es danach überhaupt funktioniert, weiß niemand, dazu wird sich auch keiner äußern. Das werden wir dann sehen«, meint Marie dazu.

Die Hochzeit, die zunächst mal auf Eis gelegt worden war, haben sie nachgeholt, wie Marie erzählt: »Irgendwann sagte ich: ›Ich möchte trotzdem heiraten!

Allerdings nicht in diesem Hochzeitskleid.«« Marie kaufte sich also ein zweites, schlichteres Kleid für die standesamtliche Trauung, die sie zwischen Maries fünfter und sechster Chemo feierten.

Das eingelagerte Tüllkleid kam dennoch zum Einsatz: am 6. Juli 2013 bei der kirchlichen Hochzeit. Rückblickend meint Marie: »Wir hätten nie so groß geheiratet, wäre ich nicht krank geworden.« Ein weiteres Mal trug sie das »Prinzessin-Puff-Puff-Kleid«, wie sie es liebevoll nennt, zum Fotoshooting für dieses Buch. Bei traumhaftem Wetter entstanden am Starnberger See Bilderbuchfotos eines Paares, das sich viel versprochen und bereits eine Menge davon eingelöst hat.

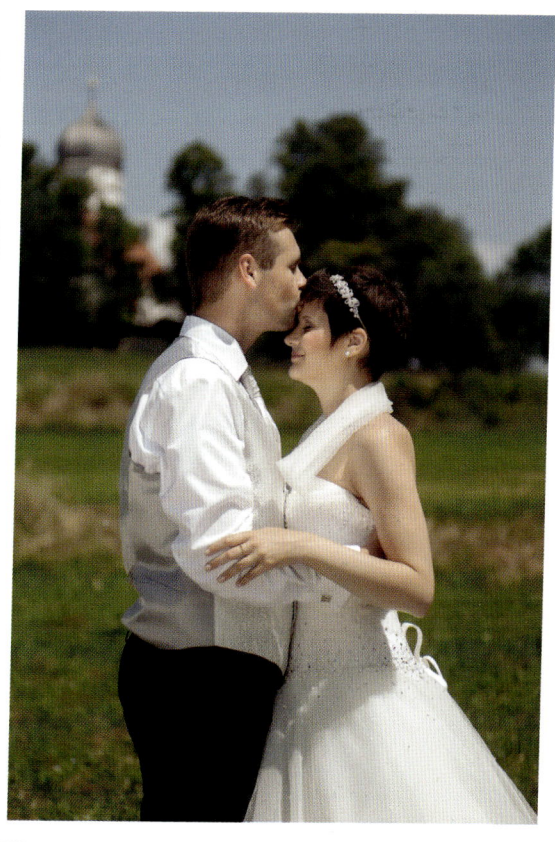

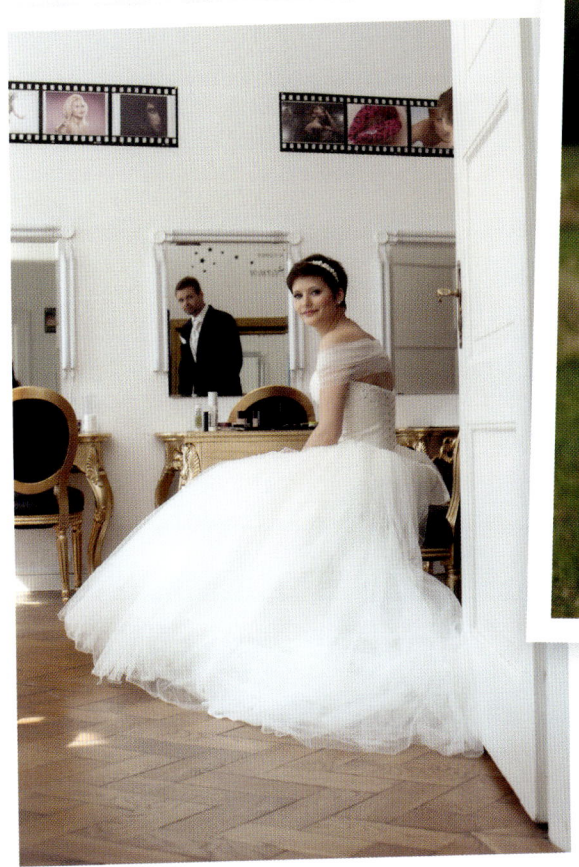

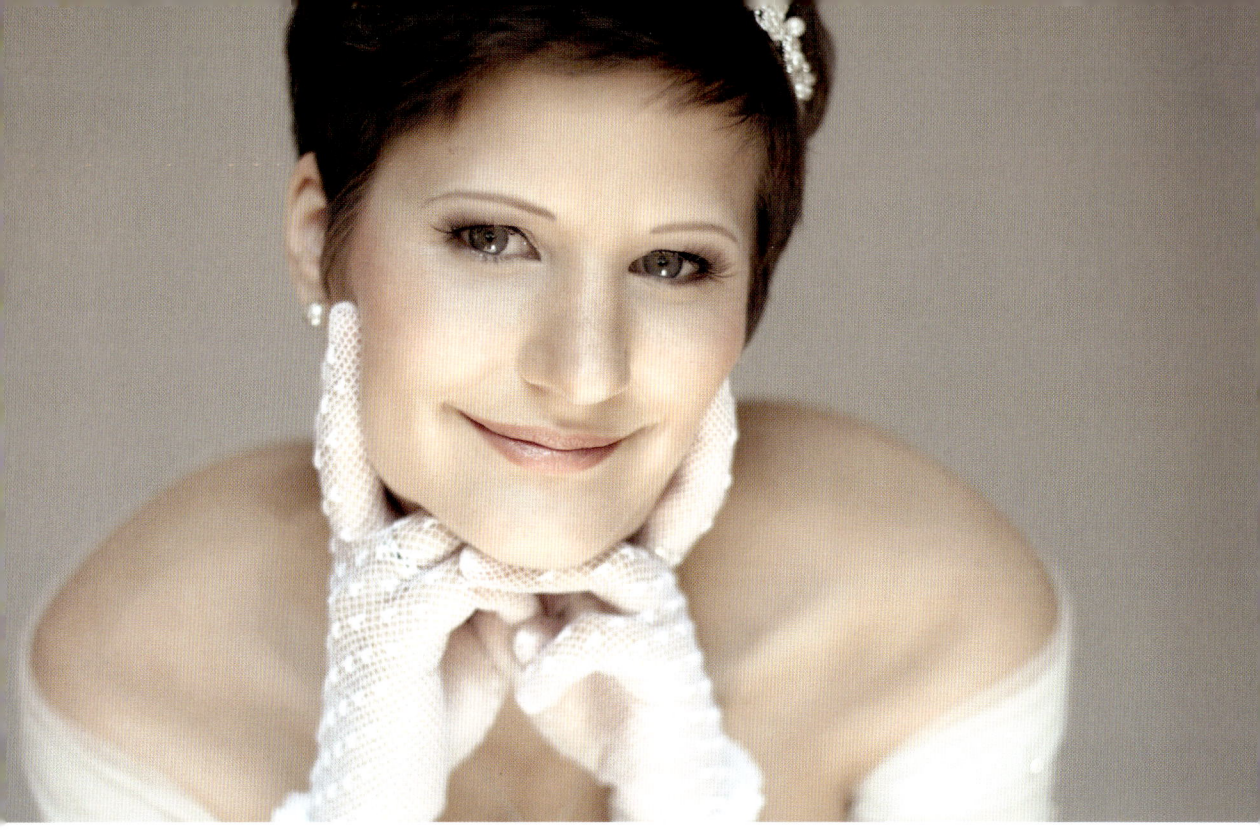

Vom Suchen und Finden der Liebe

Wenn die Psycho-Onkologin Dr. Pia Heußner mit Patientinnen zu deren Schwierigkeiten mit einem veränderten Körperbild spricht, stellt sie sehr konkrete Fragen: »Haben Sie sich Ihre Narbe eigentlich schon einmal angeschaut? Wer darf diese Narbe außer Ihnen sehen? Wer pflegt sie?«

Dabei, so Dr. Heußner, komme immer wieder ans Licht, dass viele Brustkrebspatientinnen nach einer OP die Narbe zwar pflegen, sie dabei aber nicht ansehen würden. In so einem Fall geht die Ärztin behutsam einen Schritt nach dem anderen und erkundigt sich, ob denn vielleicht mal jemand dabei sein dürfte, wenn die Betroffene stückchenweise das Shirt anhebe, sodass sie jederzeit entscheiden könne, ob sie es hoch- oder runterziehen wolle. Das soll manchmal der Onkologe oder der Hausarzt, nicht selten aber die Psycho-Onkologin selbst sein: »Das ist häufig tatsächlich die erste Annäherung an diesen veränderten Körper, der Beginn einer Auseinandersetzung auf dem Weg, ihn zu akzeptieren. Der zweite Schritt kann heißen: Welche Seite meines Körpers finde ich trotzdem noch schön? Natürlich nimmt die Krankheit viel Platz ein. Sollte man aber zulassen, ihr allen Platz einzuräumen? Hat sie das Recht, 100 Prozent zu besetzen? Oder lässt sich eine Insel der Schönheit entdecken? Selbst wenn eine Frau ihren Oberkörper nicht mehr im Spiegel anschauen mag, dann doch vielleicht ihre Augen? Sind es womöglich die Hände, die sie immer noch schön findet?« Sich auf eine Entdeckungsreise zu begeben nach dem, was am eigenen Körper ästhetisch, schön, attraktiv, ja sogar sexy und erotisch ist, stellt einen wichtigen Anfang dar.

Alex, brustamputiert:

»Wir sind noch in der Findungsphase, und ich fürchte, das sind Dinge, die wir nicht allein lösen können. Dazu brauchen wir einen Therapeuten, der uns auf psychologischer Seite unterstützt.«

»Passt schon!«

Es mag wie eine Plattitüde klingen: Sich selbst zu lieben gehört zu den essenziellen Voraussetzungen, um überhaupt geliebt werden zu können. Viele Männer lieben ihre Frauen mit, nach und trotz einer Krebserkrankung. Und sie lieben auch deren Körper. Ungeachtet dessen führt die Krankheit bei Paaren häufig zu Missverständnissen, die dann in den Therapiestunden bei Dr. Heußner zutage treten: »Oft erzählen Frauen: Mein Mann sagt immer nur: ›Passt schon!‹ Oder dieses stereotype ›Ich-finde-dich-trotzdem-schön.‹ Dann ist die Frau meist tief gekränkt, denn sie hätte sich eher gewünscht, dass ihr Partner die Narbe wahrnimmt, sie auch mal streichelt. Worauf der Mann meist entgegnet, er habe das deshalb nie getan, weil er seine Frau nicht kränken wollte. Er wollte sie schützen, sie nicht konfrontieren oder gar verletzen – und erreicht damit genau das Gegenteil.«

Leider, so, Dr. Heußner, verstärken sich solche Missverständnisse in der Regel eher, als dass sie verschwinden, wenn sie unausgesprochen bleiben. Die Annahme »Ich glaube zu wissen, was du jetzt brauchst« sei in dieser Situation ganz klar zum Scheitern verurteilt: »Keiner kann die Wünsche und Abneigungen, Ängste und Hoffnungen der Patientinnen in ihrer Komplexität umreißen.

Das müssen alle erkennen – Mitbetroffene, aber auch die Patientinnen selbst. Weiter hilft hier lediglich eine klare Antwort auf die klare Frage bringen: ›Was wünschst du dir jetzt von mir?‹«

Nicht alle Paare schaffen es, die Krise gemeinsam zu meistern. Eva Schumacher-Wulf, die Chefredakteurin von »Mamma Mia! Das Brustkrebsmagazin«, beobachtet: »Ich sehe zwei Richtungen, entweder ganz auseinander oder eng zusammen. Die Veränderungen sind einfach zu groß. Bei den einen entfaltet sich eine viel intensivere Beziehung, andere empfinden die Situation als viel zu heftig, um weitermachen zu können.«

Nichts passt mehr

Seit Juni 2012 ist in Veronikas Leben alles anders. Erst die Diagnose Triple-negatives Mammakarzinom beidseitig, dann fünf brusterhaltende OPs auf beiden Seiten, Chemo, Bestrahlung – und im Januar 2013 die zusätzliche Diagnose BRCA1 positiv: Veronika trägt also einen Gendefekt in sich, der die Wahrscheinlichkeit einer Tumorbildung deutlich erhöht. Dazwischen löste sich alles auf, was mal ihr bisheriges Leben gewesen war. Die Festanstellung weg, keine Wohnung und kein Partner mehr. Veronika erzählt, ihre bis dahin funktionierende Beziehung sei wohl daran gescheitert, dass aus dem »Wir schaffen das« bald ein »Du schaffst das« und am Ende ein »Ich bin dann mal weg!« wurde: »Mein Exfreund war während der OPs nicht da, er war im Ausland arbeiten. Dann kam er für ein paar Wochen wieder, aber in der Zeit meiner Chemo muss irgendetwas in ihm passiert sein. Am Anfang hat er sich echt noch Mühe gegeben und versucht, für mich da zu sein. Er war auch der Erste, der mich ermuntert hat, mit Glatze rauszugehen, und das habe ich ihm wahnsinnig hoch angerechnet.«

Veronika G., 30, Mammakarzinom:

»Von meinem alten Leben ist absolut nichts übrig geblieben – das gilt für Job, Wohnung, meine Beziehung und mein soziales Umfeld. Es ist, als wäre nichts davon echt gewesen.«

Dann aber merkte sie schnell, dass nicht nur ihr Freund mit ihren Tränen und ihrer Krankheit nicht umgehen konnte. Eines Tages bekam Veronika einen

Anruf seiner Mutter. Sie hatte sich nach der Diagnose immer wieder nach ihrem Befinden erkundigt. Doch diesmal teilt sie ihrer »Schwiegertochter in spe« mit, Veronikas Erkrankung sei für sie eine große Belastung. Die

Veronika:

»Ich war in meinem Leben noch nie so einsam wie in der Zeit der Chemo.«

Mutter war es schließlich auch, die Veronika an Weihnachten 2012 eröffnete, ihr Sohn bräuchte seine Freiheit. Es sei alles zu viel für ihn. »Da hat nur noch der Satz gefehlt, dass sie jetzt an seiner Stelle mit mir Schluss macht! Er selbst hat behauptet, es läge nicht an meiner Krankheit – aber allein schon wie er das Wort ›Krankheit‹ benutzte, das sprach für mich Bände. Und er hat mir nie einen wirklichen Grund genannt, warum er die Beziehung nicht mehr wollte.« Veronika entschied sich für das Ende mit Schrecken. An Silvester 2012 trennte sich das Paar endgültig, Veronika fiel in das große Nichts.

Mitte Januar 2013 folgte die Diagnose BRCA1 positiv, die für Veronika wieder alles durcheinanderwirbelte: »Da ich aufgrund des Gendefekts nicht hätte bestrahlt werden dürfen und mein Wiedererkrankungsrisiko extrem gestiegen ist, habe ich mich im September 2013 für eine erneute Operation, eine subkutane Mastektomie mit Silikonaufbau, entschieden. Ich will leben – und zwar angstfrei und ohne tägliche Schmerzen in den Brüsten. Der bisher angerichtete Schaden ist so groß und quält mich so sehr, dass mir die Risiken, die neuen Narben und das schwer abschätzbare kosmetische Ergebnis dieser OP dagegen verschwindend gering erscheinen und es mir die Strapazen

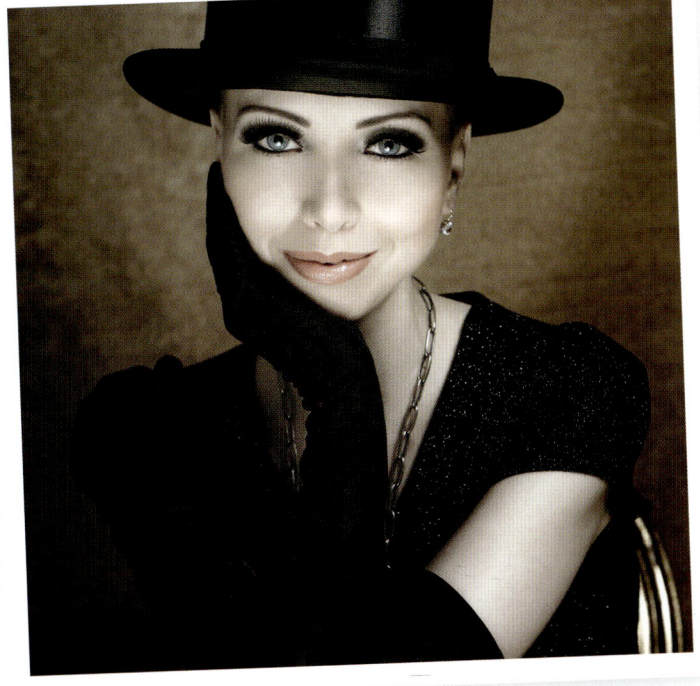

absolut wert sind.« Veronika, der ihr Aussehen sehr wichtig war und ist, die in der ganzen Zeit perfekt geschminkt und gestylt das Haus verließ, egal wie schlecht es ihr auch ging, hat heute eine andere Einstellung zur Schönheit: »Ich setze es gleich mit ›sich im eigenen Körper gut und wohlfühlen‹. Dieses Gefühl habe ich in den letzten Monaten aufgrund der vielen gesundheitlichen Einschränkungen und optischen Veränderungen komplett verloren und stattdessen immer wieder mit dem fremdem Körper, in dem ich jetzt stecke, gehadert.« Veronika träumt davon, sich neu verlieben zu können. Sie hofft, einen Mann zu treffen, der keine Berührungsängste mit dem Thema hat. Keinen, der nach dem ersten Date feststellt, dass er damit doch nicht umgehen kann: »Ich will mein Leben zurück, mit allem Drum und Dran. Ich wünsche mir wieder Leichtigkeit und Unbeschwertheit, einfach ausgehen und Spaß haben können!« Ihr Exfreund hat sich seit der Trennung nie mehr bei Veronika gemeldet: »Er hat nicht mal mehr nachgefragt, ob ich noch lebe. Für den existiere ich nicht mehr, für den bin ich wie tot, als hätte es mich nie gegeben.«

Perfekte Partner

Renate Haidinger von Brustkrebs Deutschland e. V. weiß um die Sorge, einen Partner zu finden, der den aus der Erkrankung hervorgehenden neuen Menschen so akzeptiert, wie er jetzt ist. Sie kann allerdings beruhigen: »Ich kenne genug Frauen, die wieder einen Partner gefunden haben, mit nur einer Brust oder ganz ohne Brüste, das ist dabei nicht ausschlaggebend!« Die Gründe, warum ein Mann seine Frau in dieser Situation verlasse, sieht Renate Haidinger durchaus differenziert: »Natürlich gibt es viele, die mit der Tatsache, dass der geliebte Mensch so krank ist, einfach nicht umgehen können. Das ist traurig, aber es ist so. Manche trennen sich sogar, obwohl sie die Person lieben, die Situation ihnen aber einfach die Luft zum Atmen nimmt. Und eines darf man nicht unterschätzen: Wir Frauen verändern uns natürlich auch! All die Gedanken – wie geht es weiter, wird man überleben, wie viel Zeit wird einem bleiben und was will man mit dieser Zeit anfangen? Da kann man unter Umständen

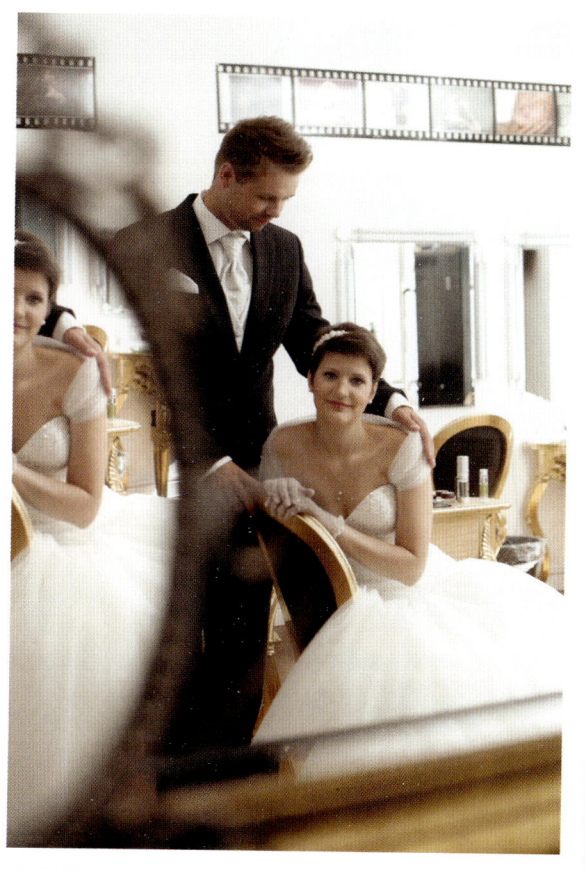

entdecken, dass der Partner gar nicht mehr so recht in diese Planung hineinpasst.«

Für Renate Haidinger ist ebenfalls der Dialog der Schlüssel zum Miteinander. Sie rät daher, sich gegenseitig das Versprechen zu geben, nicht aufzuhören, offen über Wünsche oder auch das, was man gerade nicht möchte, zu kommunizieren. Eigentlich, so die Ärztin Dr. Pia Heußner, ist es auch gar nicht so selten, dass die Beziehung trotz Krankheit Bestand habe. In ihrer langjährigen Praxis hat sie zahlreiche Frauen kennengelernt, die ihr berichteten: »Ich habe den tollsten Mann der Welt! Er hat mir genau zum richtigen Zeitpunkt die richtige Frage gestellt. Er hat immer das Richtige getan, immer gewusst, wie er mich anfassen soll – und er wusste auch genau, wie weit er wann gehen darf. Alles passt einfach perfekt und ich könnte es mir nicht besser vorstellen.«

Alex Z., die gemeinsam mit ihrem Partner Patrick für das Shootingwochenende zu diesem Buch nach München gereist war, strahlt genau dies aus. Die beiden wirken harmonisch miteinander, zärtlich, behutsam, was auf den Fotos, die im The Rilano Hotel (München) entstanden sind, deutlich zu spüren ist. Alex selbst schreibt ganz offen über das Geheimnis ihrer glücklichen Beziehung:

Geheimnis einer erfüllten Partnerschaft

Alex Z. erzählt

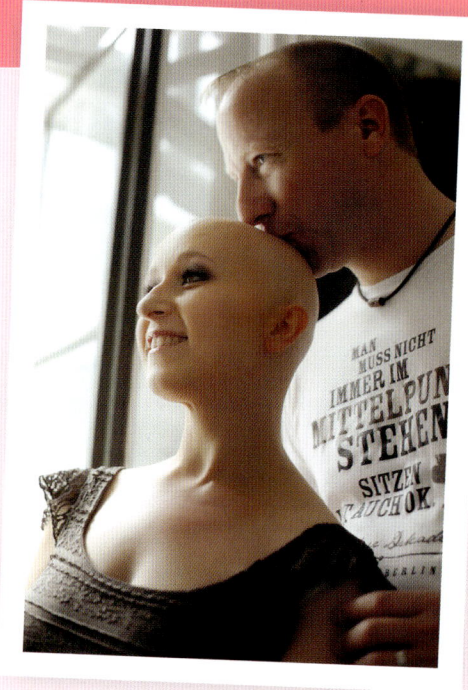

»Die Themen Sexualität und Erotik waren am Anfang meiner Erkrankung gar nicht so gewichtig für uns. Wir hatten bis dahin ein regelmäßiges und gutes Sexualleben. Gute Kommunikation, Vertrauen und vor allem Offenheit waren und sind auch jetzt die wichtigsten Punkte in unserem intimen Leben.

Ich wusste schon vor der Erkrankung, dass es brusterhaltende OP-Methoden gibt. Entsprechend konnte mich mein Arzt schon bei der Diagnose in diesem Punkt sehr beruhigen. Dadurch stellte sich mir die Frage, ob ich noch attraktiv genug bin oder ob Patrick mich noch attraktiv finden wird, nie so richtig. Auch die Chemotherapie hat sich am Anfang gar nicht so stark auf unsere Sexualität ausgewirkt. Natürlich gab es Tage, an denen ich mich nicht wohlfühlte, und das wirkte sich auch auf die Lust aus. Aber im ›gesunden‹ Alltag ist es ja auch nicht anders!

Im Laufe der Chemo allerdings stellte ich fest, dass mein Körper doch auf die Medikamente reagiert. Eine Nebenwirkung sind trockene Schleimhäute. Im Moment stehe ich also vor dem Problem, dass ich mich erotisch wohl fühle, nach wie vor Lust empfinde und auch Lust auf Sex habe, er allerdings nicht immer möglich ist – eben durch diese Nebenwirkung.

Für uns bedeutet das, dass wir zwar nach wie vor ein erfülltes Sexualleben haben, jedoch mit weniger Geschlechtsverkehr. Aber es gibt auch
andere Möglichkeiten, sich zu befriedigen! Da uns bewusst ist, dass es ein
vorübergehender Zustand ist, versuche ich, mich damit nicht zu belasten.
Eines ist allerdings super, und ich würde es ebenfalls zur sexuellen Ebene
zählen: die neue bzw. neuentdeckte Körperlichkeit, die wir beide aus der
Erkrankung mitnehmen. Wir haben eine intensivere Art, Zärtlichkeiten auszutauschen, wir kuscheln viel mehr und genießen es, die Zeit bewusster
körperlich miteinander zu verbringen. Nach dem Schock, dass diese Krankheit, die wirklich nicht ohne ist, uns hätte auseinanderbringen können, wissen wir uns gegenseitig also noch mehr zu schätzen. Als Folge behandeln
wir uns gegenseitig viel umsichtiger – wie ein rohes Ei. Und das auch auf
der sexuellen Ebene.

Grundsätzlich könnte ich mir vorstellen, dass wenn vor der Erkrankung eine
Frau oder ein Mann Sinn für Erotik hatte, es danach auch nicht anders ist.
Vor meiner Erkrankung kannte ich natürlich auch die Tage, an denen ich mich
zu fett, zu hässlich und absolut unerotisch gefühlt habe. Genauso waren
vor der Erkrankung die Tage mit der schönen Seidenunterwäsche und einem
tollen sexy Kleid normal für mich. Und jetzt ist es überhaupt nicht anders.
Na ja, vielleicht doch – jetzt ist es anders! Ich bin viel entspannter und
fühle mich viel erotischer und schöner in meinem Körper. Für mich erzählen Narben eine Lebensgeschichte. Und eine meiner >Lebensgeschichten<
ist an der Seite meiner rechten Brust zu sehen. So wie ich jetzt bin, fühle
ich mich wohl und erotisch.

Mir ist es völlig egal geworden, ob ich einen kleinen Pickel an der Nase habe
oder die Waage zwei Kilo mehr anzeigt – ich bin jetzt fast wieder gesund und
LEBE. Das ist für mich das Wichtigste!«

Sinn für Sinnlichkeit

Begehren und begehrt werden. Dr. Pia Heußner erfährt in den Gesprächen mit ihren Patientinnen immer wieder, dass die Wiederentdeckung der Sexualität analog zur Erkrankung ein ständiger Prozess ist. Und nicht selten mit positivem Ausgang: »Ich höre häufig: ›Natürlich ist es anders als vorher, aber ich habe kein Problem damit.‹« Manche Patientinnen berichten, sie hätten eine andere erogene Zone an ihrem Körper kennengelernt und waren in der Lage, dies ihrem Partner entsprechend zu vermitteln. Ihre Sexualität habe sich verändert – nicht in der Qualität, sondern in der Ausgestaltung.

Alex D., beidseitig brustamputiert:

»Ich weiß noch nicht, wo ich eine andere erogene Zone an meinem Körper finden könnte. Vielleicht tut sich irgendwo was auf.«

Living on the Edge

Iris, die mit 34 an Brustkrebs erkrankte, erlebte ebenfalls eine Partnerschaft, in der ihr Mann keine Berührungsängste entwickelte: »Er hatte nie Angst, mich anzufassen, oder empfand gar Abscheu und Ekel. Im Gegenteil, er betonte so oft, wie wichtig es sei, dass wir uns körperlich nah sind, damit wir uns in all dem Kummer nicht auch noch als Paar verlieren. Schließlich wollte er nicht nur das kleine Mädchen, in das man sich in so einer Krankheit wohl zurückentwickelt, betreuen, sondern er wollte ebenso für seine Ehefrau da sein.«

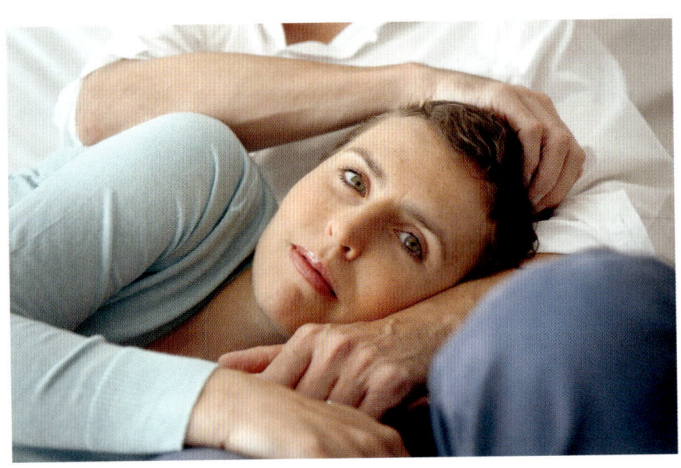

Iris ist davon überzeugt, dass Sexualität ein wichtiges Instrument ist, um Nähe zu seinem Partner zu empfinden. Diese Nähe habe sie gerade während der akuten Erkrankung immer wieder von sich aus gesucht. Es sei keineswegs so gewesen, dass ihr Partner das Bedürfnis nach Sex gehabt hätte; deswegen sei sie aktiv geworden, so Iris: »Vielleicht hat es

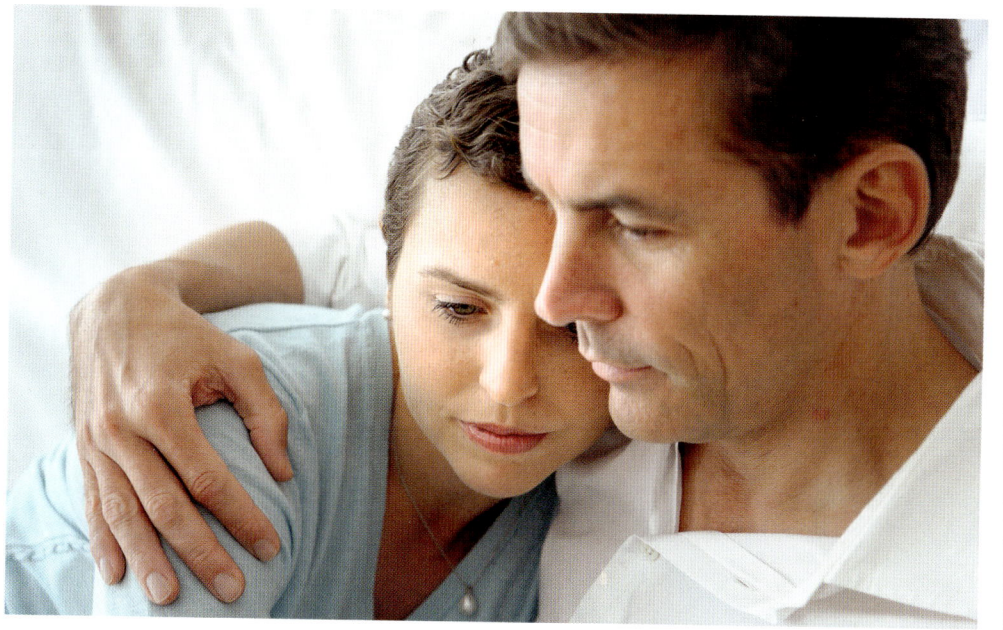

daran gelegen, dass ich mich fragte, wie oft ich das noch erleben darf. Und ich wollte es unbedingt erleben! Durch dieses Bewusstsein der Endlichkeit gewann die Sexualität in dieser Zeit an Tiefe. Dieses ›am Abgrund leben‹ machte es viel intensiver, auch in körperlicher Hinsicht, sodass ich es als unglaublich schön empfunden habe. Teilweise sind mir die Tränen gekommen vor Glück.«

Natürlich musste auch Iris, je weiter die Chemotherapie fortschritt, entsprechend mehr Hilfsmittel verwenden, um das Austrocknen der Schleimhäute auszugleichen. Als unangenehm empfand sie das aber nicht. Heute, knapp zwei Jahre später, haben sich alle Nebenwirkungen der Chemotherapie verloren – sowohl die Störungen der Nervenenden als auch die Trockenheit der Schleimhäute. Für Iris und ihren Mann heißt das, dass sie jetzt wieder eine ganz normale Sexualität leben können: »Für ihn ist das alles inzwischen abgehakt. Ich habe mich zwar schon manchmal gefragt, wie unglaublich sexy das für meinen Mann sein muss, mit einer glatzköpfigen Frau zu schlafen. Aber ich glaube, er hat zu der Zeit nicht das Äußere, sondern das Innere gesehen. Und das war schön.«

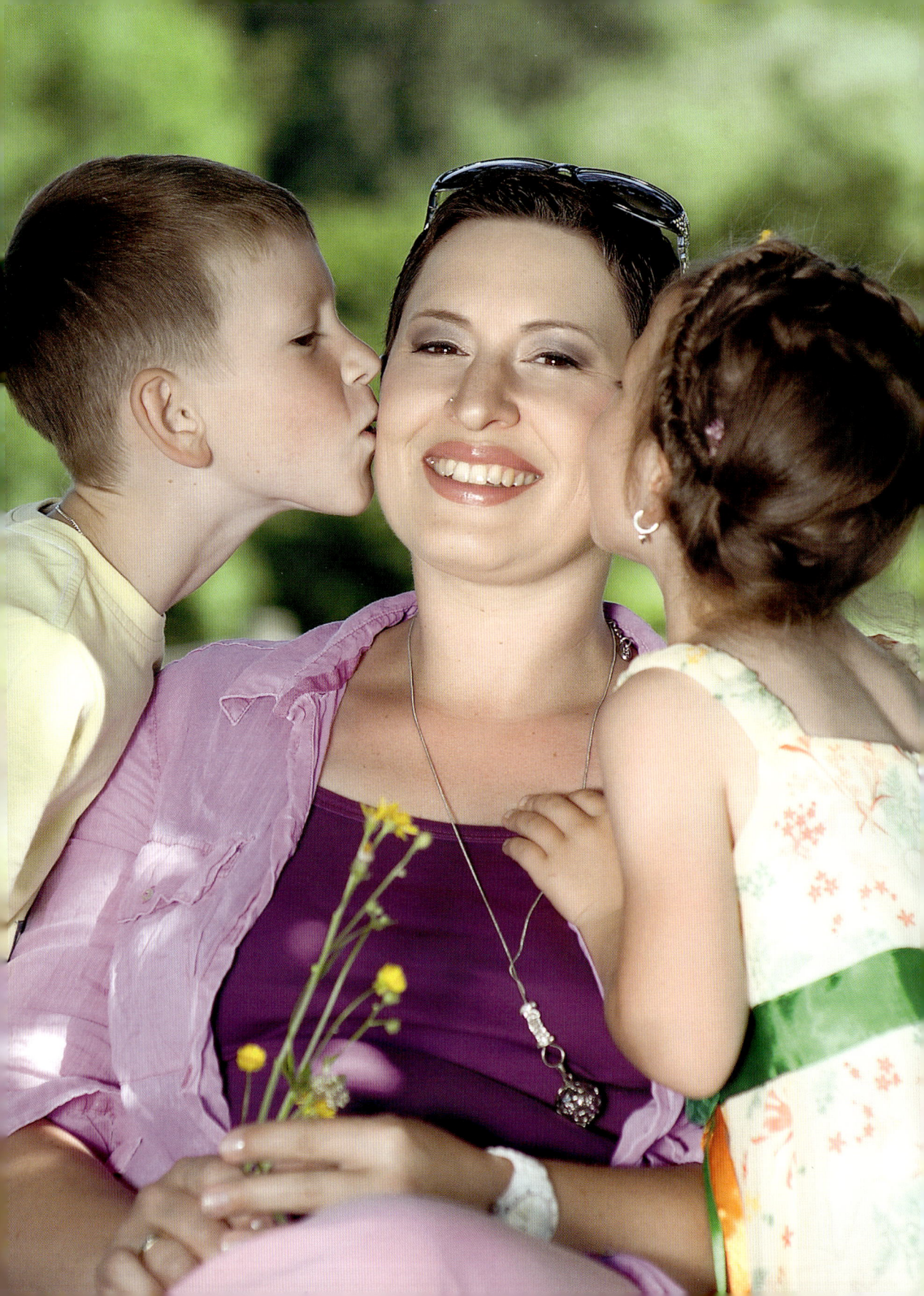

Wie Mütter lieben und leiden

Krebs und Kindersegen

Wer denkt bei einer Schwangerschaft an Krebs? Wer, wenn Leben in einem wächst, ans Sterben? Speziell junge Patientinnen sind dem weiten Feld »Kinder« immer wieder ausgesetzt. Infolgedessen betrifft alles, was mit ihnen passiert, nicht nur sie allein, sondern hat ebenso Konsequenzen für ihre bereits geborenen Kinder ihre ungeborenen, ihre Wunschkinder.

Renate Haidinger von Brustkrebs Deutschland e. V. begegnet in ihrer Beratungstätigkeit vier Lebenssituationen: »Wir sehen zum einen Frauen, die ihre Diagnose in der Phase des Kinderwunsches bekommen. Nicht selten sind sie Ende 30 und stehen vor der Problematik, sich vielleicht gänzlich davon verabschieden zu müssen.« Für die Dauer der Therapie sei eine Schwangerschaft in jedem Fall ausgeschlossen, was die Partnerschaft neben der schweren Erkrankung zusätzlich belaste. Vielleicht muss die gesamte Lebensplanung komplett geändert werden, so Renate Haidinger. Dann gibt es Patientinnen, die bereits Mütter sind und sich gerade »in Planung« für ein Geschwisterchen befinden.

Renate Haidinger,
Brustkrebs Deutschland e. V.:
»Es ist ein Irrglaube, dass es während
der Schwangerschaft keine Therapie-
möglichkeiten gäbe.«

Hier wird dann ein Vertagen dieses Wunsches notwendig. Als nächste Gruppe gibt es die Frauen, die in der Schwangerschaft erkranken. Leider sehen sich nicht wenige mit der heiklen Situation konfrontiert, dass ein auftretender Tumor nicht als solcher erkannt wird, so Renate Haidinger: »Weil die Brust sich durch die Schwangerschaft stark verändert, das Brustgewebe anschwillt und dichter wird, ist die Diagnose kompliziert. Man möchte weitestgehend auf Röntgenbilder, also Mammografien, verzichten, und der Ultraschall zeigt bei den dichten Brüsten vieles leider nicht an.« Renate Haidinger berichtet, manche Frauen würden zwar bereits ahnen, dass etwas nicht stimmt, sie würden die Diagnose aber bewusst hinauszögern, um erst ihr Kind zur Welt zu bringen. Dies sei insofern kritisch, weil es sich genau um die Monate handeln kann, in denen sich der weitere Verlauf der Erkrankung entscheide, so Frau Haidinger: »Nach dem ersten Trimester, also ab dem vierten Schwangerschaftsmonat, kann man mit einer Chemotherapie starten, ohne dem Kind zu schaden. Es gibt eine ganze Reihe Frauen, die das gemacht haben. Das Kind wurde dabei in dem Moment, in dem es lebensfähig ist, also etwa ab der 30. Schwangerschaftswoche, geholt, um dann bei den Müttern noch weitere Therapien durchzuführen.«

Chemo mit Babybauch?

Bei Liane S., heute Mitte 30, wurde 2010 Brustkrebs diagnostiziert: »Zu dieser Zeit war ich mit meinem zweiten Kind in der 32. Woche schwanger. Es gab für mich die Möglichkeit, das Kind frühzeitig zu entbinden oder bereits in der Schwangerschaft mit der Chemotherapie zu beginnen. Ich entschied mich für zwei Zyklen Chemo noch in der Schwangerschaft und habe in der 40. Woche natürlich entbunden.« Die Chemotherapie setzte sie zehn Tage nach der Entbindung fort. Liane entschied sich bewusst für das Austragen ihres Kindes bis zum regulären Geburtstermin: »Wenn ich frühzeitig entbunden hätte, hätte ich ein Frühchen gehabt und nicht gewusst, wer sich um das Baby hätte kümmern sollen, falls ich chemobedingt ausgefallen wäre. Ich habe mich also bewusst dazu entschieden, die Behandlung mit Baby im Bauch zu beginnen. Das haben natürlich nicht alle in meinem Umfeld verstanden, aber für mich war diese Lösung die beste, und ich bin heute froh, es so gemacht zu haben.«

Wie auch immer eine Frau in dieser Situation entscheidet, das Wichtigste sei, sich zu allen Optionen umfassend medizinisch beraten und aufklären zu lassen, so Renate Haidinger: »Nein sagen kann man schließlich immer noch, aber man sollte seine Möglichkeiten kennen. Es gibt weltweit genügend Erfahrung mit Chemotherapien in der Schwangerschaft. Natürlich kann man nicht jede geben. Aber was nutzt es einer Frau, wenn sie ihr Kind zur Welt bringt und danach stirbt? Daher ist es entscheidend, das Optimum für Mutter und Kind herauszufinden. Und das kann man nur, wenn man sich den Tatsachen stellt.«

Eine Erfahrung, die nicht wenige Frauen teilen, ist, dass sie zwar Anzeichen einer nicht schwangerschaftsbedingten Veränderung wahrnahmen, diese aber aufgrund ihres Alters nicht ernst genommen wurden.

Bettina:

»Bei der Zweitdiagnose fragte mein Sohn: ›Mama, hast du Krebs? Kann man daran sterben? Stirbst du?‹«

In dieser Hinsicht kann Renate Haidinger nur einen Rat geben: »Wenn eine Frau spürt, dass sich in der Brust etwas verändert, was nicht dem üblichen Wachstum und Anschwellen der Brüste in einer Schwangerschaft entspricht und ein Arzt sagt: ›Sie sind doch schwanger und Sie sind viel zu jung!‹, gibt es nur eines: nächster Arzt! Oder gleich in ein zertifiziertes Brustzentrum gehen, um Klarheit zu bekommen.«

Allein mit Kind und Krebs

Der Großteil der jüngeren Brustkrebspatientinnen allerdings erfährt von ihrer Krankheit in einer Lebensphase, in der sie bereits Kinder haben, oft noch recht kleine. Besonders brisant kann es sich dann darstellen, wenn die Frauen keinen Partner an ihrer Seite haben. Renate Haidinger kennt die Sorgen der Mütter, die als Alleinerziehende die gesamten Therapien durchlaufen und gleichzeitig

Betreuung für ihr Kind bräuchten: »Leider fallen Alleinerziehende finanziell oft vollkommen aus dem Raster. Sie werden nirgends aufgefangen; hier zeigt unser Sozialstaat diverse Lücken. Es existiert zwar eine Reihe von Stiftungen, die alleinerziehenden krebskranken Mütter in irgendeiner Form finanziell helfen, aber natürlich kann man darüber nicht die gesamten Lebenshaltungskosten abdecken.« Frau Haidinger empfiehlt daher Betroffenen, Rat bei entsprechenden Organisationen einzuholen.

Abgesehen von der finanziellen Situation müssen alleinerziehende Mütter in der Krankheitsphase ein besonderes Organisationstalent an den Tag legen. Marion K., bei der 2009 Brustkrebs festgestellt wurde, war damals schon fünf Jahre Single und Mutter eines kleinen Sohnes: »Genau zu dem Zeitpunkt war ich wieder mit dem Vater meines Sohnes zusammengekommen, aber es hat nur gehalten, bis die Chemophase vorbei war. Ich denke, er hätte sonst ein schlechtes Gewissen gehabt.« Ihr Sohn Levin sei da mit hineingewachsen. Wenn es ihr schlecht ging und er nicht im Kindergarten war, hat Marion viel mit ihm gelesen; war das nicht möglich, haben sie zusammen ferngesehen: »Ich habe mir immer wieder gesagt: ›Du musst stark sein!‹, um irgendwie meinem Kind gerecht zu werden und nicht ständig jemanden um etwas bitten zu müssen. Meine Eltern haben für uns gekocht und uns umsorgt, sie wohnten in der Nachbarschaft, zum Glück!« Ihr Expartner springt ein, wenn Marion überraschend ins Krankenhaus muss, die Nachbarn helfen beim Einkaufen. Mütter befreundeter Kinder kümmern sich mit um Levin, sorgen für Abwechslung. Ihr Sohn bemerkt schnell, dass etwas nicht stimmt – und auch, wenn es Mama nicht gut geht.

»Damals in der Chemophase habe ich viel gefroren. Da war Levin ganz stark bemüht, mich warmzukuscheln, damit ich nicht so friere«, erinnert sich Marion. Sie ist immer ehrlich zu ihm gewesen: »Ich habe ihm auch gesagt, dass es mir schlecht geht und es bestimmt morgen wieder besser sein wird und wir dann wieder mehr zusammen machen können. Er war und ist mein Antrieb, stark zu sein.« Noch etwas hat ihr in der Krankheit immer Kraft gegeben: »Gerade weil man als Alleinerziehende viel nachdenkt, bin ich froh, meine beste Freundin zu

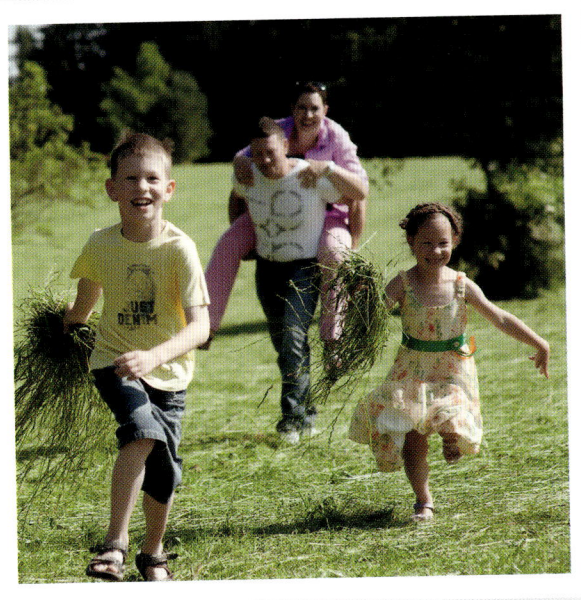

haben, die ich immer, egal um welche Uhrzeit, anrufen konnte, um mit ihr zu reden. Das war meine Therapie, um mit dem Krebs leben zu können.«

... und ein gutes neues Jahr!

Gute Tage für eine Krebsdiagnose gibt es nicht. Neben schlechten existieren noch ganz schlechte Tage. Bettina K., heute Mitte 30, erwischte wohl einen der schlech-

testen. Als sie beim Duschen einen Knoten entdeckt, den sie am nächsten Tag gleich abklären lässt, beruhigt sie ihr Gynäkologe zunächst noch. Auf dem Ultraschall sei zwar etwas zu sehen, aufgrund ihres Alters vermute er aber gutartiges Gewebe. Sicherheitshalber veranlasst er eine Mammografie. Auch hier die Annahme: kein Grund zur Sorge. Absolute Sicherheit soll dann die Biopsie bringen.

Beim Gespräch im Klinikum Augsburg wird der Brustkrebs schließlich zur Gewissheit. Es ist der 22.12.2010. Zwei Tage vor Weihnachten. Bettinas Kinder sind zu diesem Zeitpunkt drei und sechs Jahre alt: »Das war brutal. Wenn ich nur daran denke, steigen mir Tränen in die Augen. Die Kinder freuen sich auf Weihnachten, die Geschenke. Im Wohnzimmer steht der Baum, und ich hatte gar keinen Bock, habe es einfach nur über mich ergehen lassen. Als meine Kinder dann im Bett waren, fiel der ganze Druck von mir ab. Ich wäre am liebsten in die Küche gegangen, hätte mir ein Messer geholt und mir ›das Ding‹ selbst rausgeschnitten. Ich dachte: Der sitzt da drin, wird mit allem versorgt – dem geht es gut, diesem Scheißtumor, und ich soll hier Weihnachten feiern?«

Noch bis Mitte Januar muss sich Bettina gedulden. Dazwischen ein weiterer bedeutungsvoller Tag, an dem Bettina nicht die geringste Feierlaune verspürt: »Silvester, Mitternacht, alle fallen sich in die Arme und wünschen dir ein gutes neues Jahr. Da denkst du dir nur: ›Haltet doch einfach die Klappe!‹ Weil du keine

Ahnung hast, wie dein Jahr weitergeht! Wirst du es überhaupt überleben? Was passiert mit deinen Kindern?« Am 14. Januar schließlich ist Bettinas persönliches Fest, der Krebs wird operiert: »Endlich. Das war mein Weihnachten, mein Geschenk.«

Falsche Haare, richtige Antworten

Was sagt man seinen Kindern? Und wie? Wie soll ein Kind etwas verkraften, was für einen selbst kaum zu schaffen ist? Eva Schumacher-Wulf, 34, hat gerade ihren Jüngsten abgestillt. Ein Jahr ist er alt, der große Bruder vier. Den Knubbel, den Eva in der Brust spürt, hält sie für eine verstopfte Milchdrüse. Ihr Arzt schickt sie sofort zur Mammografie. Zehn Tage später ist ihre Brust amputiert. Fast zehn Jahre danach weiß die Chefredakteurin von »Mamma Mia! Das Brustkrebsmagazin« um die vielen Fragen, rund um eine Krebsdiagnose auftürmen: »Als ich erkrankte, war der nächste Gedanke sicher nicht, dass ich mal eine Zeitschrift machen werde. Allerdings hatte Information sofort einen hohen Stellenwert. Als Erstes ging ich in den Kindergarten und setzte mich mit allen Erzieherinnen an den Tisch. Kinder fragen oft nicht direkt die Mama, weil sie den Impuls verspüren, ihre Eltern schützen zu wollen. Trotzdem möchten sie ihre Fragen beantwortet haben und erkundigen sich daher im Umfeld. Mir war wichtig, dass sie auf ihre Fragen richtige Antworten kriegen. Deshalb habe ich die Erzieherinnen zusammengeholt, alles erklärt, jeden nächsten Schritt angekündigt, Begriffe erläutert wie etwa Bestrahlung. Und prompt fragte mein Sohn im Kindergarten nach: ›Was ist das – Bestrahlung?‹« Dank Evas klarer Informationspolitik konnten Erzieherinnen und Freunde immer eine Antwort geben, wenn die Kinder nicht Mama direkt fragen wollten. Eva nennt es: »Ein Netz spannen, um meine Kinder aufzufangen.«
Antje versuchte, ihre zweijährige Tochter in krankheitsbedingte Prozesse einzubeziehen. Als Antjes Haare ausfallen, rasiert ihr Mann sie ab. Tochter Vroni sitzt daneben:

Dr. Pia Heußner, Psycho-Onkologin:

»Man kann einem Kind durchaus vermitteln: ›Wir sind jetzt in einer Ausnahmesituation, denn spezielle Situationen im Leben erfordern ihre eigenen Anpassungen.‹ Es gehört für Kinder zur Vorbereitung auf das normale Leben: ›Wenn Erwachsene sich an Lebensveränderungen anpassen können, kann ich das auch!‹«

»Damit sie nicht denkt: ›Wo sind denn die Haare hin?‹ Sie hat
dann immer wieder meine Glatze gestreichelt und abgeknutscht,
damit die Haare ganz schnell wieder nachwachsen.«
Obwohl Vroni noch klein ist, spürt sie vieles, was um sie herum
passiert. Dass es komisch ist, wenn Mama sie zur Krippe bringt,
aber dennoch nicht arbeiten geht. Oder als Antje sich zur OP
vor der Klinik für längere Zeit von ihrer Tochter verabschiedet:
»Da habe ich sie zum Auto gebracht, und sie hat geheult wie ein
Schlosshund. Klar denkt man dann, wenn sie mit der Oma in
Urlaub fährt, ist das eigentlich auch nicht anders. Aber sie hat
gemerkt, da ist irgendwas im Busch – oder warum sonst bleibt
Mama jetzt in so einem komischen Haus?«

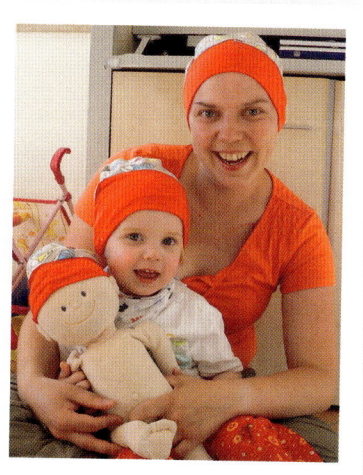

Die Psycho-Onkologin Dr. Pia Heußner ist fest davon überzeugt, dass nur der
Weg der Offenheit der gangbare ist: »Verständlicherweise erhoffen sich Eltern,
jeden Schaden von ihrem Kind fernhalten zu können. Aber grundsätzlich würden wir Kindern eine wichtige Chance verwehren, geeignete Anpassungsme-
chanismen für die negativen Seiten des Lebens zu entwickeln, wenn sie nicht
wahrnehmen dürften, dass die Welt nicht nur aus rosa Wolken besteht. Wir
können Kinder nicht vor negativen Lebensereignissen schützen. Aus unserer
Erfahrung heraus sollte man stattdessen darauf achten, dass sie das Vertrauen
nicht verlieren.« Konkret heißt das, dass man Kindern ihre Fragen wahrheits-
gemäß beantworten muss, selbst wenn es darum geht, dass ein Elternteil sterben
wird: »Nichts ist schlimmer für ein Kind, als wenn es angelogen und später von
der Realität eingeholt wird. Denn wenn wirklich der Fall eintreten sollte, hat ein
Kind sonst ein Elternteil und das Vertrauen in die Menschen verloren.« Kinder
würden in ihrer Trauer dann dazu neigen, sich von allen verlassen zu fühlen. Dr.
Heußner erklärt ihre Gedankenwelt so: »Meine Mutter hat mich hintergangen,
mein Vater auch, meine Oma auch, wo soll ich jetzt hin? Meine Mutter liegt
auf dem Friedhof, mein Vater hat mich angelogen, und Oma hat gesagt, es wird
alles gut. Denen glaube ich doch im Leben nichts mehr.«

»Mama hat Krebs!«
Ein Gespräch mit der Psycho-Onkologin Dr. Pia Heußner

Wenn ein Elternteil an Krebs erkrankt ist, wie bespricht man das mit seinen Kindern?

Zunächst sollte man auf keinen Fall irgendwelche Lügen erzählen. Dennoch müssen nicht alle Details auf einmal geklärt werden, man kann sich Zeit lassen. Je nach Alter des Kindes ist es sicherlich sinnvoll, Einzelheiten in einem langsameren Tempo zu besprechen. An einem Tag kann man z. B. mitteilen, dass es sich um eine schlimme Krankheit handelt. In einem zweiten Gespräch dann, dass die Krankheit immer eine ernsthafte Krankheit sein wird und nicht einfach wieder weggeht. Ein drittes Gespräch kann beinhalten, dass die Behandlungen anstrengend und schwierig sind. Diese Informationen sind wichtig, denn das Kind erlebt es ja gerade mit und benötigt die Möglichkeit, diese Veränderungen, die da in seinem Leben passieren, zuzuordnen.

Was passiert, wenn Eltern diese Gespräche nicht führen?

Kinder leben in ihrer eigenen Fantasiewelt, mit ihren eigenen Erklärungen. Wenn wir ihnen nicht mitteilen, warum etwas anders ist, deuten sie das auf ihre eigene Weise. Das kann dazu führen, dass ein Kind, dessen Mutter aufgrund einer Chemotherapie erschöpft auf dem Sofa liegt und keine Kraft mehr zum Spielen hat, glaubt, Mama hätte es nicht mehr lieb. Zurück bleiben Enttäuschung und Instabilität – im Prinzip also genau das, was man durch Schweigen, Verdrängen oder Die-Unwahrheit-erzählen verhindern wollte.

Wie sollten sich Eltern verhalten, wenn sich abzeichnet, dass ein Elternteil sterben wird?

Hier raten wir ebenso, Kinder in altersgerechter Sprache in die Realität mitzunehmen und sie schrittweise vorzubereiten. Wenn ein Kind fragt: »Mama, wirst du wieder gesund?«, dann sollte eine ehrliche Antwort z. B. lauten: »Nein, ich werde nie wieder gesund.« Und wenn das Kind fragt: »Mama, wirst du sterben?«, dann sollte man antworten, auch wenn es einem noch so sehr das Herz zerreißt: »Ja, das werde ich!« Denn nur dann habe ich als Mutter die Chance, meinem Kind noch viel mehr als diesen Satz mitzugeben: »Das ist das, was ich selbst am allerwenigsten will, aber ich weiß, es gibt ganz, ganz viele Menschen, denen vertraue ich fest und die werden für dich da sein. Der Papa und die Oma und all die anderen werden für dich sorgen.«

Sollte man konkrete Vorstellungen ansprechen?

Es kann sehr hilfreich sein, einem Kind Bilder an die Hand zu geben, sie sollten allerdings für einen selbst und die Familie passen. Für manche heißt das: »Ich werde auf der Wolke sitzen und dich von dort aus immer beschützen.« Für andere: »Ich werde immer in deinem Herzen wei-terleben.« Solche Vorstellungen können sehr tröstlich sein. Dennoch sollte man vorsichtig mit sehr konkreten Aussagen umgehen, insbesondere bei kleineren Kindern. Ich kenne einen Vier-jährigen, der auf einer Flugreise in den Urlaub seinen verstorbenen Vater in den Wolken suchte und nicht zu beruhigen war, weil er sich so genau vorgestellt hatte, ihn hier in den Wolken wiedersehen zu können. Kinder haben eine viel lebhaftere Fantasie als wir Erwachsene. Daher ist es sinnvoll auszutesten, ob alles gut verstanden wurde. Selbst wenn wir glauben, wir hätten es plausibel erklärt.

Dürfen Eltern vor ihren Kindern weinen?

Vieles von dem, was wir heute über Trauer bei Kindern wissen, haben wir von jungen Erwach-senen gelernt, die selbst als Kind einen Elternteil verloren haben und heute beispielsweise an Depressionen leiden. Da hören wir oft: »Bei uns zu Hause hat nie einer geweint, also habe ich auch nicht geweint.« Wenn Emotionen so lange so gedeckelt werden, müssen sie sich einen anderen Weg suchen, und das mündet nicht selten in einer psychischen Erkrankung. Wenn ich es einmal ganz deutlich formulieren darf: Dieses »Ich will für mein Kind stark sein und zu Hause keine Schwäche zeigen« ist das Falscheste, was man tun kann. Selbst wenn es aus dem Bedürfnis zu schützen entstand – es ist leider nicht hilfreich für die Kinder.

Zwiegespalten

Mit der Krebserkrankung wandelt sich manches im Alltag zur Belastung. Was vorher normal und sogar schön war, erscheint plötzlich bedrohlich. Biggi Welter, Leiterin der Selbsthilfegruppe bei mamazone e. V. in Augsburg, erklärt: »Auf einmal wirkt man furchtbar verschlossen. Da spielt der Partner ausgiebig und einfühlsam mit den Kindern, und die Frau liegt auf dem Sofa und weint. Worauf der Mann sich ärgert: ›Egal, was ich mache, alles ist verkehrt. Jetzt kümmere ich mich mal um die Kinder, und sie hockt immer nur da und heult.‹ Er weiß ja nicht, dass sie heult, weil sie in dem Moment denkt: ›Schau, wie schnell geht es ohne mich, eigentlich braucht mich ja gar keiner.‹«

Biggi Welter, der viele dieser Geschichten über zwiespältige Gefühle erzählt werden, weiß, wie bitter diese Momente für die Betroffenen sind. Selbst wenn die Mütter im tiefsten Inneren spüren, wie sehr man sie vermissen würde: »In dem Moment siehst du das nicht. Schlimm ist es besonders mit den ganz kleinen Zwergen, die sind knallhart und marschieren gnadenlos dahin, wo es ihnen gerade gut geht. Natürlich wünscht man ihnen das, aber es am eigenen Leib zu erfahren, tut weh.«

Steffi R., 49, Mammakarzinom:
»Als ich 2004 erkrankte und versuchte, meinen Kindern möglichst schonend die Diagnose beizubringen, meinte mein damals 15-jähriger Sohn: ›Krebs? Ach, und ich dachte schon, du bist schwanger!‹«

Sind die Kinder größer, stellt sich die Frage: Was erzähle ich und wie? Immer wieder scheuen sich Erwachsene, ihren Kindern die Krankheit zu offenbaren, möchten sie lieber vor ihnen verstecken und suchen nach Strategien der Verheimlichung.

Für Eva Schumacher-Wulf gab es zur Offenheit keine Alternative: »Es ist ein Trugschluss zu glauben, wenn man nicht darüber redet, merken es die Kinder auch nicht. Bei mir z. B. gab es die Tage, an denen ich einfach weinen musste. Mein Großer fragte dann: ›Mama, heulst du heute wieder?‹ Und ich entgegnete: ›Ja, heute ist wieder so ein Tag!‹ Damit war es erledigt. Hätte ich mich ihm nicht erklärt, hätte er es auf sich beziehen können. Kinder fühlen sich ganz schnell schuldig. Aber so fand er es ganz in Ordnung.«

Ehrlich empathisch

Bettina K., deren Kinder bei ihrer ersten Diagnose noch kleiner sind, ahnte, dass sie den beiden bei ihrer Zweitdiagnose anders begegnen müsse. Eine Tochter im Vorschulalter und ein Grundschüler stellen nun mal Fragen, die Bettina auch beantworten möchte: »Ich habe meine Kinder über alles aufgeklärt, soweit ich das für nötig hielt. Mit dem Thema Tod und Sterben bin ich nicht ins Detail gegangen, aber die Fragen kommen sowieso. Als mein Sohn völlig überraschend meinte: ›Mama, hast du Krebs? Stirbst du?‹, da hatte ich erst mal einen dicken Kloß im Hals. Ehrlich gesagt bin ich immer davon ausgegangen, die Kinder kriegen das gar nicht so mit. Sie wissen zwar, es ist etwas anders, aber dass mein Sohn das so klar wahrnimmt und beim Namen nennt, hat mich überrascht.«

Biggi Welter, mamazone e. V.:
»Wir gehen in der Familie sehr offen mit der Krankheit um, denn was würde es bringen, nicht ehrlich zu sein? Kein Mensch auf der Welt durchschaut mich so wie meine Tochter! Mir passiert es, dass Anna zur Tür hereinkommt, mich sitzen sieht und sagt: ›Hey Mum, du hast Angst.‹ Wenn ich dann tapfer entgegne: ›Hallo, mir geht es prima!‹, dann grinst sie mich nur an: ›Ach, hör doch auf zu lügen!‹«

Bettina reagierte intuitiv so, wie viele Psycho-Onkologen es für richtig halten. Sie war ehrlich, ohne schonungslos zu sein: »Ich erklärte meinem Sohn: ›Ja, ich habe Krebs, ja, man kann daran sterben. Ob ich daran sterben werde,

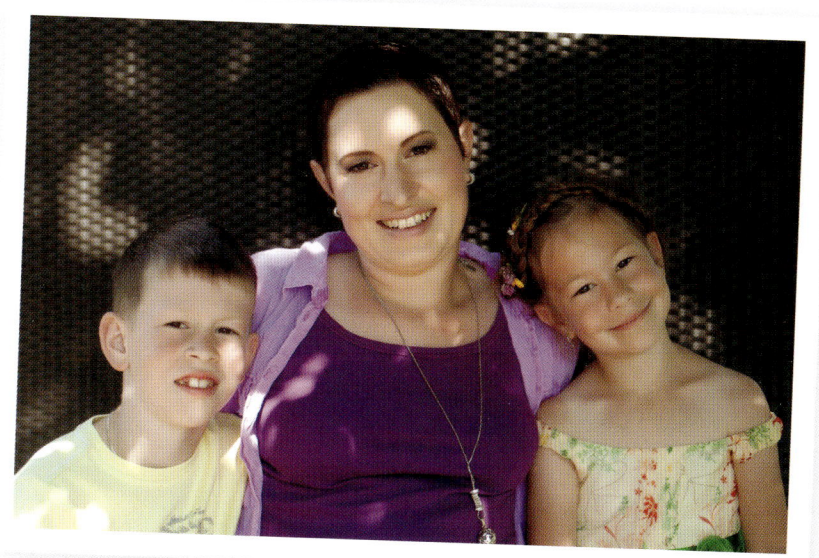

weiß ich nicht. Das kann ich dir nicht sagen. Aber es gibt viele Menschen, die ganz lange damit leben können. Daher gehe ich regelmäßig zum Arzt und nehme viele Medikamente, damit ich noch ganz lange leben kann.‹«

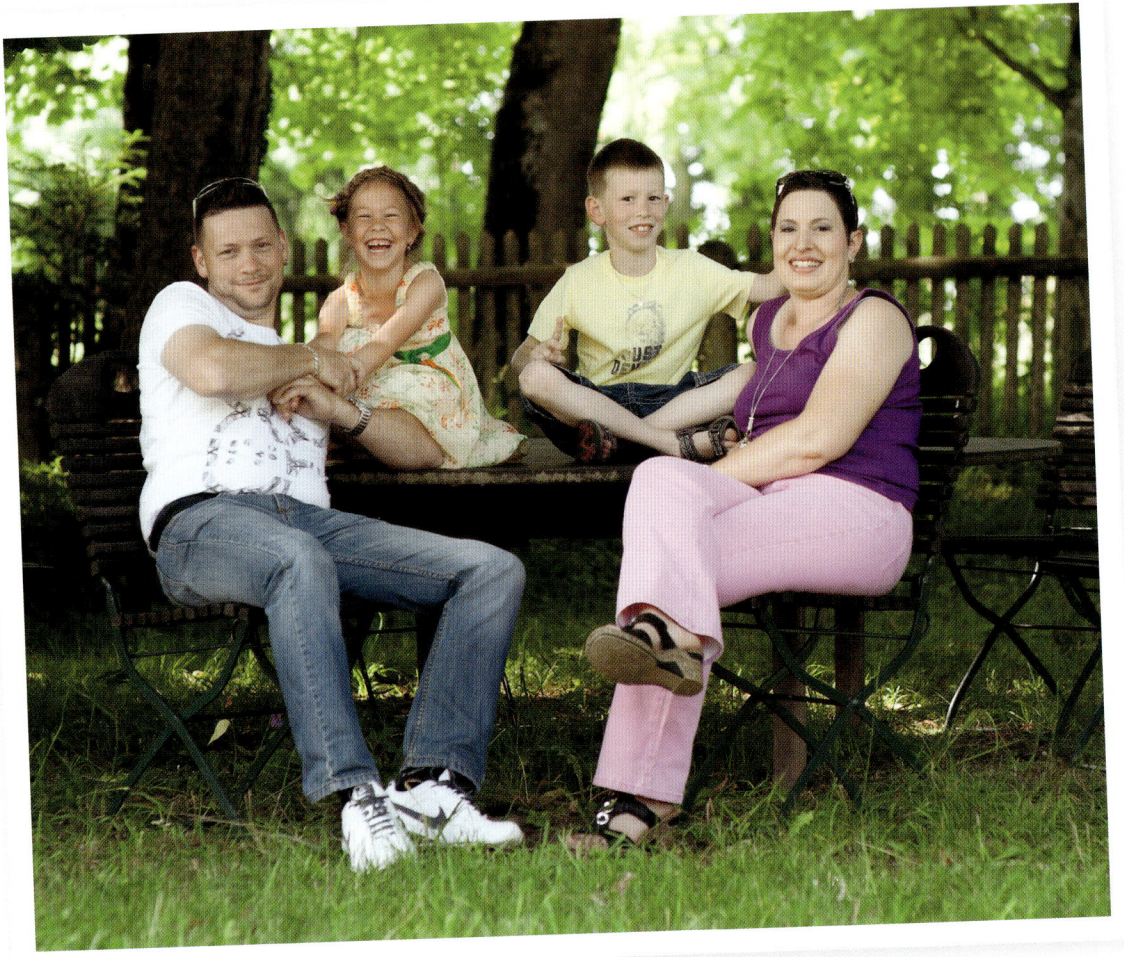

Bettina mit
ihrer Familie,
Sommer 2013

Kleine Kinder, große Sorgen

Selbst wenn vieles besprochen wird, kämpfen Kinder unter Umständen noch Jahre danach mit erdrückenden Ängsten. Bei Eva Schumacher-Wulfs großem Sohn brach alles fünf Jahre später auf: »Er war neun, als es plötzlich anfing, in ihm zu arbeiten – dass das alles wiederkommen und ich sterben könnte. Er hatte sogar Angst, dass ich in dem Moment, wenn er nicht in meiner Nähe ist, sterben würde, und konnte fast ein halbes Jahr kaum zur Schule gehen. Psychologische Unterstützung erhielten wir damals vom Verein ›Hilfe für Kinder krebskranker Eltern‹ in Frankfurt, sodass er lernte, wieder loszulassen.« Eva band abermals das gesamte Umfeld ein, nun in der Schule ihres Sohnes das Lehrerkollegium und das Sekretariat. Überall traf die Familie auf Verständnis und erfuhr große Rücksichtnahme, sodass es ihrem Sohn sogar gestattet wurde, nachmittags zum Training zu gehen, auch wenn er morgens den Unterricht nicht besucht hatte. Eva begleitete ihn zum Sportplatz: »Der Kontakt zum Freundeskreis durfte nicht abbrechen.«

Bettinas Sohn zeigte seine erste Reaktion auf die Brustkrebsdiagnose seiner Mama sehr zeitnah. Denn kaum fielen Bettina chemobedingt die Haare aus, hatte er plötzlich kreisrunden Haarausfall am Hinterkopf. Kein Mittel half. Bettina erzählt weiter: »Erst als meine Haare wieder wuchsen, sprossen bei ihm ebenfalls die Stoppeln. So sehr hat ihn das psychisch belastet. Natürlich habe ich immer wieder mit ihm geredet und ihn gefragt, ob es schlimm ist, dass Mama keine Haare hat. Er entgegnete zwar jedes Mal: ›Nö, das ist halt so!‹ Doch tief drin hat es ihn um einiges mehr gebeutelt.«

Für Bettina und ihre Familie ist die Zeit der Sorge leider nicht vorbei. Im August 2012 wähnte sich Bettina endlich mit allen Therapien fertig. Doch schon im September wurde bei der Standardabschlussuntersuchung eine Metastase in der Leber entdeckt. Es war der erste Schultag nach den Sommerferien. Für Bettina begann der Horror von Neuem: »Da stand ich gedanklich wieder auf dem Friedhof!« Bei ihrem Sohn spitzte sich die Situation dramatisch zu. Zwei Wochen nach Schulbeginn war der Zweitklässler wie ausgewechselt, erzählt Bettina: »Auf einmal wurde er aggressiv, hat alles verweigert, Blätter zerknüllt. Einmal riefen sie an, weil er so einen Schreianfall hatte, dass er sich von niemandem mehr beruhigen ließ. Da saß ich gerade bei meiner zweiten Chemo, sodass mein Mann ihn abholen musste.«

Dank der Unterstützung des Kinderarztes, der sofort eine Kinder- und jugendpsychiatrische Praxis zurate zog, sah man bald Erfolge. Bettina war sehr erleichtert: »Er schrieb gute Noten, machte super mit in der Schule und hatte überhaupt keine Schwierigkeiten mehr.« Am Ende des Schuljahres, knapp elf Monate nach Bettinas Metastasenbefund, hat ihr achtjähriger Sohn den Übertritt in die dritte Klasse problemlos geschafft.

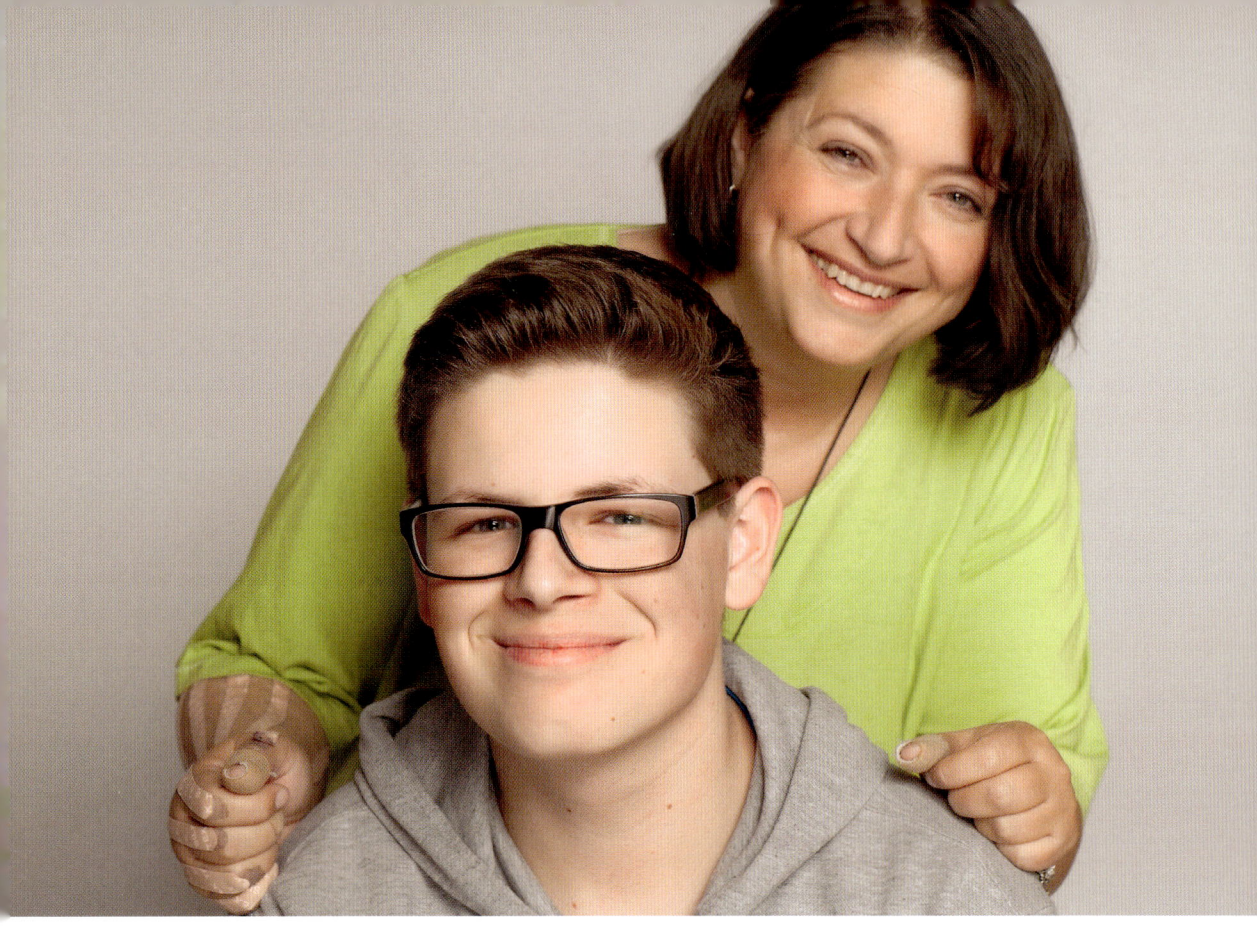

Erblast

Als würde die Angst um die eigene Zukunft nicht schon reichen, gehört auch die Ungewissheit um die Gesundheit der Kinder zum Sorgenpaket: Werde ich meinen Krebs an meine Kinder weitergeben? Besonders im Fokus ist hier der Brustkrebs; schließlich gibt es sogenannte Hochrisikofamilien, in denen Frauen jeder Generation – aber auch einige Männer – an Brustkrebs erkranken. Tatsächlich existiert bei einigen Krebsarten, darunter Brust- und Eierstockkrebs, eine familiäre Vorbelastung, wie Professorin Dr. Nadia Harbeck von der LMU München erklärt: »Etwa 5 bis 10 Prozent unserer Patientinnen weisen eine Mutation auf den Brustkrebsgenen auf, was ursächlich für das Mammakarzinom ist. Man kann sich das so vorstellen: Der Schutzmechanismus der Zelle ist ausgefallen und kann nicht mehr auf Umweltschäden reagieren, wodurch schließlich Krebs entsteht. Die BRCA1-Mutation (Breast-Cancer-Gen 1) ist mit einem etwa 80-prozentigen Brustkrebsrisiko über die Lebenszeit vergesellschaftet. Wahrscheinlich sind noch mehr Gene mit Krebsentstehung vergesellschaftet, allerdings mit keinem so hohen Risiko.«

Die Professorin geht davon aus, dass die Zukunft weitere Klarheit über Gene, ihre Rolle in einer Krebserkrankung und entsprechende Therapien bringen wird. Derzeit böten den Frauen intensive Früherkennungsmaßnahmen und vorbeugende Operationen Schutz, so die Professorin: »Wünschenswert wären irgendwann gezielte Medikamente auch für bereits Erkrankte.«

Biggi Welter, Mammakarzinom:

»Der dunkelste Moment war für mich die BRCA-Diagnose.«

Biggi Welter, hier mit Sohn Moritz und Tochter Anna.

Es steht in den Genen

Wie weit die Sorge um eine genetische Vorbelastung führen kann, demonstrierte die Schauspielerin Angelina Jolie mit ihrer viel diskutierten Entscheidung, aufgrund einer Gendispostion ihr Brustgewebe ohne bisherige Erkrankung entfernen zu lassen. Professorin Harbeck sieht den Presserummel, der damals entfacht wurde, gelassen: »Der Pressehype um Angelina Jolie war sicher über- dimensioniert und zu reißerisch, wobei Frau Jolie mit ihrer Entscheidung im Prinzip recht hat. Wenn man aus einer Familie stammt, in der Mutter und Tante an Krebs verstorben sind, und wenn man selbst die Genveränderung trägt, ist eine vorbeugende chirurgische Maßnahme eine erklärliche Entscheidung.« Andere Frauen, so die Professorin, würden in der Situation eher den Weg verstärkter Früherkennung wählen.

Sie selbst begrüßt grundsätzlich jeden öffentlichen Dialog über Brustkrebs und dessen aktuelle Behandlungsmethoden,

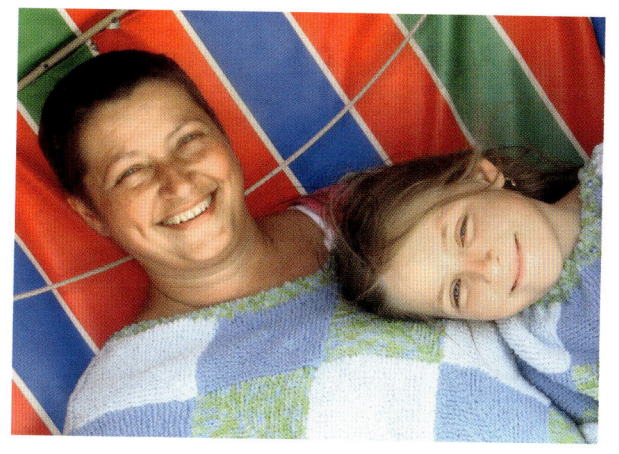

sofern Frauen darüber ihre Hemmungen verlieren, zum Arzt zu gehen oder sich zu der Thematik umfassend zu informieren. Natürlich dürfe die Berichterstattung nicht zu unbegründeten Ängsten oder Fehlinformationen führen, so Professorin Harbeck: »Keine normale Frau ohne familiäre Vorbelastung sollte auf die Idee kommen, sich durch so eine radikale Operation vor Brustkrebs schützen zu wollen. Das wäre völlig übertherapiert. Man muss dies alles in Relation sehen: Lediglich 4000 Frauen im Jahr werden in Deutschland mit einer solchen Entscheidung konfrontiert.«

Was heißt es für eine Familie, erblich vorbelastet zu sein? Biggi Welter empfand nach ihrer entsprechenden Diagnose eine neue Dimension der Ohnmacht: »Bis dahin hatte es immer nur mich betroffen. Ich für mich weiß, ich kann kämpfen – und ich werde kämpfen, bis ich es nicht mehr kann. Aber plötzlich sind meine Kinder betroffen, und ich bin so machtlos. Meine Tochter ist 14, kriegt jetzt ihren Busen, und ich weiß, irgendwann wird sie sich testen lassen. Und dann? Ich hoffe ganz intensiv auf die Genforschung.«

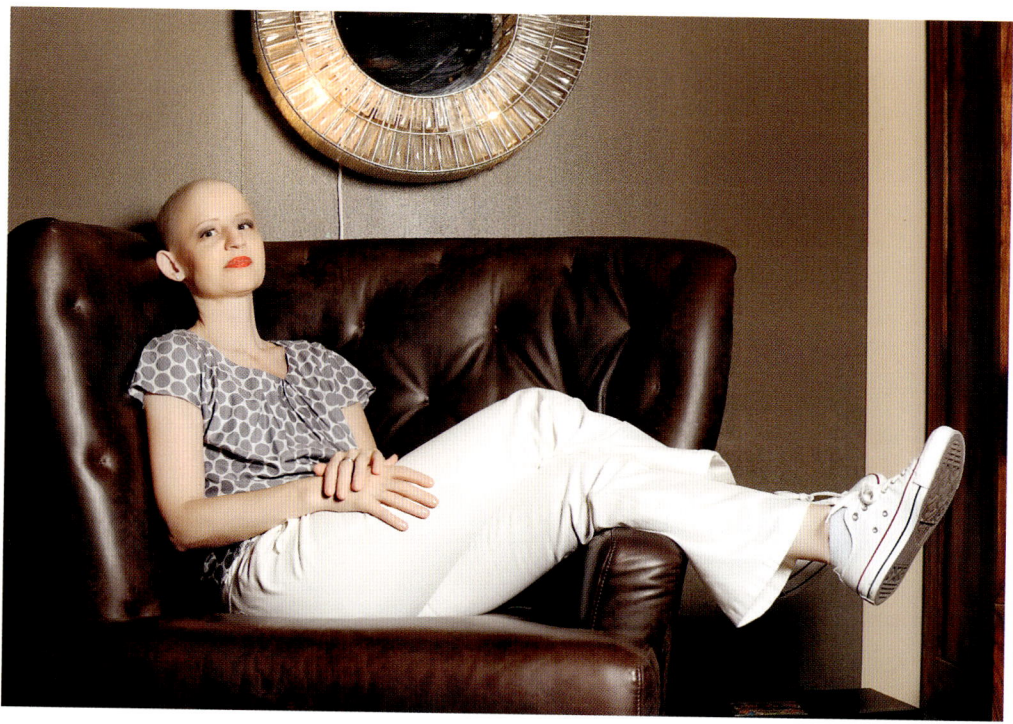

In einem ihrer zahlreichen Gespräche auf Kongressen und Tagungen mit Experten spielen Fragen nach der aktuellen Entwicklung für sie eine ganz besondere Rolle: »Kürzlich hat mich ein bekannter Professor getröstet mit den Worten: ›Frau Welter, bitte leben Sie Ihr Leben! Bis Ihre Tochter so weit ist, hat die Forschung etwas entwickelt!‹ Ich habe ihn angeschaut: ›Versprochen?‹ Worauf er erwiderte: ›Ja.‹« Daran will Biggi sich jetzt festhalten.

Sie hat allen Grund, besonderes Vertrauen in den medizinischen Fortschritt zu legen; schließlich erhielt ihr Sohn im Alter von zwölf Jahren die Diagnose Diabetes. »Damals ein Weltzusammenbruch«, wie Biggi sich erinnert. Heute habe er seine Pumpe, und es gehe ihm prima. Das macht ihr Hoffnung, dass es bei ihrer Tochter dank der weiteren Entwicklung auch gut laufen könne: »Abgesehen von ihrer Chance von 50 Prozent, dass sie gar nichts hat. Aber ehrlich gesagt habe ich schlaflose Nächte deswegen.«

Familienberatung und Erblichkeit

Von Professorin Dr. med. Nadia Harbeck

Die Beratung der von der Gendiagnose betroffenen Familien ist eine andere als für Frauen ohne familiäre Häufung von Brustkrebs. Sollte eine Frau die erste Erkrankte in der Familie sein bzw. sich keine starke familiäre Belastung herausstellen, kann man eine gewisse Entwarnung geben, weil die eigenen Kinder kein überproportional erhöhtes Risiko haben. Es mag etwas erhöht sein im Vergleich zur Normalbevölkerung, aber keinesfalls so, dass man hier drastische chirurgische Maßnahmen andenken müsste.

Dennoch empfehlen wir betroffenen Frauen, mit ihren Kindern darüber zu sprechen. Sobald diese erwachsen sind, sollten sie ihren eigenen Frauenarzt darüber informieren, dass die Mutter Brustkrebs hatte. Dann kann ein spezieller Brustultraschall gemacht werden. Grundsätzlich sollten die Frauen ein verstärktes Brustbewusstsein entwickeln, auch wenn die Wahrscheinlichkeit keinesfalls so hoch ist, im Laufe ihres Lebens Brustkrebs zu entwickeln, wie das bei den BRCA1- und BRCA2-Familien der Fall ist.

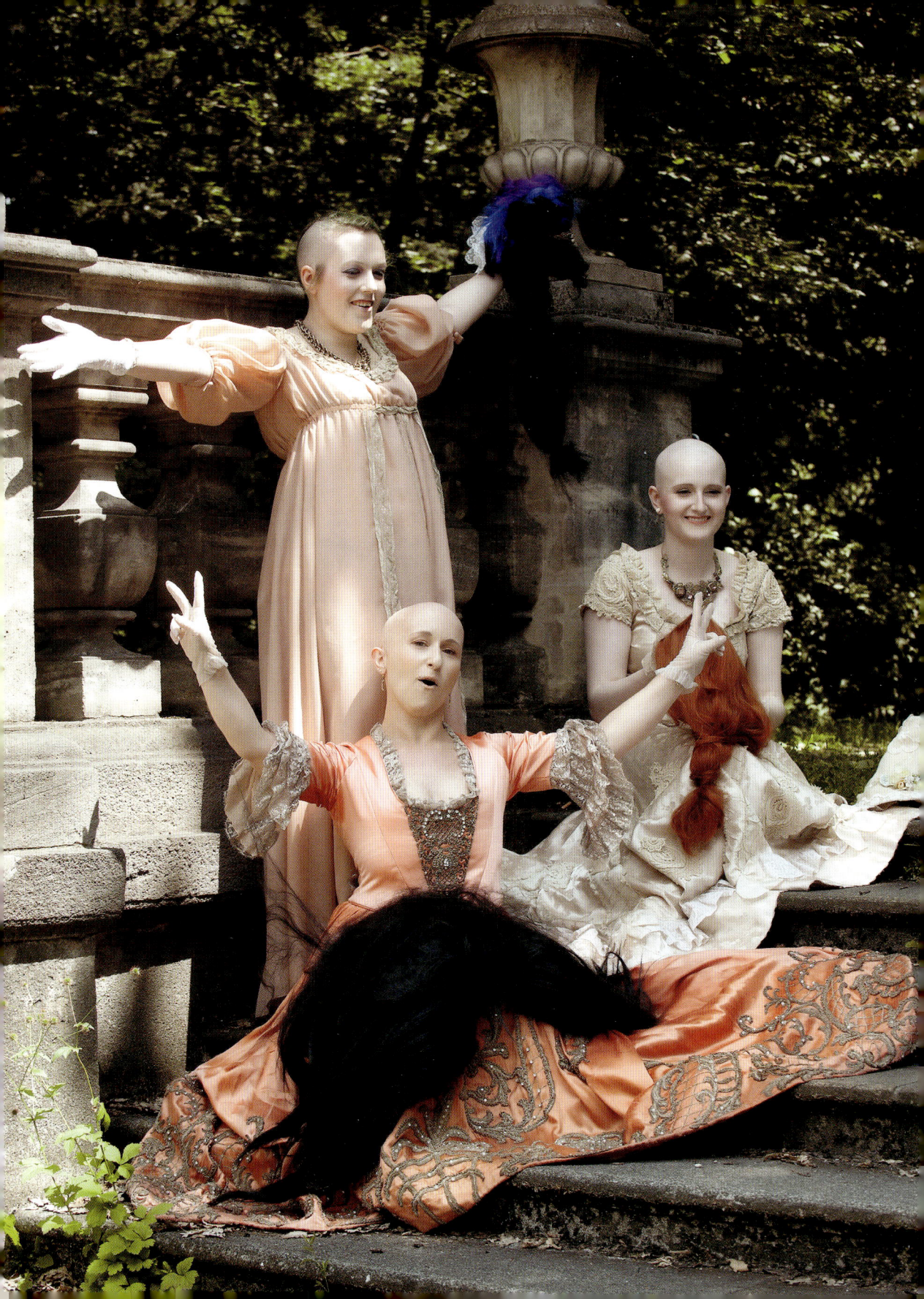

Gute Erinnerung an schlechte Zeiten

Der Trick mit dem Klick

Welche Frau käme auf die Idee, ausgerechnet in einem Moment ihres Lebens, in dem sie sich wahrscheinlich am wenigsten mag, Fotos von sich zu machen und diese aufzuhängen? Der Körper aufgeschwemmt von Kortison, der Kopf kahl, die Freude und Farbe aus dem Gesicht?

Als ihr der Psycho-Onkologe mitten in der Brustkrebserkrankung genau diesen Vorschlag macht, ist Biggi Welters erste Reaktion: »Bestimmt nicht! Ich hänge doch keine Fotos von mir selbst an die Wand!« Und dann sollen die Bilder auch noch aus den Situationen sein, in denen es ihr gut geht. In denen sie glücklich ist. Glück! Was heißt das denn genau? Einen Tag lang keine Beschwerden haben? Eine Woche überhaupt nicht an die Krankheit denken? Sich einen Monat so zu fühlen wie früher? Noch mal »gesund« sein? Doch der Psycho-Onkologe beharrt darauf: »Hängen Sie sie hin. Gestalten Sie Ihre eigene Fototherapiewand. Sie werden sehen, es wird Ihnen guttun.«

153

Er sollte recht behalten. Biggi, die 47-jährige Powerfrau, hat in den sechs Jahren seit der Diagnose nicht nur viele ihrer intensiven Momente in Form von Fotos in ihrem Wohnzimmer gesammelt. Sie steht auch mit viel Herz und großer Kompetenz anderen Betroffenen zur Seite und gibt als Leiterin des »mamazone-Treffs«, einer Selbsthilfegruppe für Brustkrebspatientinnen am Klinikum Augsburg, gerne ihren umfangreichen Erfahrungsschatz weiter. Vielleicht fällt es Biggi deshalb so leicht, über Schweres zu sprechen, weil dies ihr tägliches Brot ist. Sie hat viel gehört und selbst einiges erlebt. Offen berichtet sie von ihren eigenen Ängsten und was ihr geholfen hat, immer wieder stark zu sein. Die Fotowand spielt dabei eine zentrale Rolle, wie Biggi erzählt: »Das erste Bild entstand an einem Abend während meiner Reha in der Klinik Ostseedeich in Grömitz. In den Tagen zuvor, wenn ich abends noch mal zum Strand ging, quälten mich ich oft die Gedanken, dass nun alles vorbei sein, dass ich nie wieder das Meer sehen würde. Dass es das jetzt einfach gewesen ist für mich. An jenem Abend schoss mir in den Kopf: ›Es ist völlig egal, was morgen kommt. Jetzt, genau diesen Moment, den nimmt mir niemand – kein Krebs, kein Mensch, der gehört mir!‹ Und plötzlich konnte ich den Augenblick genießen. Da habe ich mich zu meinem Mann umgedreht und gesagt: ›Jetzt darfst du Bilder machen!‹«

Sofortauslöser

Inzwischen erstrecken sich die Fotos über die gesamte Wand, alle in hübschen Rahmen aus Holz in Form von Puzzles, sodass sie eine Verbindung zueinander haben. Wichtige Begegnungen mit anderen sind hier verewigt, Erinnerungen an ein tolles Konzert, gemeinsames Feiern mit den anderen Frauen von mamazone e. V. Mittendrin immer wieder Fotos ihrer Kinder, aber auch das Bild eines Arztes, dem Biggi sehr vertraut: »Immer wenn ich diese Wand anschaue, weiß ich: In diesem Moment, da ging es mir so richtig gut. Und wenn es mir mal schlecht geht, dann weiß ich: Es lohnt sich! Mach weiter!«

Inzwischen finden sich darunter zunehmend Fotografien von Menschen, die nicht mehr da sind. Trotzdem möchte Biggi auch diese schmerzlichen Erinnerungen nicht missen, waren es doch schöne und wertvolle Momente mit ihren verstorbenen Freunden.

Das allererste Foto am Strand in Grömitz, das Biggi mit Mütze und strahlenden Augen zeigt, hielt einen Zeitpunkt großer Angst fest. Hat sie diese heute überwunden? Biggi verneint. Verändert allerdings habe sich das Gefühl: »In dieser Phase habe ich permanent Abschied genommen. Ich versuchte, alles in mir ganz festzuhalten, weil ich glaubte, es würde nie wieder so sein. Das Foto hier macht mir bewusst: Egal wie verzweifelt ich an diesem Abend war, es kamen noch gute Tage danach, und das ist sehr tröstlich. Außerdem denke ich immer: An der Wand hier ist noch Platz, da müssen noch Bilder hin!«

Biggi Welter, Mammakarzinom:
»Überwunden habe ich die Angst nicht. Aber überlebt.«

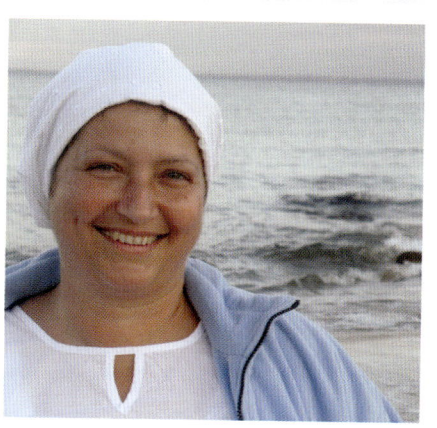

Wenn Biggi von den Geschichten hinter den Fotos berichtet, spiegelt ihr Gesichtsausdruck das gesamte Glücksgefühl der jeweiligen Momente wider. Es ist, als wäre sie durch eine unsichtbare Tür in ihre Vergangenheit getreten und würde durch die visuelle Erinnerung das emotionale Spektrum intensiver Augenblicke abrufen.

Können wir mittels Fotos glückliche Gefühle auslösen? Uns wie einen Akku vielleicht sogar richtiggehend positiv aufladen? Geben Erinnerungsfotos gar Kraft? Barbara Stäcker wird in Bezug auf ihre verstorbene Tochter Nana oft mit der Frage konfrontiert, ob nicht gerade das Betrachten von Nanas Porträts schmerzhaft sei. Ganz im Gegenteil, so erklärt Barbara: »Ich sehe dann nicht nur Nana, sondern ich sehe den gesamten Tag vor mir. Ich erinnere mich an den Spaß, den wir hatten, an unser Lachen, an viele kleine Begebenheiten rund um das Shooting. Die Freude dieses Tages ist mir beim Anschauen in der Gesamtheit präsent. Mir passiert das sehr oft, dass ein Foto die Emotionen eines bestimmten Tages abrufbar wiederbringen kann, genau wie Musik oder Gerüche das vermögen.« Erinnerungen an einen fröhlichen, ausgelassenen Tag, in denen die Krankheit ganz in den Hintergrund gedrängt wird.

Glückskonserven

Für nachhaltige Andenken in Fotoform braucht es eigentlich wenig. Ein passendes Outfit, einen stimmungsvollen Ort mit Atmosphäre und vor dem Objektiv Menschen, die Lust haben, sich und ihre Ausstrahlung auszuprobieren. Und jemanden, der mit Begeisterung seine Kamera bedient. So wie Bettinas Mann Robert, der sich eine Fotoausrüstung kauft, als seine Frau das zweite Mal mit einer Chemotherapie beginnt. Im Januar 2013 entstehen bei einem Spaziergang im verschneiten Wald bei Augsburg fröhliche Fotos von Bettina, dick eingepackt, mit weißer Strickmütze auf dem Kopf. Mal mit ihrem Jack-Russell-Terrier Alin auf einer schneebedeckten Bank, mal mit neckischem Lächeln zwischen den Bäumen. Als Highlight: Bettina ohne Mütze, haarlos, aber strahlend in der Winterlandschaft.

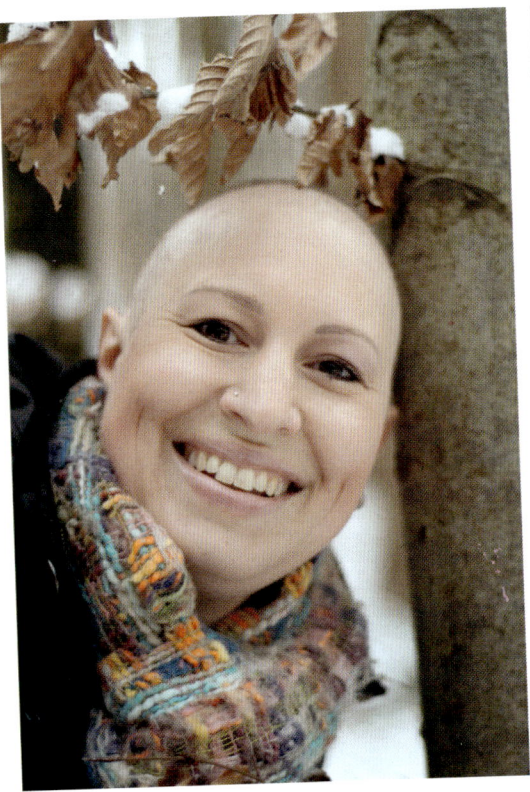

Sich gemeinsam Erinnerungen schaffen – ob mit dem Partner, mit Mama oder einer guten Freundin – ist ganz einfach. Es muss nicht die professionelle Spiegelreflexkamera sein. Manchmal tut es auch ein schnelles Handyfoto, wie bei Verena. Ihre Mutter drückt ab, im Krankenhaus: Verena auf dem Bett, das T-Shirt passend zu ihren blauen Augen, die Kamera fest im Blick. Mit neuer, frisch rasierter Drei-Millimeter-Frisur. Verena ist selbst überrascht, als sie das Bild sieht: »Ich fand das so toll, die Augen, der Ausdruck, ganz ohne Haare. Dass man so aussehen kann! Ich habe die Haare ja nicht freiwillig abrasiert, sie sind von selbst ausgefallen, und ich will mich nicht verstecken. In meinem Freundeskreis war ich die Erste, die das gewagt hat. Es gab schon ein paar, die auch erkrankt waren und eine Glatze hatten, aber die hatten das bis dahin nicht gezeigt.«

Als Verena das Foto im Oktober 2012 auf Facebook hochlädt mit den Worten »Irgendwann kann man die Krankheit halt nicht mehr verheimlichen, deswegen mache ich das jetzt öffentlich«, fragt sie sich einen Moment lang: War das richtig? Sie erzählt weiter: »Aber dann ging es gleich los – klick, klick, klick, die ganze Zeit, mein Handy war nur am Piepsen mit irgendwelchen Likes. Ich bekam in nur zwei Stunden schon 300 Likes mit diesem Foto. Damit hatte ich überhaupt nicht gerechnet; ich dachte, vielleicht werden es 30 – wenn überhaupt.« Der eigentlich schwere Moment nach der gemeinsamen Haarrasur mit ihrer Mutter verwandelt sich in eine positive Erinnerung, die durch die Bestätigung des Freundeskreises noch verstärkt wird.

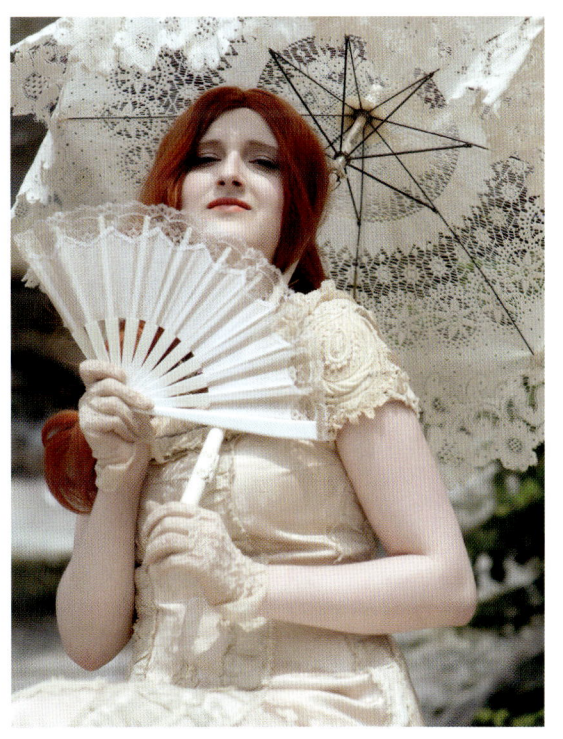

Aus Krebs mach Model

Iris, Mitte 30, nahm dem Krebs die Typenveränderung richtig übel: »Vor dem Krebs entsprach mein Haar meinem absoluten Schönheitsideal – lang, glatt und blond.« Jetzt ist es kurz, dunkel und lockig. Typische Chemolocken eben. »Manchmal schaue ich mich im Spiegel an und frage: ›Wer bist du?‹« Ungewohnt ist die neue Frisur eher für sie, nicht für die anderen: »Nachdem meine Haare wieder gewachsen sind, wurde ich immer wieder darauf angesprochen, wie unglaublich gut mir diese Kurzhaarfrisur stehen würde. Das konnte ich gar nicht glauben.«

Als Iris sich in Frankfurt engagiert für das »Race for the Cure« des Susan G. Komen Deutschland e. V., einem Verein für die Heilung von Brustkrebs, werden zu diesem Zweck professionelle Fotos von ihr produziert. Diese sind so schön geworden, dass ihr Mann sie motiviert, sich damit doch bei einer Agentur zu bewerben. Schon bald fragt der erste Kunde an. Ausgerechnet in der Rolle einer Ärztin wird Iris für ein Shooting einer Softwarefirma gebucht. Seitdem sind einige Agenturen in ganz Deutschland hinzugekommen. Iris ist verblüfft: »Mein Typ ist offensichtlich gefragt! In den Modelagenturen erklärte man mir, lange blonde Haare gibt es en masse, aber Frauen in meinem Alter, Mitte 30, mit kurzem, lockigem Haar sind eher selten.« Iris trifft mit ihrem neuen Look genau die Vorstellungen von Kunden, die aus Branchen mit einem hohen Vertrauensbedarf kommen, wie dem Banken und Finanzwesen. Lachend ergänzt sie: »Weil der offensichtlich so einen seriösen Touch gibt.«

Iris, die schon vor der Erkrankung als Journalistin vor der TV-Kamera stand, empfindet ihre neue Rolle vor der Fotokamera als enormen Schub für ihr durch die Krankheit ins Wanken geratenes Selbstbild: »Durch den Krebs nicht hässlich geworden zu sein, gab mir ein unglaubliches Selbstbewusstsein. Auch wenn es ja fast schon eine perverse Entwicklung ist, dass ich jetzt als Model arbeite!«

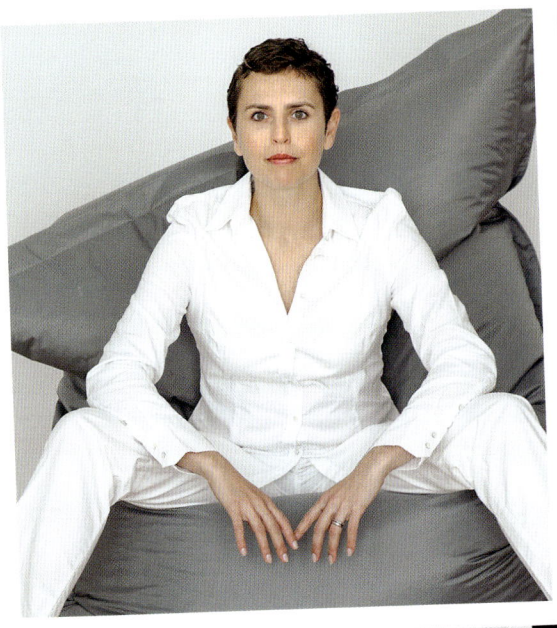

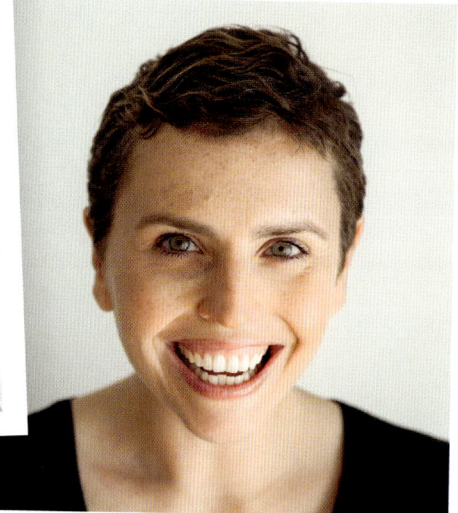

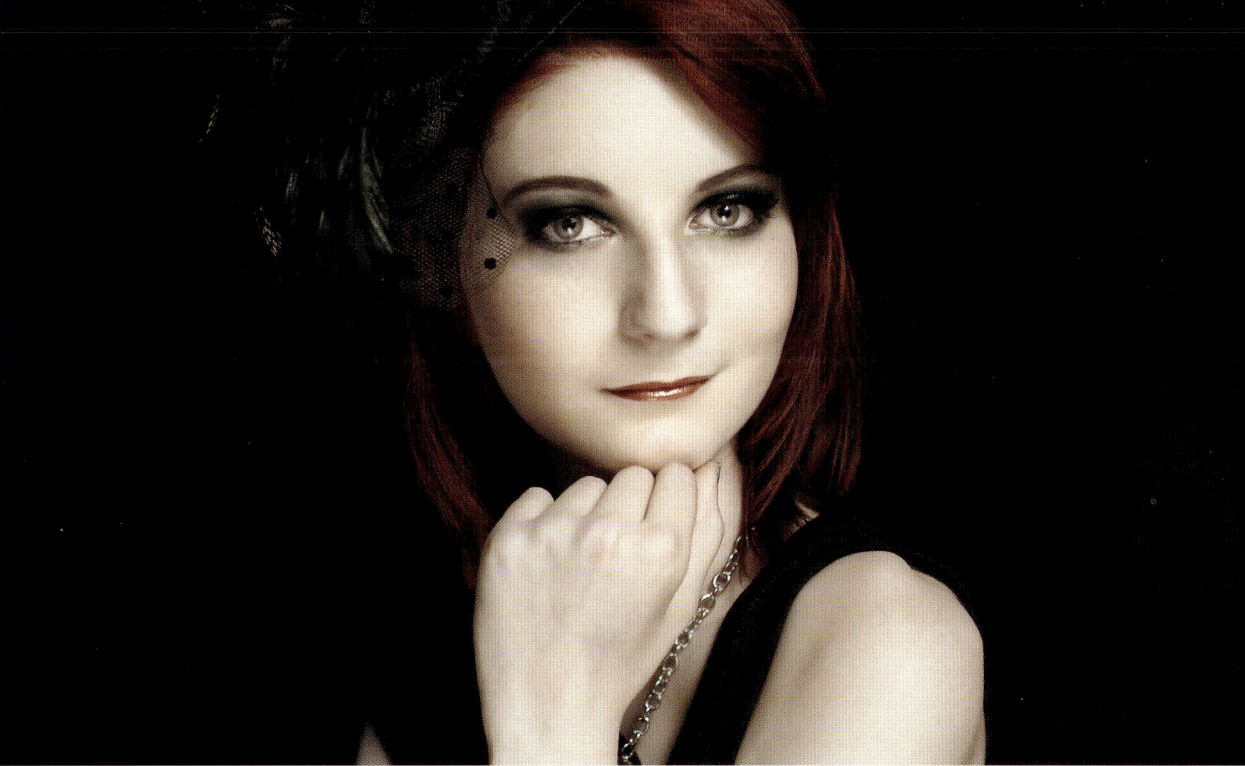

Catch me
if you can Cancer

Einmal in die Hölle – und wieder zurück

Als wir Julia an einem verschneiten Mittwoch im Januar 2013 kennenlernen, hat sie ihre eigene Prognose überlebt. 13 Monate nachdem sie – wie sie es ausdrückt – »zum Sterben« aus dem Krankenhaus entlassen wurde, sitzt sie in der Schminkschule »Lilly meets Lola« in München auf dem Sofa. Blass ist sie, schmal, zerbrechlich. Der Rollstuhl und die Gehhilfe sind immer dabei. Das Osteosarkom zerstörte ihr Bein, das jetzt an einigen Stellen aus Titan ist. Julia kann zwar nicht mehr richtig gehen, doch sie steht immer wieder auf.

Mit 15 Jahren, kurz vor der Abschlussfahrt der neunten Klasse, verspürt sie ein Stechen im Knie, was für eine harmlose Schleimbeutelentzündung gehalten wird. Auf der Rückfahrt im Bus stürzt Julia.

Beim anschließenden Röntgen wird die Dramatik sofort erkannt. Es folgen 18 Chemos, drei OPs an der Lunge und zwei am Knie. Als Julia entlassen wird, ist ihr Herz geschädigt und der Krebs nicht aufzuhalten.

Winterdämmerung

Aus Julias Blog »Catch me if you can Cancer«:

»So fuhren wir heim. Die Freude auf zu Hause und im Gepäck den Tod.«

Julias damaliger behandelnder Arzt Dr. med. Hans-Ulrich Bender, Facharzt für Kinder- und Jugendmedizin, Onkologe und Palliativmediziner, erinnert sich: »Es war eine schnelle Abfolge von schlechten Nachrichten: Das Herz wurde trotz aller Medikamente nicht besser, der Tumor war weiter gewachsen und hatte sich in Skelett und Lunge ausgebreitet. Julia war sehr abgemagert, sie konnte kaum noch essen. Irgendwann hatten wir keine Waffen mehr in der Hand. So wollten wir lieber, dass Julia noch eine gute Zeit zu Hause hat.«

Julia kehrt heim, in die Nähe von Altötting. Viele Fragen stehen im Raum. Wie geht es weiter? Und vor allem: wie lange noch? Als Julia die Ärzte im Krankenhaus damit konfrontiert, will man sich nicht festlegen. Ein, zwei Wochen oder ein, zwei Monate. Vielleicht ein Jahr? Wer könne das vorhersehen? Dr. Bender ist überzeugt: »Auf die Frage ›Wie lange habe ich noch?‹ gibt es keine Antwort außer ›Ich weiß es nicht‹. Ich habe so oft gesehen, dass man mit jeder Vorhersage falsch liegen kann, wenngleich auch manchmal richtig. Trotzdem rate ich Studenten in Vorlesungen immer, nichts zu prognostizieren. Wir sprechen hier über Mutmaßungen, und darüber kann es passieren, dass man den Betroffenen wertvolle Lebenszeit stiehlt. Als würde die Uhr anfangen, rückwärts zu ticken.«

Julia,
Sommer 2013

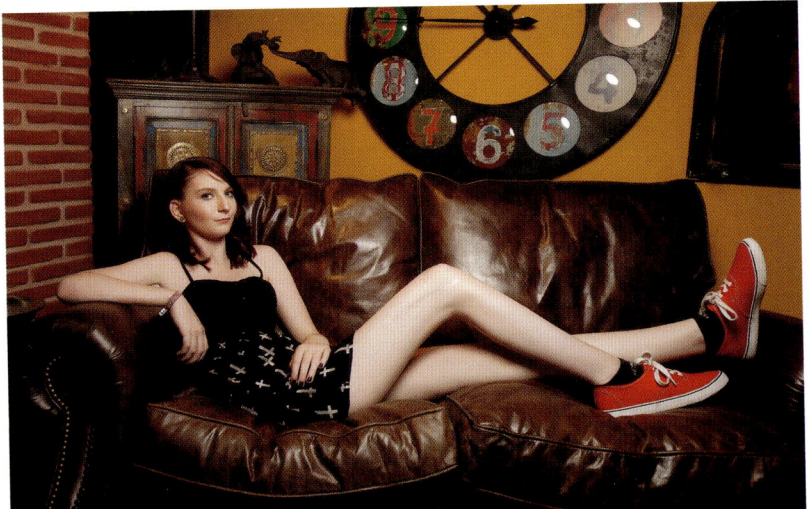

Bei Julia und ihrer Familie scheint die Zeit stillzustehen. Alle warten. Julia, gerade mal 16, beginnt, ihre Angelegenheiten zu regeln: »Ich habe mir überlegt, welcher Friedhof es sein soll und wer welche Dinge von mir bekommt. Meine Familie hat in dieser Zeit fast mehr gelitten als ich. Es war für mich schlimmer zu sehen, dass es den anderen so wehtut, als für mich selbst die Vorstellung, dass ich jetzt wahrscheinlich sterben muss. Leider hatte ich in der Zeit keinerlei psychologische Betreuung, sodass ich doch viel mit mir selbst ausmachen musste.« Julia geht es immer schlechter. In der Annahme, dies sei das letzte Stück ihres Weges, lässt sie sich richtig hängen. Sie denkt: »Wenn die Ärzte das sagen, dann ist das so.« Und wartet auf ihren Tod. Drei Monate lang.

Frühlingserwachen

Nach und nach werden Medikamente abgesetzt, was Julia guttut. Im Januar 2012 geht es langsam bergauf. Jetzt wollen die Eltern nicht mehr warten, sondern alles probieren. Sie nehmen Kontakt zu Heilpraktikern auf. Julia sträubt sich anfangs komplett dagegen: »Beim ersten habe ich gesagt, auf gar keinen Fall! Das kann man vergessen! Bei der zweiten, einer Heilpraktikerin, habe ich dann weitergemacht. Ich bin froh darüber, sonst würde ich, glaube ich, nicht mehr hier sitzen.«

Julia beginnt, hoch dosiertes Vitamin C, Heilpilze und Globuli zu nehmen. Besucht eine Heilerin. Spürt Veränderungen. Dr. Bender, der Julia eines Tages besuchen kommt, sieht sie wie verwandelt wieder: »Da komme ich ins Wohnzimmer rein, sitzt da Julia auf dem Sofa und grinst mich an. Und ich denke: ›Was ist jetzt los? Sie ist ja so gelöst!‹ Man konnte sich des Eindrucks nicht erwehren, dass sich in dem Moment, als sie zu Hause war, der ganze aufgestaute Druck auflöste. Jetzt hieß es: ›Du musst gar nichts mehr: weder eine Chemotherapie durchhalten noch im Krankenhaus sein.‹ Im Klartext: ›Du musst es nicht mehr

Dr. med. Hans-Ulrich Bender:

»Die Formulierung ›Wir können nichts mehr tun‹ finde ich persönlich völlig unpassend, daher verwende sie auch nicht. Zudem ist sie falsch: Wir als Palliativmediziner können noch sehr viel für unsere Patienten tun und ihnen durch Medikamente ihre Schmerzen oder Atemnot lindern und somit wieder größere Freiheiten verschaffen.«

schaffen.‹ Man konnte es ihr ansehen – das Mädchen war richtig erleichtert.«
Julia findet langsam und bisweilen ungläubig ins Leben zurück. Stetig kommen
leichte Verbesserungen dazu. Essen kann sie zunächst immer noch kaum, aber
auch das soll sich später ändern. In den kommenden Monaten wird Julia wieder
reiten, ausgehen, Freunde treffen, Konzerte besuchen. Es heißt, die Knochenmetastasen seien weg, man sehe nur noch einen Tumor in der Lunge, der zum
Stillstand gekommen sei.

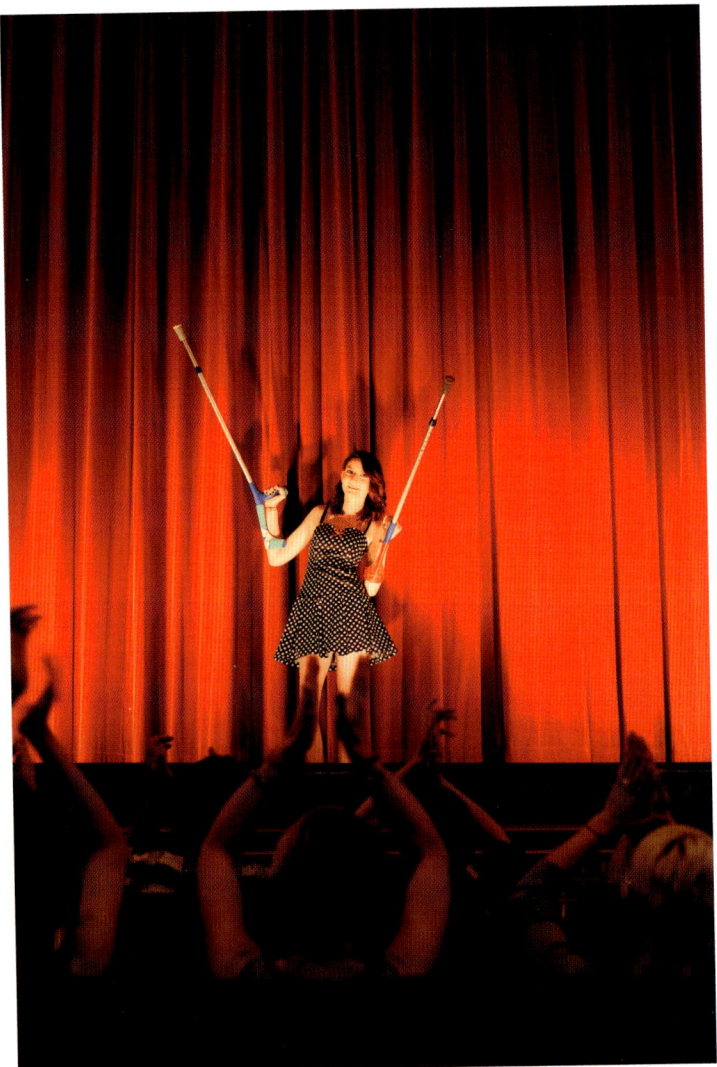

Wer heilt, kann recht haben

Was ist es, was Julia hilft? Ist es die Naturheilkunde? Das Loslassen? Was sagen die Mediziner, wenn Julia zu einer Untersuchung kommt? »Die reagieren ganz unterschied-lich«, so erzählt sie. »Die einen Ärzte sind sehr interessiert, fragen, was ich gerade nehme, und meinen: ›Nun gut, wer heilt, hat recht!‹ Andere Ärzte wollen davon nichts wissen, verschließen richtiggehend die Ohren. Manche geben zu bedenken, dass man nicht wisse, was die Veränderung bewirkt habe, es könne auch eine Nachwirkung der Chemo sein. Da hat jeder so seine eigene Theorie.«

Julia, die auf ihrer ehemaligen Onkologiestation nur noch »unser Wunderkind« heißt, glaubt, dass vieles reine Kopfsache sei: »Wenn man an etwas nicht glaubt, sondern sich von vornherein dagegen wehrt, dann hilft es auch nicht. Ich habe mir gesagt: Ich werde gesund, ich werde nicht sterben!«

Natürlich wird Julia – speziell über ihren Blog www.catch-meifyoucancancer.blogspot.de – bestürmt mit Fragen, was ihr denn geholfen habe und was sie empfehlen könne. Hier reagiert sie sehr zurückhaltend, denn: »Nicht bei allen zeigen die Behandlungsmethoden von Heilpraktikern die

Julia:
»Die Ärzte gaben mir maximal ein Jahr. Ich selbst gebe mir keine Jahre. Ich gebe mir ein Leben.«

gleiche Wirkung, manche reagieren gar nicht darauf. Ich kann nur für mich sagen: Es ist ein anderer Weg, er hat keine Nebenwirkungen und ist einfach angenehmer.«

Petra Waibel von KONA, der Koordinationsstelle psychosoziale Nachsorge für Familien mit an Krebs erkrankten Kindern in München, hat Julias Geschichte beobachtet: »Es gibt solche Wunder. Aber sie sind rar. Ich arbeite jetzt seit 18 Jahren in dem Bereich und kenne zwei junge Frauen, die von den Ärzten zum Sterben heimgeschickt wurden und heute noch leben. Julia ist eine davon. Ich glaube, es erfordert eine Wahnsinnsenergie von betroffenen Jugendlichen, wirklich dieses Leben anzunehmen, das einem abgesprochen wurde. Darauf zu warten, dass man stirbt – die haben ja gesagt, das passiert – und ab einem bestimmten Punkt umzudenken und sich zu sagen: ›Jetzt habe ich lange genug gewartet – ich will weiterleben!‹«

Das andere Mädchen, das heimgeschickt wurde zum Sterben, ging zunächst mit ihrer Familie alternative Wege. Irgendwann hörte Petra Waibel, sie würde wieder die Schule besuchen – und eines Tages war sie in der zehnten Klasse. Leider, so Petra weiter, ist das die große Ausnahme: »Ich habe schon mehr als genug Jugendliche und Kinder sterben sehen, da hatten die Eltern ihre Häuser verkauft, Tausende von Euro in diverse alternative Methoden investiert – und die Kinder sind trotzdem gestorben.« Fast alle Familien suchen laut Petra Waibel heute parallel Hilfe bei Heilpraktikern und Homöopathen. Früher, zu ihrer

Anfangszeit, habe man sich das noch hinter vorgehaltener Hand zugeraunt; heute höre sie alles Mögliche zu »Kügelchen, Misteln und Heilpilzen, mexikanischem Schlangengift bis hin zu Handauflegern oder philippinischen Geistheilern, die angeblich mit der bloßen Hand operieren«.

Wie kann man unseriöse von ernsthaften Angeboten unterscheiden? Petra Waibel berichtet von Projekten wie der »Homöopathie am Krankenbett«, wo parallel zur Behandlung in der Klinik eine homöopathische Begleittherapie angeboten wird. Auch im Brustzentrum an der LMU München, so Professorin Dr. Nadia Harbeck, ist Komplementärmedizin fester Bestandteil in der Behandlung – sofern sie die Patientinnen gemeinsam mit der Schulmedizin unterstützt: »Wir bieten unseren Patientinnen dazu Beratung an und verschreiben entsprechend naturheilkundliche Medikamente, die die Nebenwirkungen der Chemotherapie abfedern und vorbeugend gegen Nebenwirkungen helfen können.« Leider werde unter Naturheilkunde bisweilen auch verstanden, dass man überhaupt keine Schulmedizin zulasse und stattdessen versuche, den Krebs mit anderen Mitteln aus dem Körper zu entfernen. Hier ist die Professorin skeptisch: »Bedauerlicherweise muss man sagen, dass den Patienten viel zu viel versprochen wird und dass die Erkrankung doch weiterwächst.«

Summertime. And the livin' is easy

Im Juli 2013 ist Julia unser Fotomodell. Gemeinsam mit anderen jungen Frauen aus München und dem oberbayerischen Umland geht es für dieses Buch zu Münchner Locations mit historischem Flair – zum Filmtheater Sendlinger Tor, dem ältesten Kino der Landeshauptstadt, und in die Parkanlage von Schloss Nymphenburg.

Julia ist wie ausgewechselt im Vergleich zu unserem ersten Treffen ein halbes Jahr zuvor. Sie hat etwas zugenommen – kein Wunder bei den Essattacken, die sie spätabends überfallen: »Da nehme ich mir einen kleinen Kuchenboden, hau Sprühsahne drauf und dann Erdbeeren und Kakaopulver drüber. Das ist super zum Zunehmen!«

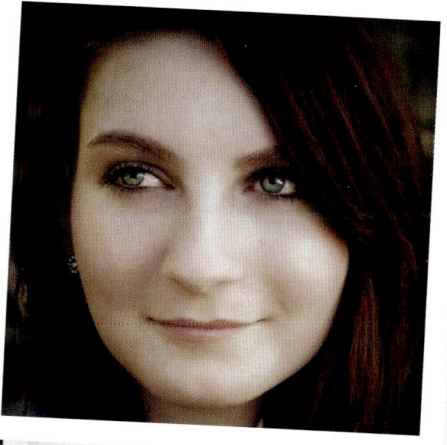

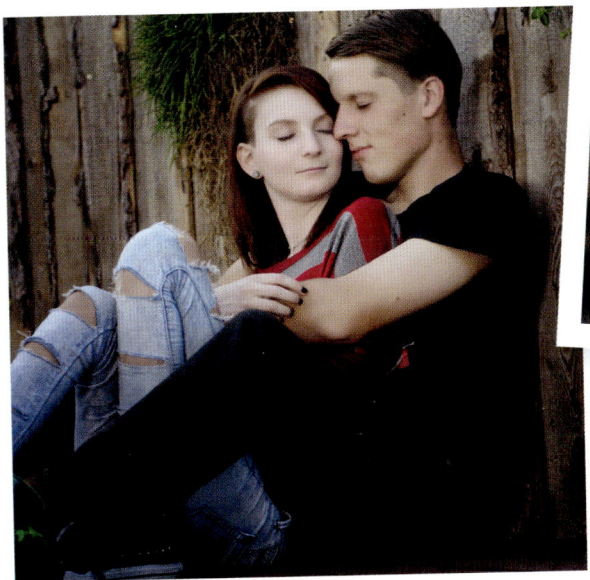

"Julia und
David im
September
2013"

Aber Julia ist immer noch wahnsinnig schlank. Sie hat sich ein paar neue Sachen zum Anziehen gekauft – u. a. wieder kurze Kleider. Mit der langen Narbe, die über das ganze Bein reicht, hätte sie sich das all die Monate zuvor nicht getraut: »Ich habe nur lange Hosen angezogen, weil ich dachte, mir schaut jeder dauernd aufs Bein. Irgendwann fing ich an, kurze Hosen anzuziehen, und habe gemerkt, es schaut eigentlich keiner hin.« Tatsächlich stellt Julia fest, dass sich niemand daran stört, sondern sie im Gegenteil dazu ermutigt: »Seitdem ziehe ich auch wieder Kleider an.«

Liegt es daran, dass ein ganz bestimmter Mensch Julia schön findet? Und zwar genau so, wie sie ist? Das wäre kein Wunder, denn Julia ist verliebt: »Wir kennen uns schon länger, haben uns kennengelernt zu einem Zeitpunkt, als ich mitten in der Chemo war. Unser Kontakt ist dann erst mal abgebrochen. Vor einiger Zeit haben wir uns wieder geschrieben und uns getroffen. Jetzt war es für beide leichter. Während einer Chemo kann man sich kaum auf einen neuen Freund einlassen, da hat man so viel mit sich selbst auszumachen.« David, ihr Freund, hat wie sie durch eine Erkrankung einen längeren Klinikaufenthalt hinter sich.

Julia fühlt sich verstanden, bei ihm aufgehoben, »besser als bei jemandem, der selbst noch nie etwas Schlimmes gehabt hat«. Julia, die Totgesagte, entdeckt das Leben: »David zeigt mir, wie schön dieses Leben ist.« Im Frühsommer besuchte sie übers Wochenende ein Musikfestival in Südtirol, im Rollstuhl. Sie spürt sich wieder: »Ich habe mich das ganze Wochenende über selbst herausfordern können: Wie weit schaffe ich es, wie weit kann ich gehen?«

Und ihre Pläne reichen noch weiter. Julia ist 18 geworden. Sie will ihren Führerschein machen. Und wieder zur Schule gehen.

Herbstliche Stürme

Julia und ihr Freund stecken mitten in den Vorbereitungen für ihren ersten gemeinsamen Urlaub, das erste Mal ohne Eltern, nur sie beide, für eine Woche nach Südtirol. Hier hat sie schon einmal ein paar Tage verbracht, eine Organisation hatte ihr das gespendet, damals, als alle dachten, es ginge ganz schnell und man sollte ihr noch einen Wunsch erfüllen. Für Julia eine bemerkenswerte Reise: »Es war so seltsam, da unten konnte ich gut essen, mir ging es super. Ich war den ganzen Tag unterwegs, dabei hatte ich vorher nur gelegen. Ich vermisse diese Zeit so.«

Diesmal hat ein Reisebüro Julia den Aufenthalt geschenkt. Doch der 2. August 2013 wird alle Pläne zunichtemachen. Julia und ihr Freund sind auf dem Nachhauseweg vom Kino, als sie keine Luft mehr bekommt und anfängt zu husten. Schließlich spuckt sie Blut, und David schafft seine Freundin in die Notaufnahme. Die Nacht verbringen beide auf einem Bett im Krankenhausflur – David will Julia nicht alleinlassen, darf aber nicht mit ins Zimmer, da hier noch eine andere Frau liegt. Am nächsten Tag wird Julia nach München verlegt. Nach vielen Untersuchungen, Bronchoskopien und Computertomografie steht fest, dass der Tumor weiterwächst, sich schon im Lungengewebe festgesetzt hat. Inoperabel. Alle Pläne, auch für den Urlaub, sind auf Eis gelegt.

Aus Julias Blog »Catch me if you can Cancer«, 30.7.2013:

»Es lief alles so gut. Einfach zu gut. Ich weiß nicht, ob ich es vielleicht geahnt habe. Aber ich war zwischendurch etwas misstrauisch der ganzen Situation gegenüber.«

You can't catch me, Cancer!

Julia schreibt am 17.9.2013 in ihrem Blog: »Nun stehe ich wieder am selben Punkt wie vor zwei Jahren: ›Wir können dir nicht mehr helfen.‹ Mir war eigentlich klar, dass das Gespräch mit den Ärzten so endet. Der Tumor ist aktiv und gewachsen. Bricht in die Bronchien ein. Ich muss alle zwei Wochen zum Lasern, damit ich Luft bekomme, um das Ganze einzudämmen. Da der schulmedizinische Weg sowieso wegfällt, kann ich mich jetzt voll und ganz auf meine alternative Medizin konzentrieren.

Mir wurde vor zwei Jahren gesagt: ›Wir können nichts für dich tun‹ – und ich lebe noch. Ich zeige den Ärzten gerne ein zweites Mal, dass sie unrecht haben!«

Julia, die Kämpferin, fährt jetzt regelmäßig in die Klinik, um sich durch Lasertherapie ihre Bronchien freimachen zu lassen. Sie besucht eine Handauflegerin, möchte es mit Schlangengift, Magnetfeld und Hyperthermie versuchen. Und mit Engeln arbeiten. »Ich kämpfe weiter. Ich habe es schon einmal bewiesen, also schaffe ich es auch ein zweites Mal. Fuck cancer. I kill you!«

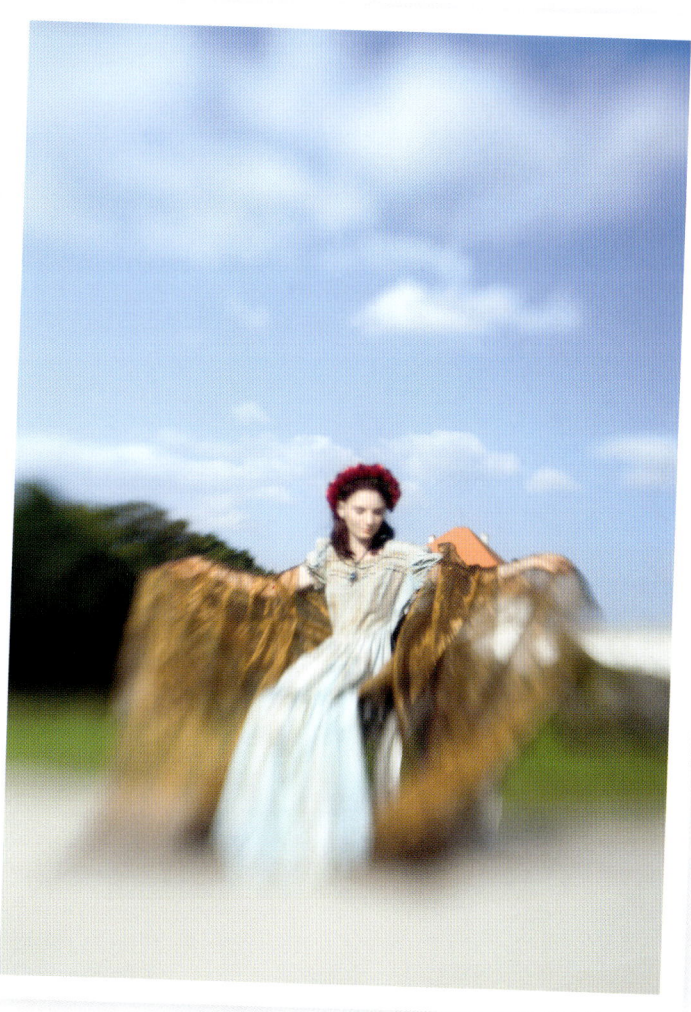

Komplementärmedizin
Ein Gespräch mit Dr. med. Peter Holzauer, Chefarzt innere Medizin II / Onkologie und Komplementärmedizin, Klinik Bad Trissl

Nicht wenige Patienten suchen wie Julia Rat außerhalb der schulmedizinischen und klinischen Angebote. Dr. med. Peter Holzauer, Facharzt für innere Medizin und Naturheilverfahren, über Möglichkeiten und Chancen der Komplementärmedizin im Rahmen einer Krebserkrankung:

Was bedeutet »Komplementärmedizin?«

Komplementärmedizin ist ein momentan noch nicht geschützter Begriff. Sie kann als eine ergänzende Medizin zur eigentlichen Schulmedizin oder besser wissenschaftlich basierten Medizin gesehen werden. Die Komplementärmedizin setzt beim Wunsch vieler Patienten an, dass neben der Krankheit (pathogenes Konzept) auch der Mensch in der Krankheit wahrgenommen und behandelt wird (salutogenes Therapiekonzept).

Welche unterstützenden Maßnahmen werden darunter verstanden?

Je nachdem, wie eng man den Begriff Komplementärmedizin fasst, werden zahlreiche und teilweise sehr unterschiedliche Maßnahmen dazugezählt. Ich selbst berücksichtige in meiner Arbeit eigentlich nur Methoden, für die eine gewisse Evidenz, d. h. eine wissenschaftlich positive Datenlage, vorhanden ist. Das betrifft im Wesentlichen den großen Bereich der Mikronährstoffe, die bei Krebspatienten häufig defizitär vorliegen. Am besten untersucht sind vor allem Selen, Vitamin D und L-Carnitin. Zahlreiche Daten gibt es auch zur Misteltherapie, die aus Sicht der Betroffenen zu den wichtigsten und am häufigsten in Anspruch genommenen Verfahren gehört. Neben diesen medikamentösen Verfahren spielen moderne (neuro-)psychologische Methoden zur Stärkung der Selbstheilung und des Selbstmanagements, des Self-Empowerment und der Patientenkompetenz eine zunehmend wichtige Rolle.

Welche Methoden fallen nicht in diesen Bereich?

Das ist oft Ansichtssache und wird auch von den Befürwortern bzw. Anwendern von Komplementärmedizin teilweise kontrovers gesehen. Eine klare Abgrenzung sollte gegenüber Methoden erfolgen, die sich als Alternativmedizin darstellen und damit einen effektiven und sicheren Ersatz für die konventionelle Therapie suggerieren. Die »insulinpotenzierte Chemotherapie«

oder die Behandlung mit Ukrain (ein Schöllkrautwurzelextrakt) sowie zahlreiche dubiose Krebsdiäten – um nur einige Beispiele zu nennen – sind als hochproblematisch anzusehen. Komplementärmedizin ist immer eine rein supportive, also unterstützende Therapie und keine Behandlungsalternative.

Mit welchen Verfahren erzielen Sie z. B. begleitend zur Chemotherapie gute Erfolge in Form von Nebenwirkungslinderung?

Für verschiedene Mikronährstoffe, also Vitamine, Vitaminoide, Spurenelemente und Fettsäuren, gibt es sowohl gute publizierte Daten als auch positive Erfahrungen für dieses Nebenwirkungsmanagement. Einige wichtige Beispiele: L-Carnitin und Fatigue-/Erschöpfungssyndrom, Selen zum Zellschutz bei Chemotherapie und Strahlentherapie, OPC-Extrakte (Extrakt aus Weintraubenkernen) bei Schleimhautentzündungen (Mukositis) und beim Hand-Fuß-Syndrom, Kunsttherapie und individuelle Basisintervention zum Self-Empowerment bei Brustkrebs sowie L-Carnitin beim Fatigue-Syndrom.

Gibt es Methoden, die Sie grundsätzlich allen Patienten empfehlen können?

Viele der sogenannten Basisempfehlungen, wie die Anregung zu einem gesunden Lebensstil mit geeigneter täglicher Bewegung und gesunder Ernährung, eine positive Stressverarbeitung mit einer sinnvollen Taktung von An- und Entspannung, sind jedem bekannt, werden aber oft nicht umgesetzt. Grundsätzlich empfehlen wir allen Patienten und oft auch den Angehörigen, relevanten Mangelzuständen bei wichtigen Mikronährstoffen wie Selen und Vitamin D nachzugehen und wenn vorhanden auszugleichen. Dazu bedarf es aber immer professioneller ärztlicher Hilfe.

Gibt es Methoden als vorbeugende Maßnahmen?

Für vorbeugende, also in den Bereich der Prävention fallende Maßnahmen gilt im Wesentlichen das Gleiche: optimale Ernährung und geeignete regelmäßige Bewegungsmuster, Übergewicht vermeiden, keine Schadstoffe zuführen und wichtige Defizite ausgleichen. Eine modern ausgelegte naturheilkundliche Ordnungstherapie greift diese Bereiche auf und unterstützt bei der Umsetzung eines Selbsthilfekonzepts.

KOMPLEMENTÄRMEDIZIN

Bis zu 90 Prozent der Patienten machen sich im Laufe ihrer Erkrankung auf die Suche nach naturheilkundlichen Methoden, oft ohne die behandelnden Ärzte zu informieren. Wie kann diese Situation verbessert bzw. verhindert werden?

Durch Aufklärung und Kommunikation. Das betrifft eigentlich mehr die ärztlichen Kollegen, die ja größtenteils immer noch sehr voreingenommen reagieren, wenn sie mit Begriffen wie Komplementärmedizin und Patientenkompetenz konfrontiert werden. Die Problematik der fehlenden oder nicht funktionierenden Kommunikation, das Nichtverstehen der Lebensrealität von Patienten mit einer chronischen Erkrankung, das Ignorieren ihrer Denkweise und die fehlende Kenntnis der Bedeutung von Salutogenese und Selbstheilungspotenzial müssen überwunden werden, damit sich diese Situation ändert.

Insbesondere wenn schulmedizinisch keine Heilungschancen mehr bestehen, wenden sich Patienten verstärkt Alternativen zu. Ist Ihnen bereits eine entsprechende »Wunderheilung« begegnet?

Erfreulicherweise sehen wir immer wieder Patienten, bei denen trotz sehr schlechter Prognose die Erkrankung unvorhergesehen positiv verläuft. Der Begriff Heilung ist für mich ohnehin sehr relativ, eigentlich mehr ein Prozess auch einer inneren Heilung von durch die Diagnose traumatisierten Menschen. Meist gibt es keine schlüssigen Erklärungsmuster für solche positiven Verläufe. Mir sind aber noch nie »alternative« Behandlungen begegnet, auf die solche Heilungen eindeutig zurückzuführen wären. Ich glaube da eher an ein komplexes Zusammenspiel von vielen günstigen Faktoren.

In einem medizinischen Bereich, der als Begriff nicht geschützt ist, läuft man leicht Gefahr, in die Hände von Geschäftemachern zu geraten. Worauf sollten Patienten achten?

Das ist ein großes Problem. Man ist formal immer auf der sicheren Seite, wenn man sich auf den Begriff »komplementär« besinnt. Dann läuft man nicht Gefahr, in »alternatives Fahrwasser« zu geraten, denn komplementär/ergänzend ist immer nur supportiv/unterstützend. Grundsätzlich sollte man bei Erfolgsversprechen und sehr hohen Preisen äußerst skeptisch sein.

Wie verhalten sich gesetzliche Krankenkassen bzw. private Versicherer hinsichtlich Komplementärmedizin?

Die meisten Kassen erstatten komplementäre Medikamente oder Verfahren nicht. Das trifft mittlerweile auch für die privaten Krankenversicherungen zu. Umso wichtiger ist es, bei der Erstellung eines vom Patienten gewünschten Behandlungskonzepts auf eine Art »Triage« nach Relevanz, Effektivität und Sicherheit sowie einer gewisse Evidenz komplementärer Maßnahmen zu achten.

Wie wird sich die Akzeptanz der Komplementärmedizin in den kommenden Jahren entwickeln?

Das ist schwer absehbar, da noch immer sehr wenig Forschung zu komplementärmedizinischen Methoden stattfindet und verständlicherweise – oft auch von Patientenseite – nach Evidenz durch positive Studienergebnisse gefragt wird. Immerhin öffnen sich gerade hier in unserem regionalen Bereich universitäre Einrichtungen diesem Thema, gründen Arbeitskreise und veranstalten Informationstage für Patienten und Ärzte. Das ist neu und sehr zu begrüßen.

Was raten Sie Patienten, die in ihrer Therapie ausschließlich den naturheilkundlichen Weg gehen möchten?

Da ist guter Rat teuer, denn die Naturheilkunde oder besser die Naturheilverfahren haben in meinem Verständnis und aus meiner langjährigen Erfahrung heraus nicht das Potenzial, eine Krebserkrankung und die häufig damit verbundenen Probleme und Symptome effektiv kontrollieren zu können. Ich rate allen, die einen solchen Weg gehen wollen, sich in diesem Fall umgekehrt komplementär/ergänzend unbedingt von einem Schulmediziner, dem sie ihr Vertrauen schenken und der vielleicht etwas über den sonst üblichen »Tellerrand« hinausschaut, mitbetreuen zu lassen.

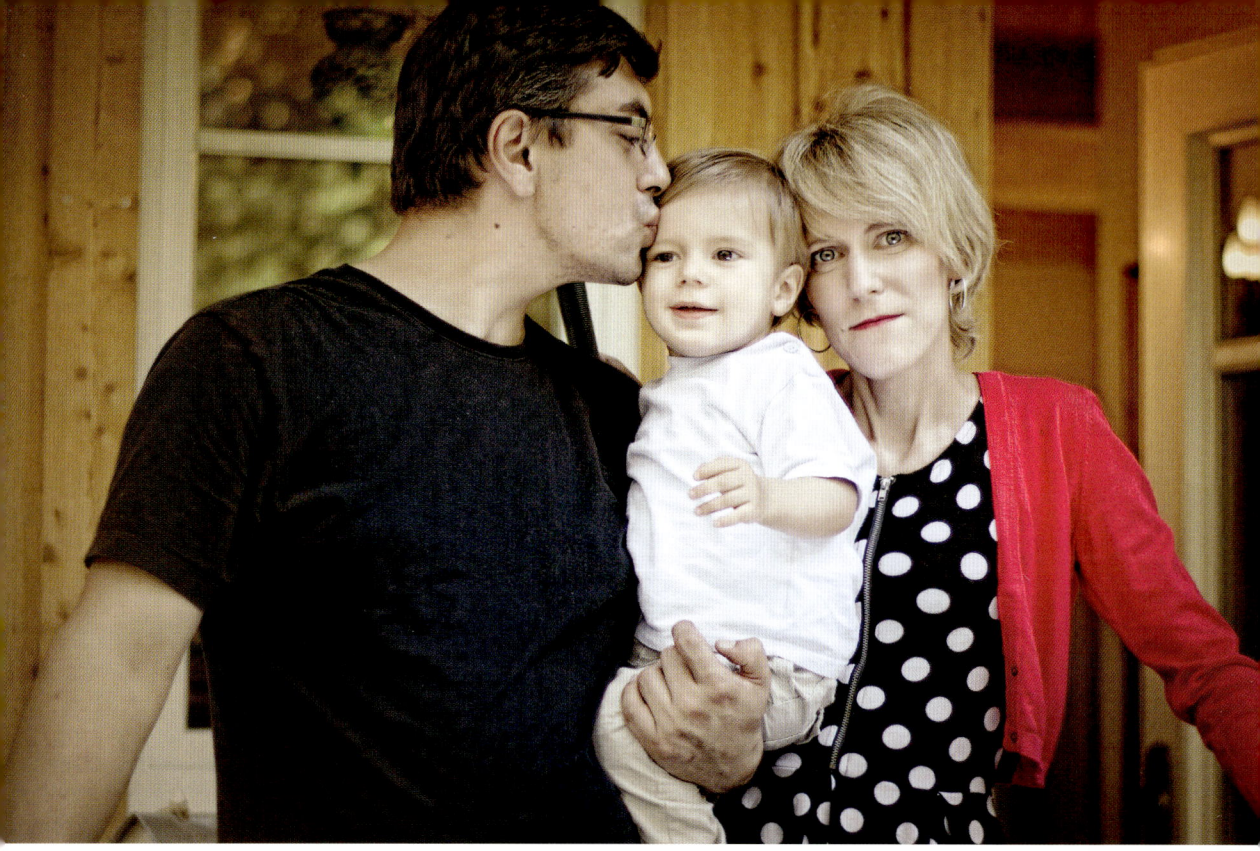

Fotos für die Ewigkeit

Das hübsche Holzhaus ist neu erbaut. Nur der rote Anstrich fehlt noch, dann ist das »Schwedenhäuschen« von Steffi P. und ihrer Familie – ihrem Mann Askin und ihrem kleinen Sohn Oskar – vor den Toren Hamburgs fertig. Hier zwischen hohen Birken und Kiefern duftet es nach Wald, wenn man hinaus auf die Holzterrasse tritt.

Doch die Idylle trügt. Steffi, die 33-jährige Mutter, ist schwer krank. Die Diagnose kam spät, versteckten sich die sonst vielleicht offensichtlicheren Symptome doch hinter den körperlichen Veränderungen einer Schwangerschaft. Steffi litt unter starken Rückenschmerzen, fühlte sich antriebslos und schwach. »Typische Beschwerden einer werdenden Mutter«, so lautete die trügerische Erklärung. Merkwürdig war nur, dass Steffis Babybauch zwar immer dicker, sie selbst dabei dagegen stetig dünner wurde. Und während sich Oskar im Mutterleib prächtig entwickelte und jeden Monat mehr wuchs, wuchs gleichzeitig der verborgene Feind in Steffis Körper unentdeckt mit. Irgendwann, so beschreibt es

Steffis Freundin Greta später, war nicht mehr genug Platz für beide im Körper, und der Krebs warf das neue Leben hinaus. Etwas früher als errechnet kommt Oskar am 14.4.2012 gesund zur Welt.

Der Feind haust im Darm Doch echtes Babyglück will sich nicht einstellen. Selbst nach der Geburt halten Steffis Beschwerden an, die Rückenschmerzen nehmen zu, der Appetit verschwindet ganz. Zu schwach zum Stillen ist Steffi und oft ohne erkennbaren Grund unendlich traurig. Greta, die in Hannover wohnt und zunächst Steffis Beschwerden nur aus Telefonaten kennt, vermutet eine Wochenbettdepression: »Jeder sagte: Das ist ganz normal, du hast ein Baby bekommen! Es ist normal, dass du müde bist und viel schläfst, dass sich dein Körper anders anfühlt, sogar dass du antriebslos und vielleicht ein bisschen traurig bist. Die ganze Zeit dachte ich darüber nach, ob sie eine postnatale Depression hat. Irgendwann rief Steffi mich an und sagte: ›Ich muss unbedingt zu dir kommen!‹«

Als Greta dann von der jungen Familie besucht wird und Steffi aus dem Auto steigt, wird Greta etwas schlagartig klar: »Da habe ich es ihr angesehen und dachte: Irgendwas stimmt da überhaupt nicht!« Und schließlich kommt zwei Monate nach Oskars Geburt der Befund, der alles erklärt und vieles zerstört: Steffi hat Darmkrebs. In einem sehr weit fortgeschrittenen Stadium.

»Kleiner machen, wegschneiden!«

Dann geht alles sehr schnell. Bereits am Tag nach der Diagnose wird das erste Mal operiert. Steffi erzählt: »Ich hatte schon abgestillt, weil es sowieso nicht geklappt hat; insofern war zumindest das kein Problem. Ansonsten hatte alles eine ungeheure Dynamik, ich

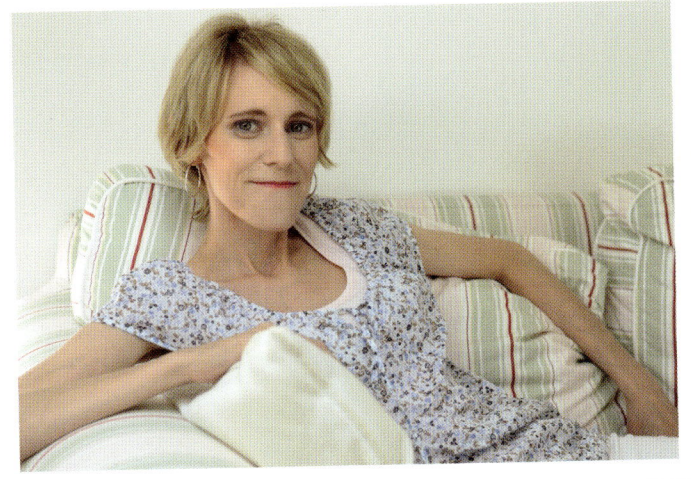

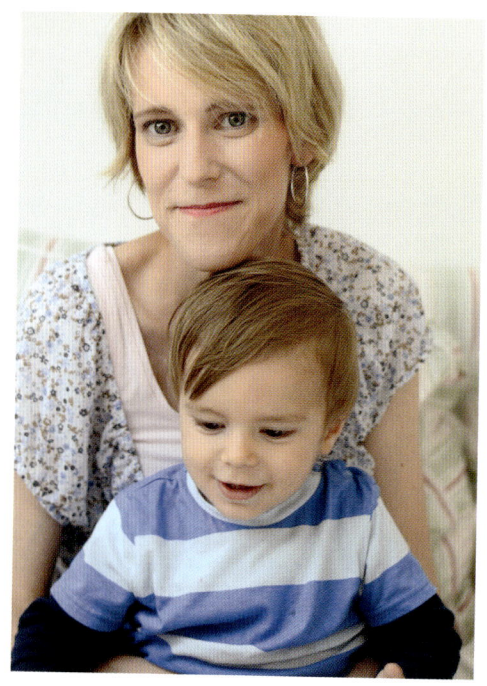

Steffis Vater Holger:

»Steffis ganz großes Glück ist ihr Sohn. Dank Oskar sieht sie immer Licht am Horizont.«

konnte mich gar nicht richtig daran gewöhnen, dass ich so krank bin.«

Auch ihre Freundin Greta ist unsicher, wie sie sich jetzt verhalten soll: »Worüber rede ich denn mit ihr? Wie mache ich das bloß? Und dann hat Steffi es mir ganz leicht gemacht: ›Du musst immer ehrlich sein!‹«

Für Steffi beginnt der vielfache Horror. Zu den sowieso extrem belastenden Chemotherapien kommen schwierige Operationen hinzu: Der Tumor hat in die Leber und in Lymphknoten gestreut, Metastasen werden entfernt. Schließlich sagte Steffi den Satz, der seitdem immer wieder kommt, wie eine Art Mantra: »Kleiner machen, wegschneiden. Alles andere ist keine Option.« Denoch machen die Ärzte Steffi kaum Hoffnung, sodass die junge Mutter nicht nur gegen den Krebs, sondern auch gegen das beklemmende Gefühl ankämpfen muss, dass ihr Sohn ohne seine Mama aufwachsen wird.

Damit nicht genug: Für Steffi setzt mit der stationären Aufnahme im Krankenhaus die Zeit der großen Sehnsucht ein, denn nun muss sie auf den Menschen verzichten, auf den sie so sehr gewartet hat: ihren neugeborenen Sohn Oskar. Nach der Leber-OP liegt Steffi auf der Transplantologiestation, auf die der Säugling nicht mitdarf: um seine Mutter, die in dieser Zeit sehr infektanfällig ist, nicht zu gefährden, und zum Schutz der anderen Patienten, die hier behandelt werden. Für Steffi eine traurige Erinnerung: »Das Längste waren zwei Monate am Stück in der Klinik, da durfte ich Oskar vielleicht sechs Mal sehen. Das war hart! Natürlich ging es mir nicht gut, und ich war oft froh, wenn ich meine Ruhe hatte, aber ich hätte ihn gerne öfter bei mir gehabt. Lange Zeit durfte ich ihn auch nicht ohne Hilfe im Arm halten. Nach der schweren Operation konnte ich ihn fünf Monate nicht hochheben, aufgrund der offenen Wunden und Verletzungen. Mittlerweile habe ich nur noch Schwierigkeiten beim Tragen – einfach deshalb, weil er gar nicht so viel weniger wiegt als ich.«

Stolz wie Oskar

Im September 2013 ist Oskar 16 Monate alt. Steffi hat in all diesen Monaten gekämpft, um jeden einzelnen Tag. Schmerzlicherweise oft ohne seine Anwesenheit, dafür aber umso mehr für ihren Sohn. Stolz und glücklich ist sie, dass sie es jetzt schafft, den Kleinen am Morgen anzuziehen, ihm das Frühstück zu machen, das Täschchen zu packen und ihn in die Kinderkrippe zu bringen. Für andere Mütter eine Selbstverständlichkeit, für Steffi ein kleines Wunder.

Es war ein steiniger Weg, der Geduld und manchmal Überwindung erforderte, wie Steffi erzählt: »Anfangs konnte ich noch nicht mal rausgehen. Um ein bisschen auf die Beine zu kommen, habe ich mit Oskar im Kinderwagen zehnmal den Esstisch umrundet.«

Kontinuierlich steigert Steffi ihre Leistungsfähigkeit. Aus 10 Minuten werden 20. Und aus einer halben Stunde Betreuung von Oskar werden zwei Stunden.

Das Bemerkenswerte an Kindern für Steffi: »Denen ist es vollkommen egal, ob man schlapp auf dem Sofa liegt. Alle anderen nehmen Rücksicht und sagen: ›Lass die sich mal ausruhen, die ist kaputt.‹ Aber Oskar sieht nicht, ob ich müde bin oder nicht. Der will einfach spielen. Und dann nimmt er meine Hand. Und dann spielen wir.«

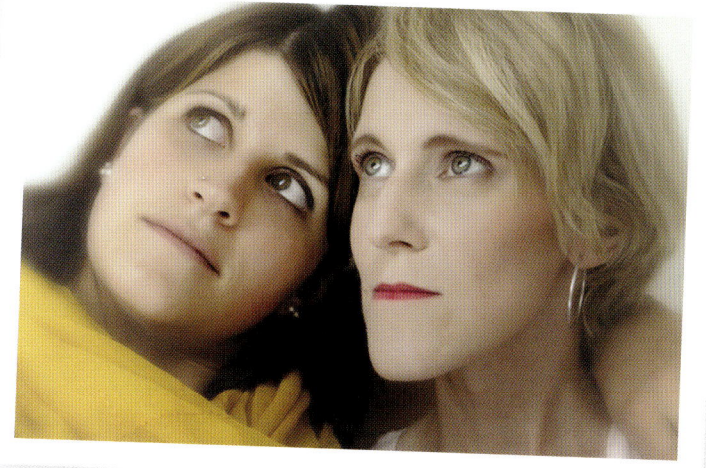

Feste Bande

Ohne die große Unterstützung ihres Umfelds wäre Steffis Alltag nicht schaffbar. Ihre Eltern wohnen nur wenige Meter entfernt und bieten Steffi unter der Woche hundertprozentige Hilfe. Oskar, der in seinem kurzen Leben mehr Zeit mit seinen Großeltern verbrachte als mit seiner Mutter, fühlt sich gut aufgehoben bei Oma und Opa, wenn Steffi nach einer Chemotherapie ins – wie sie es nennt – »Chemo-Koma« fällt und es gerade mal schafft, anwesend, aber nicht immer wach zu sein. Dann kann sie Oskar unten spielen hören oder es kommt mal jemand die Treppe zu ihr hoch. Hauptsache, so Steffi, sie sei nicht weg, nicht im Krankenhaus, sondern bei ihrer Familie: »Solange es geht, ist man immer lieber zu Hause als irgendwo an einem fremden Ort.«

Steffi:

»Was bringt es, irgendeine Statistik zu hören? Es geht doch um mich! Was habe ich davon, wenn ich weiß, bei 80 Prozent geht es so aus und bei 20 Prozent so? Ich möchte doch sowieso zu den letzten 20 Prozent gehören! Solange es heißt, irgendetwas geht noch, mache ich weiter. Meinem Arzt habe ich gesagt, er soll mir nicht erklären, was alles schlecht ist. Der soll lieber erzählen, was alles noch machbar ist. Oder einfach sagen: Es ist nicht aussichtslos. Das ist ein Satz, der hat mir zu Beginn gereicht. Und der reicht mir bis heute.«

Wie ernst es um Steffi steht, war von Anfang an klar. Alle bewundern ihre Tapferkeit und Stärke, mit der sie die letzten Monate bewältigt hat. Sie verfolgte dabei eine Strategie, die für sie wohl die richtige war, auch wenn es nicht der Weg für jeden ist. Ganz bewusst hat sie sich den Informationen über ihre Situation verweigert. Entschieden teilte sie ihrem Arzt deshalb mit, dass sie keinerlei Details über Befunde, aktuelle Untersuchungsergebnisse oder Prognosen hören wolle.

Freunde, die Familie und natürlich ihr liebevoller Mann Askin – sie alle möchten mithelfen, Steffi in dieser schweren Phase zu tragen. Steffi erzählt: »Die allermeisten Freunde sind nach wie vor da und unterstützen mich wahnsinnig, da habe ich ganz großes Glück. Eigentlich hat sich keiner meiner wirklichen Freunde zurückgezogen. Sie alle sind über sich selbst hinausgewachsen, sie fragen auch immer nach der Familie und nach meinem Mann, schauen also nicht nur, wie es mir geht, sondern interessieren sich für die gesamte Situation.«

Es liegt sicher mit an Steffi, dass ihr Freundeskreis während der Erkrankung stabil geblieben ist. Sie fordert »Normalität« so rigoros ein, dass man gar keine andere Chance hat, als normal zu sein und wie früher mit ihr umzugehen.

Humor dem Tumor zum Trotz

Lachen und Leben. Auch das soll der Krebs nicht ausmerzen. Lustige Wortschöpfungen gehören zum Umgang der beiden Freundinnen Steffi und Greta, etwa »Heuling« und »Jauling« als Synonyme dafür, wenn doch mal Tränen fließen. »Heuling« hat in Steffis Garten sogar einen eigenen Platz, wohin man sich zurückziehen kann, wenn es nötig wird. Meist verabreden die beiden allerdings vor einem Treffen, dass »Heuling« diesmal Hausverbot hat und »Jauling« draußen bleiben muss. Lieber wollen sie versuchen, der Krankheit mit einer gehörigen Portion Humor zu begegnen. Steffi erzählt: »Früher haben wir blöde Witze über unsere Frisuren oder Klamotten gemacht. Heute ist es eben der Krebs.« Als der Junggesellinnenabschied ihrer Freundin Nadine gefeiert wird, liegt Steffi im Krankenhaus und ist sehr unglücklich, dass sie dies verpassen soll. Sogar ihren Arzt hatte Steffi gefragt, ob sie die Klinik nicht für diesen Tag verlassen dürfe. Doch der droht ihr lachend an: Wenn sie das ernsthaft vorhätte, würde er eine Wache vor ihrem Zimmer postieren lassen. Und so gibt es nur eine Lösung für die Partytruppe: »Wenn Steffi nicht zu uns kommt – kommen wir eben zu ihr!« Die schon recht beschwipste Truppe schleicht sich kichernd am Schwesternzimmer vorbei und landet schließlich mit zweierlei Sorten Sekt im Gepäck auf Steffis Bett, sodass Steffi mit der antialkoholischen Variante doch auf Nadines bevorstehende Hochzeit anstoßen kann. Ein ganz besonderer Abend, den Steffi als das Schönste in der dunklen Krankenhauszeit beschreibt.

Den Abschied vorbereiten

Die Hoffnung nie aufgeben. Auch wenn die Ziele kleiner werden. Ursprünglich lautete eines von Steffis Zielen, Oskars ersten Schultag zu erleben. Ihn zu begleiten in seine neue Selbstständigkeit. Doch dann schreibt sie eines Tages eine SMS an Greta: »Wir müssen unseren Plan leider ändern. Oskars Einschulung wird wohl nichts mehr. Der Krebs ist jetzt überall, das Scheißding. Neuer Plan vom Arzt: versuchen, ihn zu stoppen, und etwas Zeit gewinnen. Hoffentlich habe ich noch ein bisschen Zeit.«

Wieder möchte Steffi keine weiteren Details wissen. Auf Gretas Nachfrage »Wo genau ist er denn?« meint sie nur lakonisch: »Überall. Das reicht doch, oder?« Trotz dieser offensichtlich aussichtslosen Lage stellt sich Steffi tapfer jeder weiteren Therapie und erträgt deren Nebenwirkungen, ohne zu klagen.

Unvorbereitet aber ist Steffi nicht. Natürlich hat sie sich auch den Gedanken an ihr Ende gestellt. Nach intensiven Gesprächen bittet sie Greta, sich bei einem Hospiz nach einem Platz für sie zu erkundigen. Greta erinnert sich später an einen außergewöhnlichen Anruf dort, warm, herzlich und humorvoll. Sie erfuhr dabei, dass es nicht ungewöhnlich ist, dass auch junge Patienten oder deren Umfeld sich an ein Hospiz wenden. Das Wichtigste des Telefonats aber war der Kontakt zu dem Palliativmediziner, der Steffi durch richtige Medikamentierung endlich die großen Schmerzen nimmt, die der Tumor an ihren Beckenknochen verursachte.

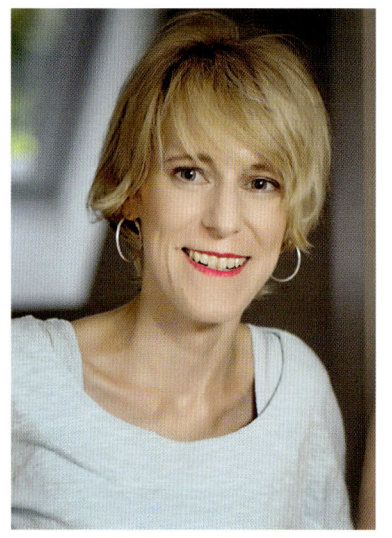

Steffi ist eine der wenigen, die trotz Chemotherapie ihr Haar nicht verloren haben.

Das Buch der letzten Dinge

Steffi findet auch den Mut, sich all den tiefen Fragen zu stellen, die sie in den Monaten seit der Diagnose begleiteten, auch wenn sie sie vordergründig ausblendete: »Natürlich habe ich mich immer wieder gefragt: Was wird passieren? Wie wird meine Familie klarkommen? Das werde ich ja nicht mehr mitbekommen. Also habe ich ein kleines Heftchen angelegt und darin all meine Gedanken aufgeschrieben. Wie ich es mir vorstelle, wie alles werden soll. Es kann ja passieren, dass ich wieder im Krankenhaus liege und nichts mehr aufschreiben kann, entweder weil ich

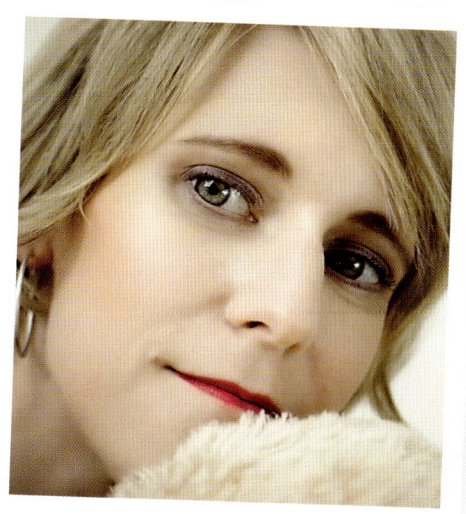

schon zu kaputt bin oder weil mir vielleicht irgendwann alles egal ist.«

Der Schritt zu Steffis »Minibuch« war eine Entwicklung, an dem wieder ihr Umfeld beteiligt war. Intensive Gespräche mit der Familie, aber auch mit den Freundinnen gingen dem voraus. Gespräche, die man doch viel lieber nicht führen möchte, wie Greta erzählt: »Es ist natürlich für Angehörige sehr viel angenehmer, wenn man damit nicht belastet wird. Wenn nicht gefragt wird: Was passiert, wenn ich sterben muss? Was wird dann aus meiner Familie? Auch ich wollte darüber am liebsten nicht reden und habe mich gefragt: ›Wo ist denn die Steffi hin, die immer gesagt hat: Kleiner machen, wegschneiden! Wir schaffen das schon alles!‹«

So bitter und schmerzhaft dieser Prozess war, so erleichtert ist Steffi schließlich, als sie das Büchlein fertig hat. Eine Last ist von ihr genommen, denn nun sind all die Gedanken formuliert. Der Situation habe es sogar den Schrecken genommen, stellt sie fest. Und: »Auch für meine Angehörigen ist das entlastend. Weil sie sich nicht überlegen müssen: Was wäre ihr Wunsch gewesen?«

Im Minibuch hat Steffi ihre tiefsten Gedanken offengelegt. Die Sorge, was mit Oskar passieren soll. Mit dem Haus. Welche Wünsche sie für ihre Beerdigung hat. Steffi war es wichtig, all dies frühzeitig zu durchdenken und nicht »zu warten und alle fragen sich: Wann ist es soweit? Denn wenn es so weit ist, ist man mit anderen Dingen beschäftigt. Dann möchte sich keiner auch noch darüber Gedanken machen müssen.« Daher war es ihr auch wichtig, sich mit den anderen zu besprechen; schließlich geht es bei all dem ja nicht nur um sie, sondern genauso um ihre Lieben, die Steffis Wünschen später Rechnung tragen werden. Nach seiner Fertigstellung verschwand das Buch an einen sicheren Ort. Ihre Familie weiß selbstverständlich wohin. Und Steffi hat die Sicherheit: »Diesbezüglich ist alles in Ordnung. Wenn es soweit kommen sollte, wissen alle, was zu tun ist. Und bis dahin gucken wir das Buch nicht mehr an.«

Ein Tag des Lächelns

Dass wir im Rahmen unseres Buchprojekts Steffi kennenlernen durften, liegt an ihrer Freundin Greta. Die beiden hatten zusammen ihr Grundschul-Lehramtsstudium absolviert. Etwas von ihrer Steffi festhalten – das war Gretas Wunsch, als sie sich im Juni 2013 an uns wandte, nachdem sie Barbara Stäcker in einer Talkshow gesehen und vom neuen Buchprojekt erfahren hatte:

>>Meine Freundin Steffi, die gestern 33 Jahre jung geworden ist, hat seit fast einem Jahr mit ihrem >Schalentier< zu kämpfen – mit beeindruckender Stärke, einer unglaublichen Energie und einem Mut, für den es keine Worte gibt. Bei ihr ist Darmkrebs im Endstadium diagnostiziert worden, und nach einem ziemlich langen Kampf hatte sie es geschafft und wurde für tumorfrei erklärt. Leider kehrte das Mistvieh schneller zurück als jemals gedacht; so war nach 14 Tagen Tumorfreiheit ein apfelgroßer Tumor im Beckenbereich zu finden, und dieser hatte auch schon so ziemlich überallhin gestreut. Nach Heilung wird mittlerweile nicht mehr geschaut, sondern nur noch nach Schmerzlinderung und Zeitverlängerung. Das alles wäre schon schrecklich genug, gäbe es da nicht noch ihren Sohn Oskar, der gerade erst ein Jahr alt geworden ist. Die Diagnose kam zwei Monate nach seiner Geburt. Als ich ihr von euch und dem Buchprojekt erzählt habe, hat sie mich gefragt, ob ihr sie wirklich schön machen könnt. Und sie sagte, die Kraft, sich selbst anzumelden, hat sie nicht. Darf ich sie anmelden? Für sie und ihr Selbstverständnis als Frau und ein bisschen auch für Oskar. Wenn die beiden hoffentlich später gemeinsam auf dem Sofa sitzen und sich das Buch anschauen und darüber lachen, wie beschissen die Anfangszeit war. Oder eben als grandiose Erinnerung ... Wie sehr wünsche ich mir das Erste!
Eure Greta R.<<

Alle im Team spürten sofort, dass Steffi Teil dieses Buches werden muss. Und so machten wir – Barbara, Sandra, Dorothea und Kameramann Thomas – uns dank der Unterstützung des Irisiana-Verlags an einem außergewöhnlich warmen, sonnigen Septembertag auf den Weg gen Norden. Gretas Töchter haben ein Willkommensbanner mit Schmetterlingen und Herzen gemalt, mit dem wir von Greta und ihrem Mann am Flughafen abgeholt werden.

Im Schwedenhäuschen angekommen, suchen wir gemeinsam Steffis Outfits aus. Sie, die dramatisch an Gewicht verloren hat, musste ihren Kleiderschrank komplett auswechseln. Sandra zaubert Steffi mit dezentem Make-up ein Model-gesicht. Alle sind begeistert, wie hübsch sie ist. Beim anschließenden Shooting von Mutter und Sohn herrscht hinter der Kamera zeitweilig mehr Gewusel als davor, denn alle wollen den kleinen Mann zum Lachen bringen. Oskar verfolgt das alberne Faxenmachen der Erwachsenen gelassen.

Schön!

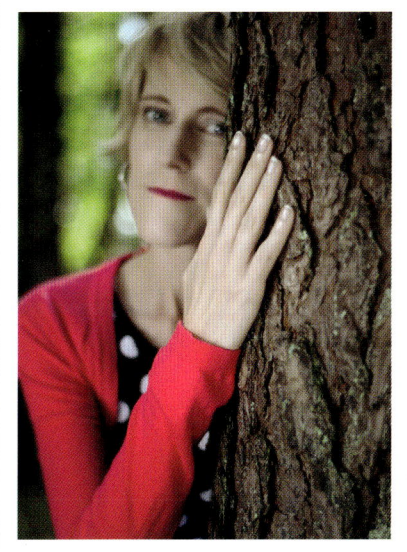

Beim anschließenden Interview fließen auch beim Team Tränen, denn Steffis Offenheit berührt uns sehr, doch die gemeinsamen Stunden sind insgesamt von einer heiteren Atmosphäre geprägt. Alle wollen Steffi einen Tag des Lächelns schenken. Auf den Fotos strahlt sie wie ein Profi. In ihren Augen spiegeln sich Fragen, Ängste, aber auch Klarheit. Steffi, die Zurückhaltende, die ihre Gefühle teilt. Es ist ein anstrengender Tag für die tapfere junge Frau, mit vielem, was im Gedächtnis bleibt. Sogar für Oskar, der jetzt in die Lebensphase kommt, die ein Erinnern überhaupt zulässt. So haben alle eindrucksvolle Erinnerungsstücke an einen sonnigen Tag, als Steffi viel lächelte und wunderschön war. Vielleicht können sie sich eines Tages gemeinsam die Fotos ansehen und über längst vergangene Zeiten sprechen. So wie ihre Freundin Greta es Steffi gewünscht hat.

Ein Outfit, das Steffis Mann Askin besonders mag: das Tupfenkleid mit pinkfarbenem Bolero.

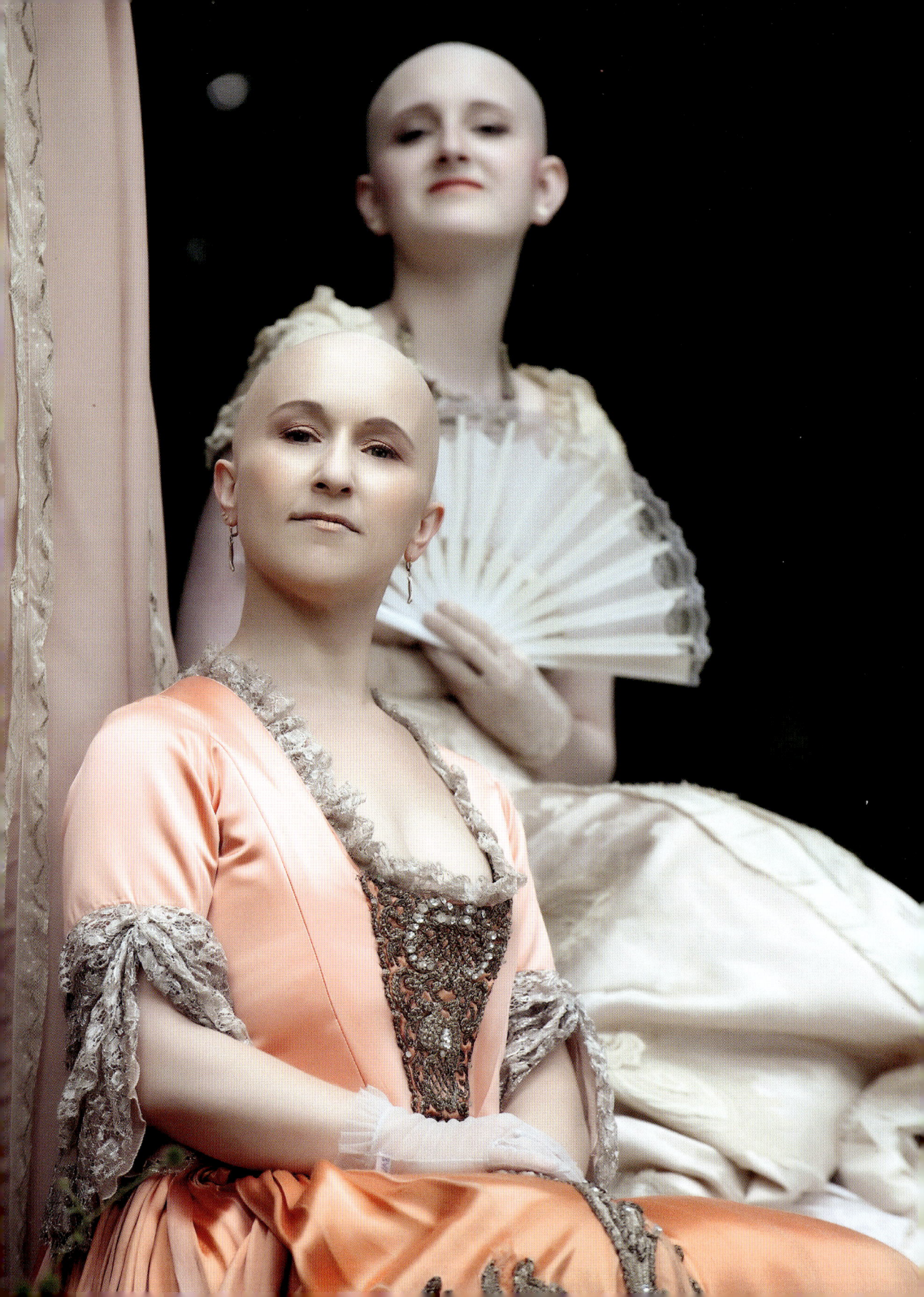

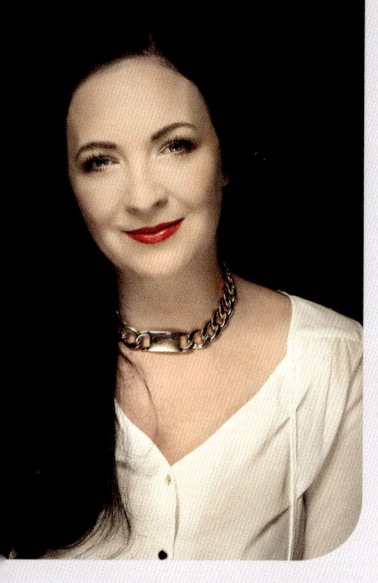

Vorwort

Soziale Themen waren mir schon immer wichtig. Als gelernte Kinderpsychologin weiß ich um die Effekte des Miteinanders, des gegenseitigen Stützens, des Wohlbefindens und des Lachens. 2010 gründete ich meine Make-up Schule »Lilly meets Lola« – und es war selbstverständlich für mich, auch hier soziale Aspekte zu integrieren.

Die Arbeit im allgemeinen Make-up Bereich ist oberflächlich, man schminkt für Jobs Models, die sich nach getaner Arbeit die Farbe aus dem Gesicht wischen und gehen. Das reichte und reicht mir nicht – Make-up ist so toll und kann so viel mehr bewirken! So bot ich u. a. Kinderschminken in Krankenhäusern an und gründete eine Charity für herzkranke Babys. Und ich stellte Kliniken in München und Umgebung Nachmittagsprojekte für krebskranke Frauen vor: Make-up Kurse, in denen ich ihnen zeigen wollte, wie man ein natürliches Tages-Make-up aufträgt, Wimpern klebt oder Augenbrauen malt. Die Resonanz darauf (die meist von Männern kam) war vernichtend. Ein Klinikoberarzt etwa sagte zu mir: »Sie glauben ja wohl nicht, dass ›Schminke‹ [dies sprach er betont abfällig aus] die Patientinnen in ihren Situationen interessiert. Die haben ganz andere Sachen im Kopf!«

Ziemlich resigniert legte ich dieses Projekt zunächst auf Eis, obwohl ich tausendprozentig davon überzeugt war. Sollte es den vom Krebs betroffenen Frauen doch Freude bringen, sich an einem behüteten Ort mit anderen Leidensgenossinnen auszutauschen, sich zu schminken und dadurch auch wieder an Selbstbewusstsein zu gewinnen. Dank Nana wurde aus meiner Idee schließlich doch das Bestmögliche: der gemeinnützige Verein »Nana–Recover your smile e. V.« mit kostenlosen Schmink- und Stylingkursen sowie den Fotoshootings für an Krebs Erkrankte. Und ich erlebe es Session für Session: Sie geben den Betroffenen so viel. Die Frauen lachen, sie sind kreativ, sie spielen mit Perücken, Accessoires, Kleidung, sie erleben und entdecken sich (wieder) neu. Die Metamorphosen der Frauen, die zu uns kommen, und die uns nach einigen Stunden wieder verlassen, sind enorm. Das mitzuerleben ist ein großer Segen, und ich bin froh, ein Teil dieses von Nana initiierten Projekts sein zu können.

Dieses Make-up Manual ist eine der Folgen dieser extrem schönen Erfahrungen, mit dem ich betroffenen Frauen mein gebündeltes Know-how als Make-up Artist an die Hand geben will. Es soll euch helfen, euch (wieder) schön zu finden. Denn das seid ihr, was auch immer gerade mit euch geschieht.

Ich wünsche mir, dass jede von euch für sie ganz persönlich interessante und wichtige Anleitungen, Anregungen, Tipps und Tricks aus den Bereichen Make-up und Haarstyling in meinem Manual findet. Aber noch viel mehr wünsche ich mir, dass ihr Freude und Spaß am Schminken und Stylen habt und so die Liebe zu experimentieren wieder- oder vielleicht auch ganz neu entdeckt.

Und nun legen wir los!

Sandra »Lola« Kader,
die dieses Make-up Manual *Nana* widmet

Hau(p)tsache gepflegt

Krebs trifft Haut – was verändert sich?

In der Chemotherapie kommen sogenannte Zytostatika zum Einsatz – verschiedene Medikamente, die speziell darauf ausgerichtet sind, schnell wachsende Krebszellen zu attackieren und zu vernichten. Da die Zellen der Haut und der Schleimhäute auch sehr schnell wachsen, kann es sein, dass diese ebenfalls in Mitleidenschaft gezogen werden. Für das Gesicht bedeutet dies, dass die Haut während der Behandlung sehr empfindlich, entzündlich oder sogar allergisch reagieren kann, zu Trockenheit, eventuell auch zu Juckreiz neigt und oder sich schuppt.

In den neuen zielgerichteten Therapieansätzen wie z. B. Behandlungen mit Tumorhemmern kann es zu akneartigen Hautveränderungen kommen. Auch rissige, trockene und entzündliche Haut kann eine Folgewirkung der Therapie sein.

Hautveränderungen während einer Bestrahlung sind meist gering und zeigen sich im Allgemeinen als Rötung oder leichte Schwellung.

Glücklicherweise verlieren sich diese Nebenwirkungen in aller Regel nach Beendigung der Therapie, und die Haut regeneriert sich wieder.

Meine Haut – mein Schatz!

Generell sollte die Haut während der Therapie nicht zu intensiv oder zu häufig gereinigt werden. Ich empfehle, lediglich lauwarmes Wasser und milde, seifenfreie Reinigungsprodukte zu verwenden.

Zur Pflege ideal geeignet sind Produkt, die Aloe vera, Calendula, Vaseline, Glyzerin oder Avocadoöl enthalten. Auf Duftstoffe sollte generell verzichtet werden, da diese zu weiteren Hautirritationen führen können.

Ganz wichtig ist der Sonnenschutz mit hohem Lichtschutzfaktor! Und direkte Sonne sollte man weitestgehend meiden. Entsprechende Kleidung und eine Kopfbedeckung bieten zusätzlichen Schutz.

Wenn die Haut juckt und brennt, helfen tägliche kühle Kamillenteekompressen. Kratzen sollte man vermeiden – auch wenn es schwerfällt.

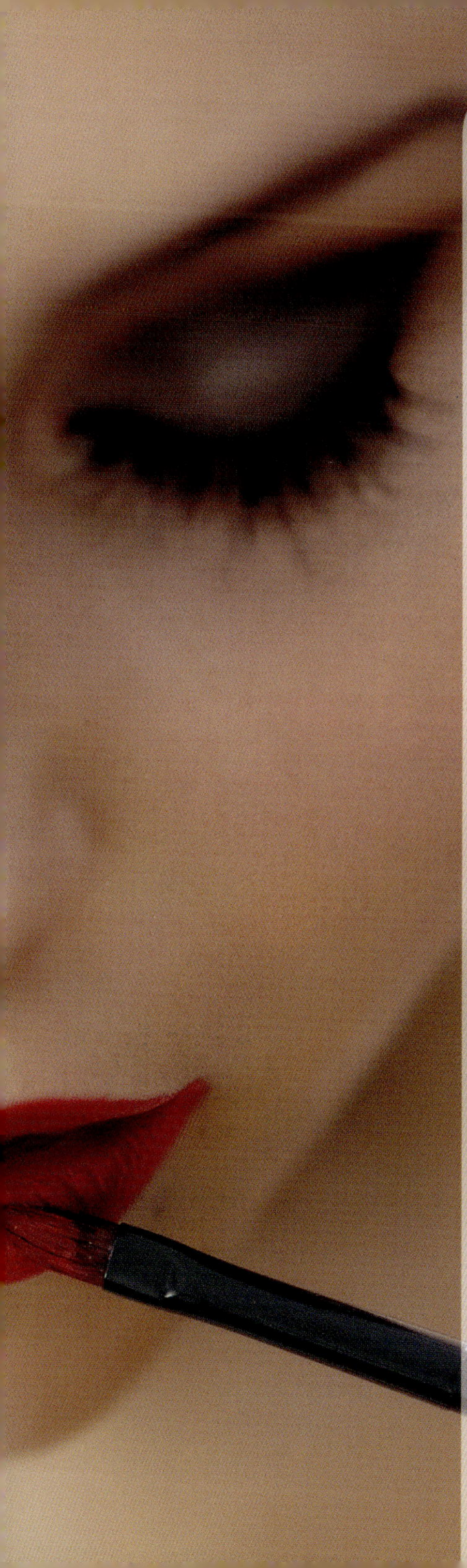

Make-up-Know-how – die Basics

Make-up heißt wörtlich übersetzt »Aufmachung« – umgangssprachlich auch »Schminke« – und bedeutet »dekorative Kosmetik« oder »Bemalung« der Haut, in erster Linie im Gesicht.

Um während der Erkrankung ein gelungenes, frisches Make-up zu zaubern, sind einige Make-up-Vorkenntnisse zu folgenden Themen wichtig:

♥ Farblehre
♥ Pinsellehre
♥ Augenbrauenlehre
♥ Rougelehre
♥ Wimpernlehre
♥ Schattieren
♥ Highlighten

Das hört sich sehr trocken an, aber keine Sorge: Wir werden Spaß haben, versprochen!

♥ Farblehre

Nach der Farblehre kann jedem Menschen ein Farbtyp, also ein Grundakkord von Farben zugeordnet werden, der mit seinem Hautton, seiner Augen- und Naturhaarfarbe perfekt harmoniert. Die richtigen Farben werden für frisches und schönes Aussehen sorgen. Schminkt und kleidet man sich in »seinen« Farben, fühlt man sich wohler und wirkt deutlich positiver auf seine Umwelt.

Da es nur zwei grundsätzliche Hauttypen gibt, nämlich warm- oder kalttonig, gibt es auch zwei Hauptfarbgruppen: warm und kalt. Die Begriffe sind der Farblehre entnommen und können wiederum in »leuchtend« und »gedämpft« unterteilt werden. Daraus ergeben sich vier Farbgruppen, die untereinander in Beziehung stehen und nach den Jahreszeiten benannt wurden. Man kann also ein Frühlings-, Sommer-, Herbst- oder Wintertyp sein.

3

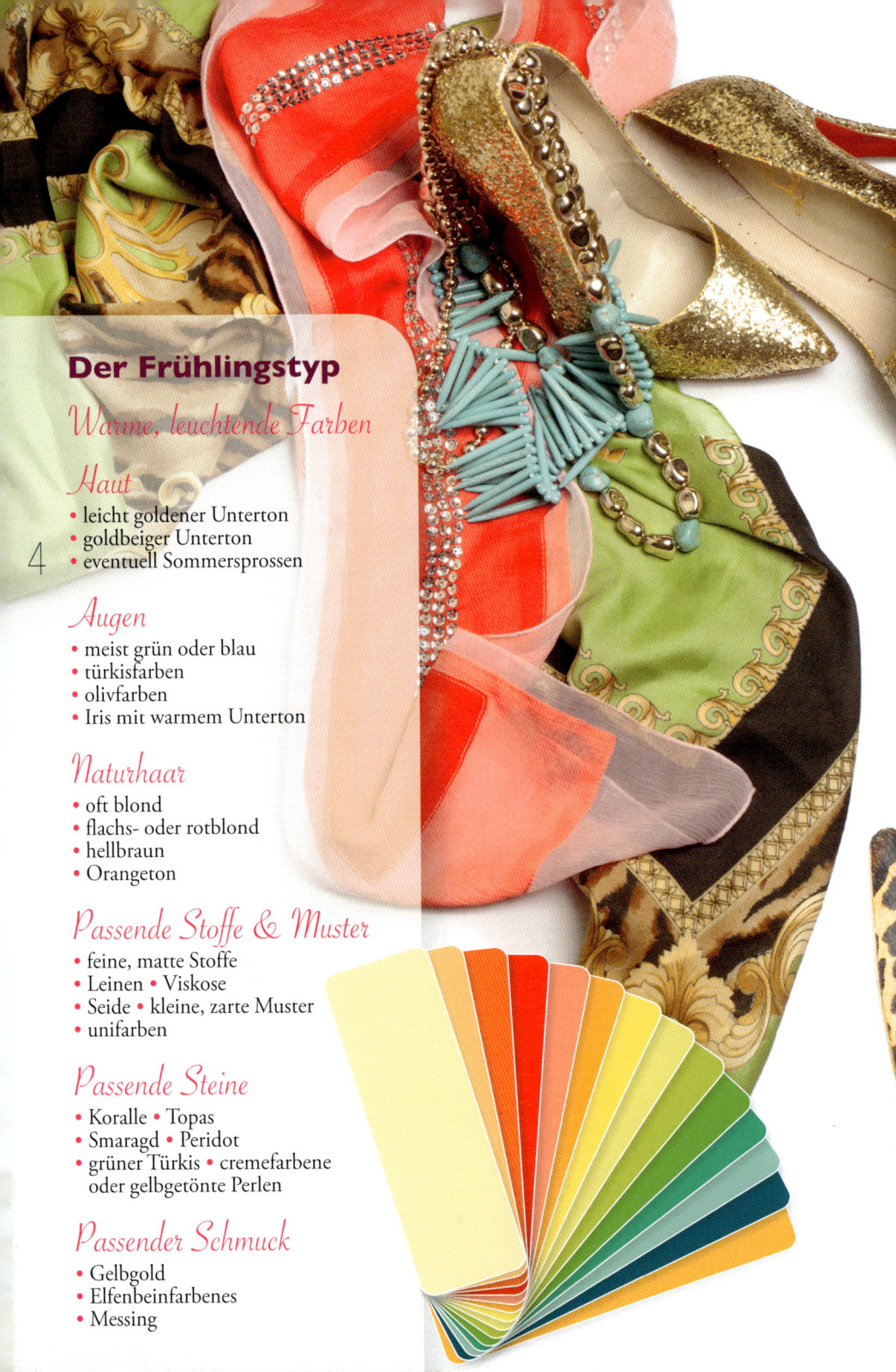

Der Frühlingstyp

Warme, leuchtende Farben

Haut
- leicht goldener Unterton
- goldbeiger Unterton
- eventuell Sommersprossen

4

Augen
- meist grün oder blau
- türkisfarben
- olivfarben
- Iris mit warmem Unterton

Naturhaar
- oft blond
- flachs- oder rotblond
- hellbraun
- Orangeton

Passende Stoffe & Muster
- feine, matte Stoffe
- Leinen • Viskose
- Seide • kleine, zarte Muster
- unifarben

Passende Steine
- Koralle • Topas
- Smaragd • Peridot
- grüner Türkis • cremefarbene
  oder gelbgetönte Perlen

Passender Schmuck
- Gelbgold
- Elfenbeinfarbenes
- Messing

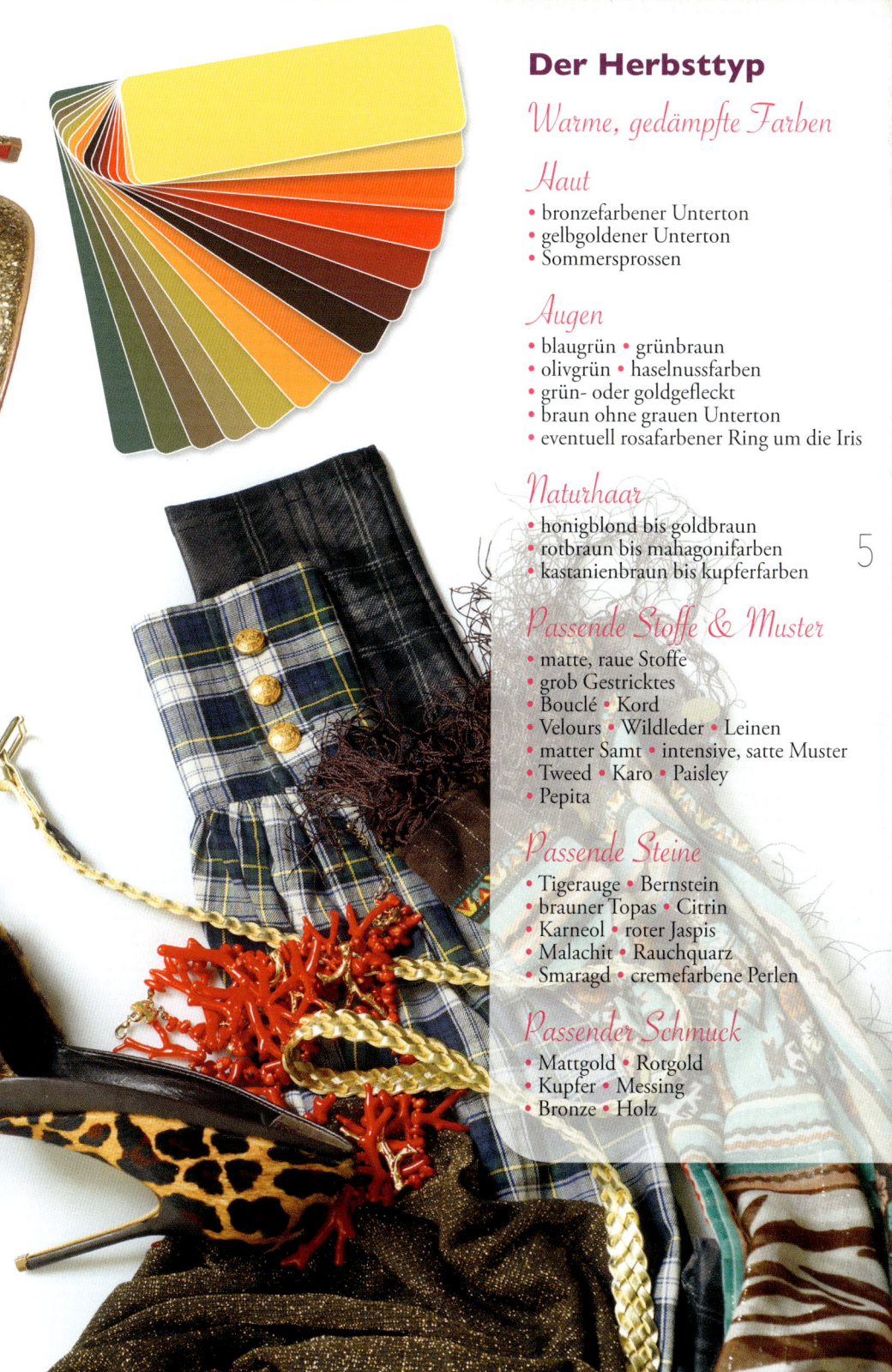

Der Herbsttyp

Warme, gedämpfte Farben

Haut
- bronzefarbener Unterton
- gelbgoldener Unterton
- Sommersprossen

Augen
- blaugrün • grünbraun
- olivgrün • haselnussfarben
- grün- oder goldgefleckt
- braun ohne grauen Unterton
- eventuell rosafarbener Ring um die Iris

Naturhaar
- honigblond bis goldbraun
- rotbraun bis mahagonifarben
- kastanienbraun bis kupferfarben

Passende Stoffe & Muster
- matte, raue Stoffe
- grob Gestricktes
- Bouclé • Kord
- Velours • Wildleder • Leinen
- matter Samt • intensive, satte Muster
- Tweed • Karo • Paisley
- Pepita

Passende Steine
- Tigerauge • Bernstein
- brauner Topas • Citrin
- Karneol • roter Jaspis
- Malachit • Rauchquarz
- Smaragd • cremefarbene Perlen

Passender Schmuck
- Mattgold • Rotgold
- Kupfer • Messing
- Bronze • Holz

Der Sommertyp

Kalte, gedämpfte Farben, Pastelltöne

Haut
- rosabeiger Hautton
- rosiger Unterton

Augen
- blaugrau • grüngrau
- grau • aquamarin
- grün, blau oder braun
  mit grauem Unterton
- cremefarbenes Augenweiß

Naturhaar
- kühler Aschton
- hell- bis mittelblond
- mittel- bis dunkelbraun
- grau- bis silberfarben

Passende Stoffe & Muster
- zarte, feine Stoffe
- Transparentes
- fein Gestricktes
- Seide • Chiffon
- Tüll • Spitze
- Baumwolle • feines Leinen
- weiches Wild- oder Glattleder
- Blumenmuster
- feines Fischgrat
- zarte, weiche, verspielte Muster

Passende Steine
- Rosenquarz • Blauquarz
- Amethyst • Aquamarin
- Türkis • Saphir
- Opal • rosa- oder
  cremefarbene Perlen

Passender Schmuck
- Weißgold • Silber
- Platin • Titan

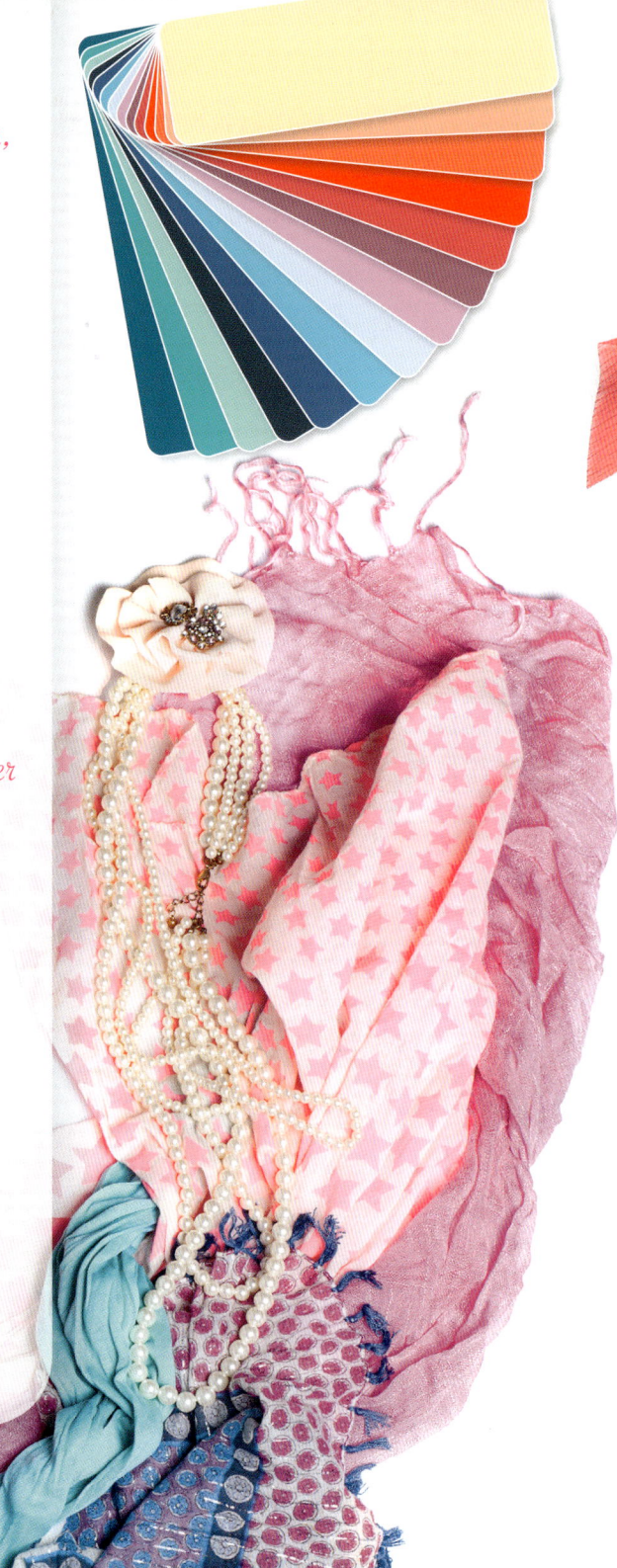

6

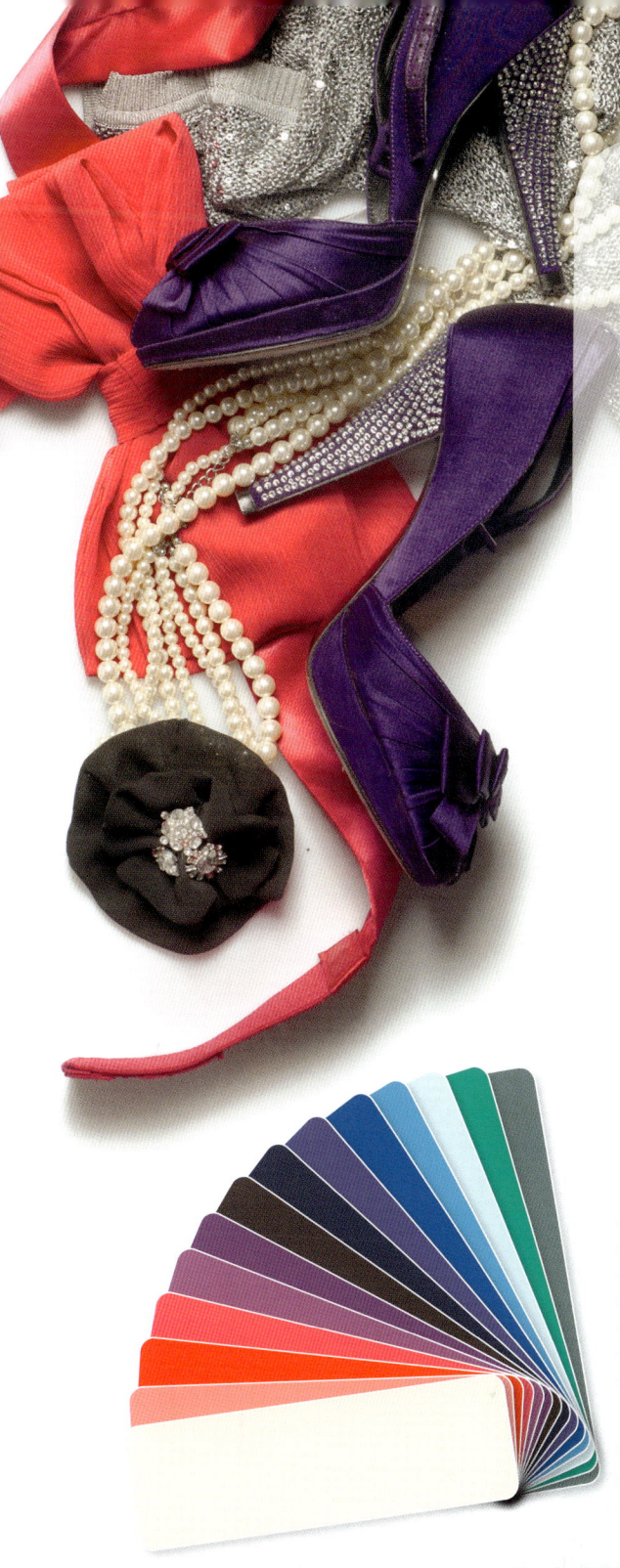

Der Wintertyp

Kalte, leuchtende Farben

Haut
- rosiger bis olivfarbener Hautton
- kühler, bläulicher Unterton
- wenige Sommersprossen

Augen
- intensive Farbe
- dunkelblau
- graublau
- schwarz- bis nussbraun
- eventuell grauer Ring um die Iris
- eventuell violette Tönung um die Pupille
- klares Augenweiß

Naturhaar
- hell- bis dunkelbraun
- schwarz • blauschwarz
- weißblond • weiß

Passende Stoffe & Muster
- glatte, glänzende, feine Stoffe
- fein Gestricktes
- Seide • Satin
- Lamé • Lurex
- Leder • große, kontrastreiche Muster, z. B. in Schwarz-Weiß
- großes Karo und Pepita
- gewagte Farbkombinationen

Passende Steine
- Strass • Brillanten
- Zirkonia • Bergkristall
- Rubin • Lapislazuli
- Azurit • Saphir
- Hämatit • Lava
- Onyx • reinweiße Perlen

Passender Schmuck
- Weißgold • Silber
- Platin • Titan

Um die Langlebigkeit der Pinsel zu
gewährleisten und vor allem um die
Haut zu schützen, wäscht man die
Pinsel mindestens zweimal pro Woche
mit warmem Wasser und Shampoo
und lässt sie über Nacht trocknen.

Pinsellehre

Effektvolles Make-up muss mit Pinseln geschminkt werden – ohne Wenn und Aber. Folgende
Pinsel und Produkte sind empfehlenswert und in gut sortierten Drogeriemärkten erhältlich:

1. Puder-Pinsel
2. Rouge-Pinsel
3. Highlight-Pinsel
4. Lidschatten-Pinsel
5. Schattierungs-Pinsel
6. Bleistift-Pinsel
7. Augenbrauen-Pinsel
8. Concealer-Pinsel
9. Lidschatten-Pinsel
10. Augenbrauen-Bürste
11. Abdeckstift Orange
12. Abdeckstift Grün
13. Pinzette
14. Augenbrauen-Puder
15. heller Lidschatten
    für bewegliches Lid
16. Aprikot-Lidschatten
    für Schattierung
17. Aprikot-Rouge

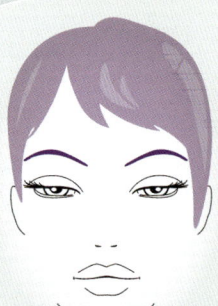

geeignet
- Perfekte Form
  für jedes Gesicht
- Öffnet die Augen
  und lässt sie strahlen

nicht geeignet
- --

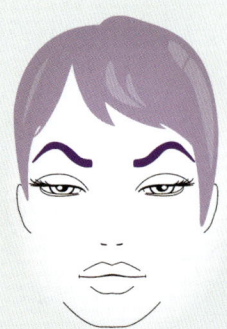

geeignet
- Eckige Gesichtsform
- Ovale Gesichtsform
- Verleiht der Ausstrah-
  lung einen Hauch von
  Dominanz

nicht geeignet
- Kleine und zarte
  Gesichter

Augenbrauenlehre

Augenbrauen sind sehr wichtig für die Wirkung des Gesichts. Sie sind sein Rahmen und sorgen für Ausdruck. Falls die Brauen durch eine Chemotherapie ausdünnen oder ganz ausfallen, gibt es einige schnelle und einfache Tricks, diese wieder ins Gesicht zu »zaubern«. Ausschlaggebend hierbei ist vor allen Dingen, die Augenbrauen so natürlich wie möglich zu schminken.

♥ Bei ausgedünnten Augenbrauen bzw. wenn teilweise noch Härchen vorhanden sind, bringt man diese mit einem Brauenbürstchen in Form. Dann ergänzt man die Brauen optisch. Ich empfehle hierfür Augenbrauenpuder – oder auch matten, dunkelbrauen Lidschatten ohne (!) Glitzerpartikel. Diesen sparsam mit einem Augenbrauenpinsel zwischen die Härchen einbürsten und den Verlauf der Brauen nachzeichnen: je natürlicher, desto schöner.

♥ Als Farbe ist ein Aschbraunton am besten geeignet für die Augenbrauen. Bitte niemals zu schwarzem Lidschatten oder Kajal greifen; damit lässt sich keinesfalls Natürlichkeit erreichen.

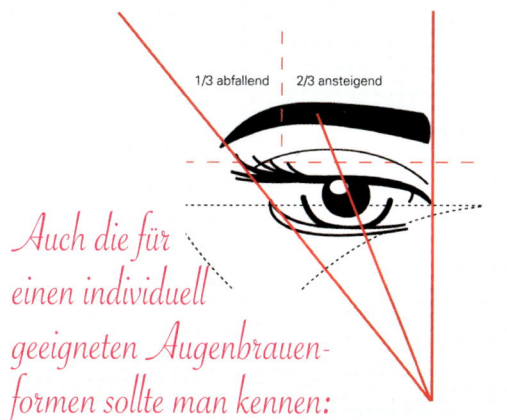

1/3 abfallend   2/3 ansteigend

9

♥ Bei einem vollständigen Verlust der Augenbrauen ist es am besten, mit einem Augenbrauenstift und Augenbrauenschablonen zu arbeiten. Diese bekommt man via Internet (z.B. bei www.die-perfekte-augenbraue.de) oder in gut sortierten Drogeriemärkten. Und: Man sollte wissen, wie man die perfekte Augenbraue vermisst:

Auch die für einen individuell geeigneten Augenbrauenformen sollte man kennen:

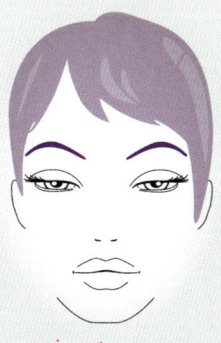

geeignet
- Herzförmige Gesichter
- Lässt die Augen offen und straff aussehen

nicht geeignet
- Augeprägte Schlupflider
- Kleine Augen

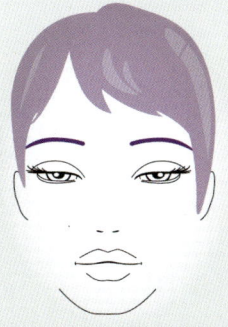

geeignet
- Längliche Gesichtsform

nicht geeignet
- Runde und breite Gesichtsformen
- Tiefliegende Augen
- Schlupflider

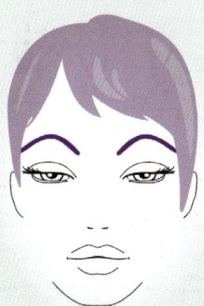

geeignet
- Kantige und harte Gesichtszüge
- Quadratische Gesichtsform
- Zeichnet das Gesicht weich und feminin

nicht geeignet
- Runde Gesichtsform
- Längliche Gesichtsform
- Runde Augen

Rougelehre

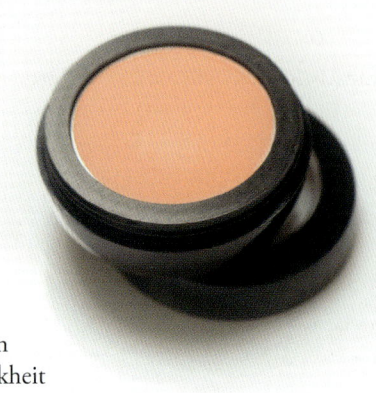

Rouge sorgt für Frische im Gesicht und lässt auch blasse Haut sehr viel vitaler wirken.

Es wird mit einem Rougepinsel auf dem Jochbein-bogen von hinten nach vorne aufgetragen, um einen weichen Verlauf zu erzielen. Etwas höher angesetzt, wirkt der Teint frischer und jünger.

Generell gilt: Je steiler (vertikaler) das Rouge aufge-tragen wird, desto schmaler wirkt ein Gesicht; je flacher (horizontaler) der Rougeauftrag, besto breiter wirkt ein Gesicht. Gerade nach einem Gewichtsverlust in der Krankheit ist es deshalb empfehlenswert, Rouge horizontaler aufzutragen.

Wimpernlehre

Es gibt zwei Arten von falschen Wimpern: Wimpernbänder und Einzelwimpern. Wimpernbän-der benutzt man bei komplettem Wimpernverlust. Einzelwimpern, um die noch vorhandenen Wimpern voller wirken zu lassen bzw. Lücken aufzufüllen.Angebracht werden beide Arten mit einem speziellen Wimpernkleber. Diesen sollte man insbesondere bei empfindlicher Haut laut Packungsanweisung zunächst auf seine Verträglichkeit hin testen.

Falsche Wimpern sollten jeden Abend mit warmem Wasser und Augen Make-up-Entferner auf einem Wattepad abgenommen werden. Je vorsichtiger man beim Abziehen des Wimpernbands oder der Einzelwimpern ist, desto öfter können sie verwendet werden. Am besten aber entsorgt man sie nach dreimaligem Tragen.

Übrigens: Auch ein schön gezogener Lidstrich kaschiert das Fehlen von Wimpern.

Tipps zu Wimpernbändern

♥ Wimpern mit durchsichtigem Band wirken natürlich.

♥ Schwarze Wimpern sind optimal.

♥ Die Wimpern in ungekürzter Form komplett auf das geschlossene Augenlid auflegen, um die Passform zu bestimmen. Gegebenenfalls kann das Band mit einer Nagelschere gekürzt werden.

♥ Eine Schicht Kleber gleichmäßig und dünn auf dem Band verteilen. Wichtig: Der Kleber muss ca. eine halbe Minute antrocknen, bevor man das Band anbringt. Je flüssiger der Kleber noch ist, desto schwieriger wird es, die Wimpern richtig zu platzieren.

♥ Nun das Band direkt an der natürlichen Wimpernlinie ansetzen und vorsichtig andrücken. Man kann dabei ein Nagelstäbchen oder eine Pinzette zur Hilfe nehmen.

♥ Keine Sorge, wenn man den Kleber jetzt noch ein wenig sieht: Durchgetrocknet ist er kom-plett unsichtbar.

♥ Um die falschen Wimpern optisch in die echten zu integrieren, sollte kräftig getuscht werden.

Tipps zu Einzelwimpern

♥ Einzelwimpern gibt es in verschiedenen Längen, um einen natürlichen Wimpernlook und Augenaufschlag zu ermöglichen.

♥ Am besten platziert man man die einzelnen Wimpern mit einer Pinzette zwischen den echten.

♥ Auch hier sollte der Kleber erst ca. eine halbe Minute antrocknen, bevor man die Wimpern anbringt; anschließend kräftig tuschen.

Schattieren

Gerade während einer Therapien mit Kortison verändert das Gesicht möglicherweise sein normales Aussehen und wirkt aufgeschwemmt. Dann kann man mit sogenanntem Schattierungspuder arbeiten. »Schattieren« bedeutet das Abdunkeln ausgewählter Gesichtspartien. Der aufgemalte »Schatten« lässt den Bereich optisch zurücktreten. Das verleiht einem Gesicht Kontur und kaschiert Unregelmäßigkeiten.

Ich empfehle hierzu matte Puder in gedämpften Brauntönen. Glänzende Produkte würden das Gesicht verschwitzt aussehen lassen. Auch Bronzing-Powder ist wegen seiner Schimmerpartikel nicht geeignet zum Schattieren

Mögliche Punkte für Schattierungen

♥ Stirnbereich ♥ Schläfen ♥ Hohlwange ♥ Seitliche Wangenpartie ♥ Seitliche Unterkieferpartie ♥ Unterhalb der Kinnlinie auslaufend zum Hals ♥ Doppelkinn ♥ Kinnspitze

Highlighten

Wirkt das Gesicht sehr eingefallen und dünn, kann man mit einem sogenannten Highlighter (einem hellen Puder) arbeiten, um bestimmte Gesichtspartien optisch voller wirken und hervortreten zu lassen.

Mögliche Punkte für Highlights

♥ Stirnmitte in Form eines Dreiecks auf der Spitze ♥ Augenringe ♥ Innere Wangenflächen ♥ Oberhalb des Jochbeinbogens ♥ Kinnfalte und Grübchen ♥ Nasenrücken ♥ Falte der Nasenflügel ♥ Nasolabialfalte ♥ Mundwinkel

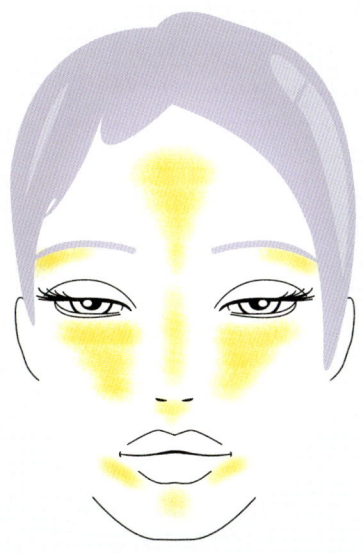

Natürliches Tages-Make-up step by step

Vorbereitung

♥ Das Gesicht schonend reinigen.

♥ Eine Feuchtigkeitscreme versorgt die Haut mit den nötigen Pflegestoffen. Achtung: Bitte keine Cremes verwenden, die zu fettig oder zu ölig sind. Diese lassen die Grundierung buchstäblich »abrutschen«.

Grundierung

Verschiedene Hauttypen brauchen verschiedene Grundierungskonsistenzen: Bei fettiger oder öliger Haut verwendet man Kompaktpuder, bei trockener Haut – wie das durch die verschiedenen Krebstherapien häufig der Fall ist – verwendet man Flüssig-Make-up.

Tipps zu Flüssig Make-up

♥ Die passende Farbe immer am Kinn testen und unbedingt im Tageslicht ansehen. Viele Drogeriemärkte oder Parfümerien benutzen warmes Licht, das nicht den richtigen Ton wiedergibt.

♥ Im Zweifelsfall immer einen Ton heller als die Teintfarbe wählen.

♥ Leicht gelbstichige Töne sind natürlicher als solche mit einem roten Unterton.

♥ Flüssiges Make-up ist dezent und entwickelt seine Deckkraft nach und nach. Deshalb den Auftrag immer mit einer kleinen Menge beginnen. Das Make-up mit einem feuchten Schwämmchen (verhindert das Aufsaugen des Produkts) sorgfältig in die Haut einarbeiten, und zwar von der Gesichtsmitte nach außen in Richtung Kinn und Haaransatz. Wenn der Make-up Ton gut zum Teint passt, muss nicht über den Kinnrand hinaus gearbeitet werden.

♥ Von der Verwendung sogenannter Foundation Pinsel rate ich ab, da sie Schlieren auf der Haut ziehen.

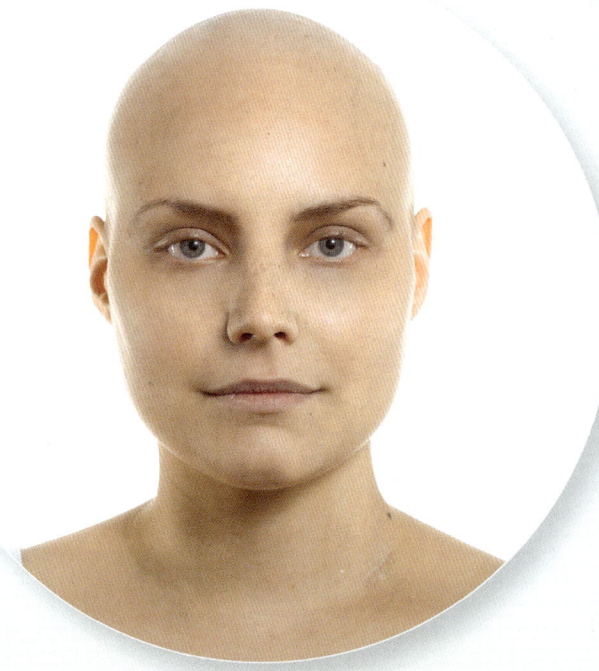

Abdecken & Neutralisieren – die Concealer

Wir Make-up Artists arbeiten mit Komplementärfarben, wir neutralisieren also Töne mit ihren Gegentönen. Was heißt das? Wir decken rote Stellen im Gesicht mit Grün ab, blaue Stellen (z. B. Augenschatten) kaschieren wir mit Orange. Wichtig dabei ist, nicht etwa Giftgrün oder Neonorange zu verwenden, sondern Ocker- und Lachstöne.

Concealer gibt es in den unterschiedlichsten Konsistenzen. Für trockene Haut empfehle ich sehr cremige oder flüssige Produkte. Dickflüssige Concealer wie z. B. Camouflage decken zu stark (Maskeneffekt) und betonen selbst kleinste Fältchen.

Wenn es um ein frisches und natürliches Aussehen des Tages Make-up geht, ist das Abdecken von Augenschatten enorm wichtig – denn Augenschatten lassen krank, eingefallen und müde aussehen. Solche blauen Schatten werden mit Orange (Lachs) neutralisiert, und zwar am besten mit einem sogenannten Concealer-Pinsel: Man gibt ein wenig Concealer auf den Pinsel (bitte nie direkt mit den Abdeckstiften im Gesicht arbeiten!) und trägt ihn auf die Schatten auf; dabei die Innenseiten der Augenhöhlen nicht vergessen!

Rote Stellen wie z. B. Pickelchen und Rötungen neutralisiert man mit Grün (Ocker), das ebenfalls mit dem Pinsel aufgetragen wird.

Grundierung fixieren

Um Grundierung und Concealer lange haltbar zu machen, verwendet man sogenannten Fixierpuder, der mit einem weichen Puderpinsel auf dem gesamten Gesicht aufgetragen wird. Fixierpuder dient auch zum Mattieren eines glänzenden Teints. Er bildet keine Schicht und bleibt transparent.

Die Augen strahlen lassen

Als Erstes grundiert man das gesamte bewegliche Augenlid mit Lidschatten in einem dezenten Natur-/Hautton.

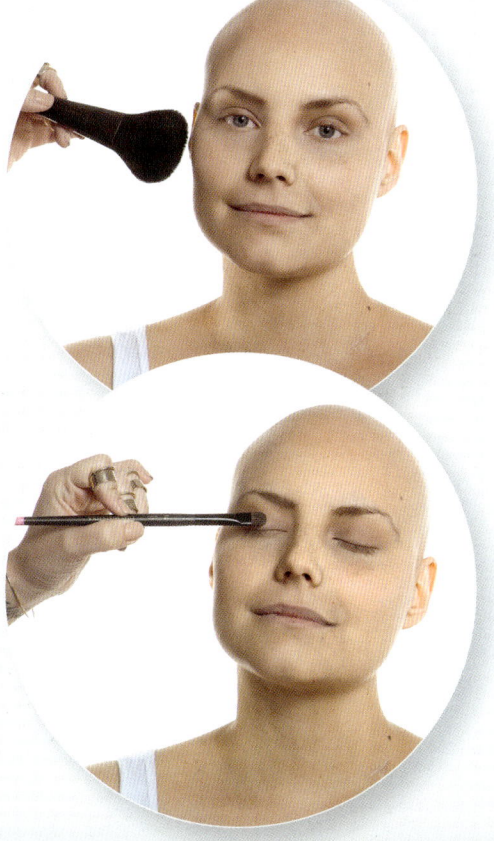

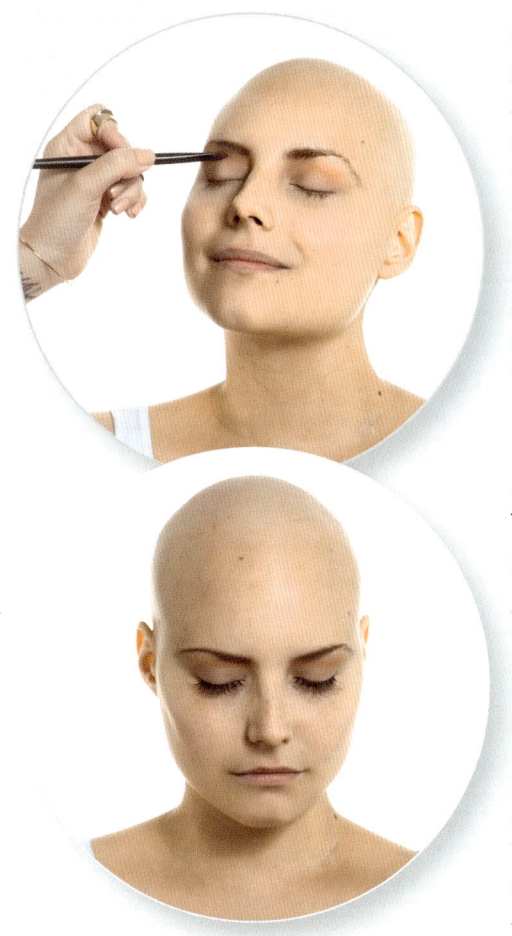

Und nun verrate ich das Geheimnis eines natürlich-frischen Tageslooks, der Haut und Augen strahlen lässt: Apricot! Dieser Farbton ist das reinste Wundermittel gegen müdes Aussehen – und zwar universal: Obwohl er zu den warmen Farbtypen gehört, können ihn sowohl warme als auch kühle Farbtypen verwenden.

Man setzt also Lidschatten in Apricot dezent in die Lidfaltenbogen. Wichtig hierbei ist, den Pinsel nicht zu fest aufzudrücken, denn sonst würde der Look sehr intensiv und hart aussehen.

Jetzt bringt man bei Bedarf künstliche Wimpern (einzeln oder als Band; siehe Seite 10) an. Ob künstlich oder natürlich: Wimpern werden in jedem Fall mit schwarzer Mascara getuscht, um den Blick weiter zu intensivieren.

Den Abschluss des Augenprogramms bilden die Augenbrauen, der Rahmen jedes Gesichts. Vorhandene Härchen werden mit einer Brauenbürste in Form gebracht. Dann bürstet man Augenbrauenpuder dezent und sanft mit einem Augenbrauenpinsel in die Härchen ein bzw. schminkt ihren Verlauf so natürlich wie möglich nach (siehe Seite 9).

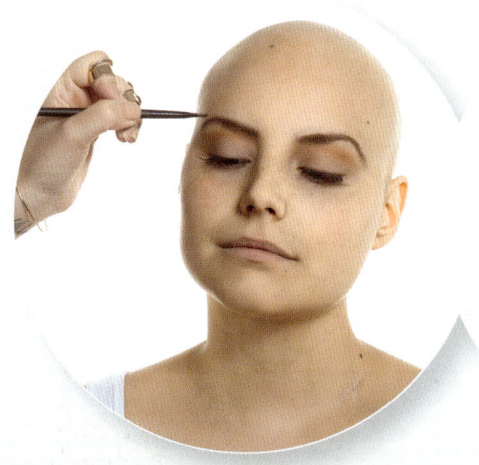

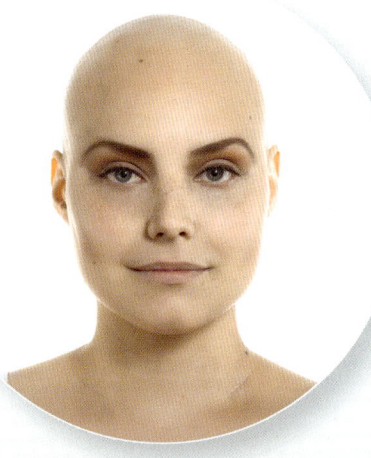

Rouge – Akzente setzen

Auch hier kommt die Wunderfarbe Apricot zum Einsatz. Unser Model Lena hat ein ovales Gesicht; wir setzen also das Rouge genau auf ihre Wangenknochen. Rouge lässt man immer in Richtung Ohr auslaufen, sonst sieht es zu hart und unnatürlich aus. Sollte man zu viel Rouge erwischt haben, ist das mit etwas Fixierpuder zu korrigieren.

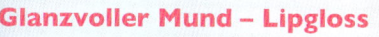

Glanzvoller Mund – Lipgloss

Für einen dezenten, natürlichen Tageslook empfehle ich durchsichtigen Lipgloss – der setzt Akzente und wirkt nicht übertrieben oder aufgemalt.

15

Voilà! Mit ein wenig Übung benötigt man für einen solchen frischen und natürlichen Tageslook nicht länger als zehn Minuten.

Abend Make-up –
let's get spectacular!

Zur Vorbereitung eines Abend Make-ups sollte man die Lichtverhältnisse kennen. Meist sind abendliche und nächtliche Locations eher spärlich beleuchtet. Dann kann und sollte das Make-up sehr viel intensiver ausfallen.

Zunächst wird vorbereitet und grundiert wie für ein Tages Make-up (siehe Seite 12). Mögliche Augenschatten sollten besonders gut abgedeckt werden, da sie bei wenig Licht verstärkt auffallen.

Die Augen

Wie beim Tages Make-up arbeitet man mit zwei Farbtönen: hell und dunkel. Beim Abendlook kann man ganz individuell Farbkombinationen wählen, die einem gefallen und zum eigenen Farbtyp (siehe Seite 4ff.) passen.

Bei Lena benützen wir eine Grau-Schwarz-Kombination. Als ersten Ton setzen wir das Grau auf das gesamte bewegliche Augenlid.

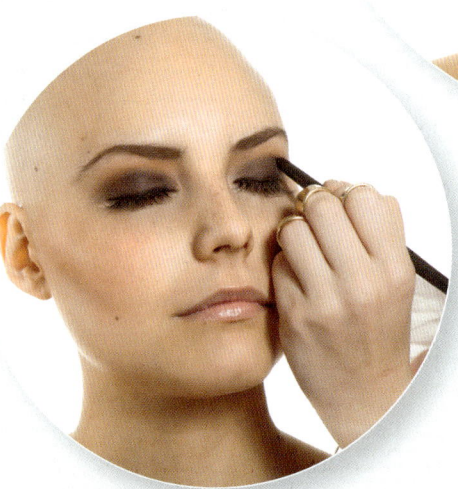

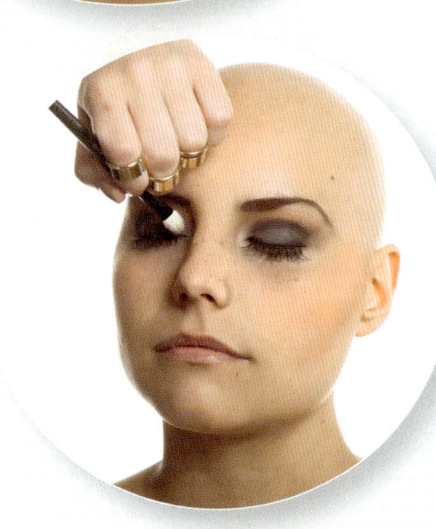

Dann nehmen wir den schwarzen Farbton und tragen diesen in die Lidfalte auf. Anschließend wird das Schwarz mit einem weichen Pinsel in einer »Scheibenwischerbewegung« ausgesoftet.

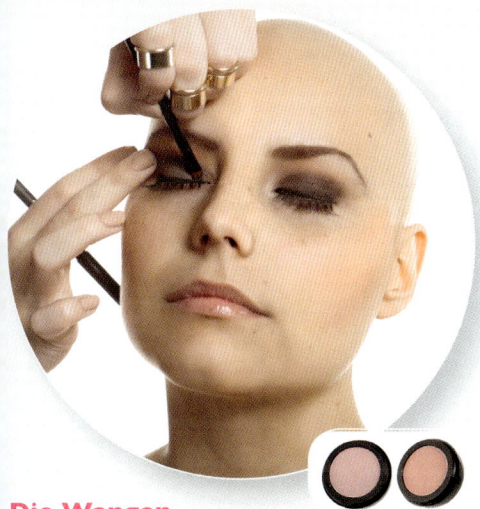

Da wir ein intensives Augen Make-up wollen, darf der obere Lidstrich nicht fehlen. Um einen weichen Look zu erzielen, arbeiten wir anstatt mit Kajal oder Flüssig-Eyeliner mit schwarzem Lidschatten.

Auch der untere Lidstrich wird mit schwarzem Lidschatten geschminkt.

Die Wangen

Beim Abend-Make-up wählt man für das Rouge einen kräftigen Rotton, der zum eigenen Farbtyp passt. Wie und wo es aufgetragen wird, steht auf Seite 10.

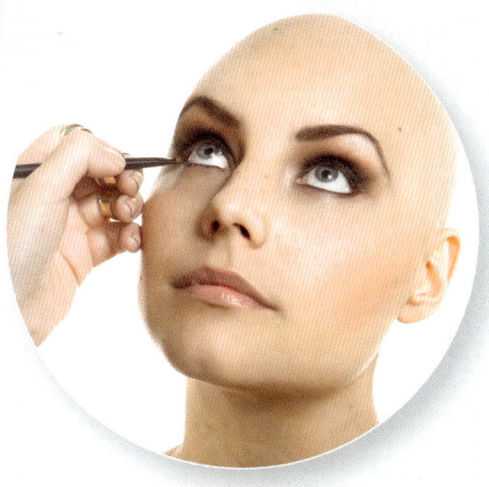

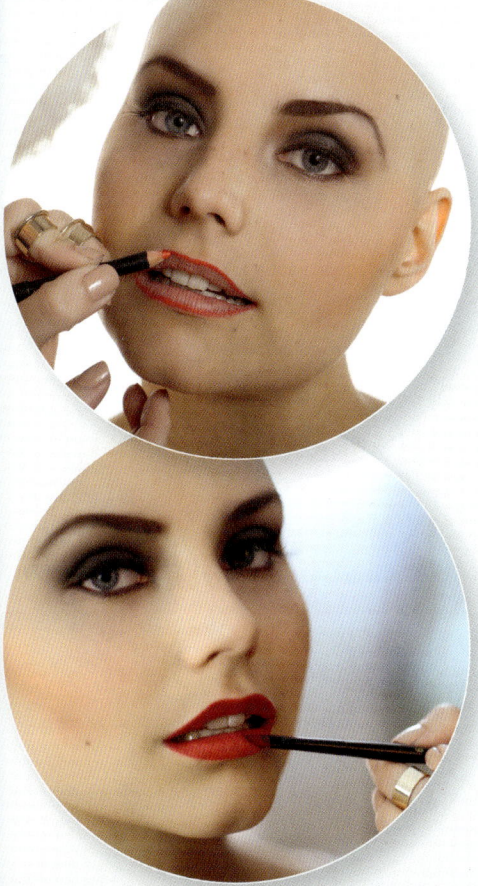

Die Lippen

Geschmeidige Lippen sind immer angenehmer zu schminken. Sind sie zu trocken, helfen pflegende Lippenbalsame. Für ein intensives Make-up ist es wichtig, die Lippen zunächst mit einem Lipliner zu umranden. Mein Rat dazu: In den 1980er-Jahren war es Mode, Lippen dunkel zu umranden. Diese Methode sollte Vergangenheit bleiben – sie ist einfach unvorteilhaft.

Generell gilt: Schmale Lippen wirken optisch größer, wenn man die Kontur ein wenig über dem Lippenrand zeichnet, breite Lippen wirken optisch kleiner, wenn man ein wenig innerhalb der Lippen bleibt.

Um sauber und präzise zu arbeiten, trägt man anschließend die eigentliche Lippenstiftfarbe mit einem Pinsel innerhalb der Liplinerkontur auf.

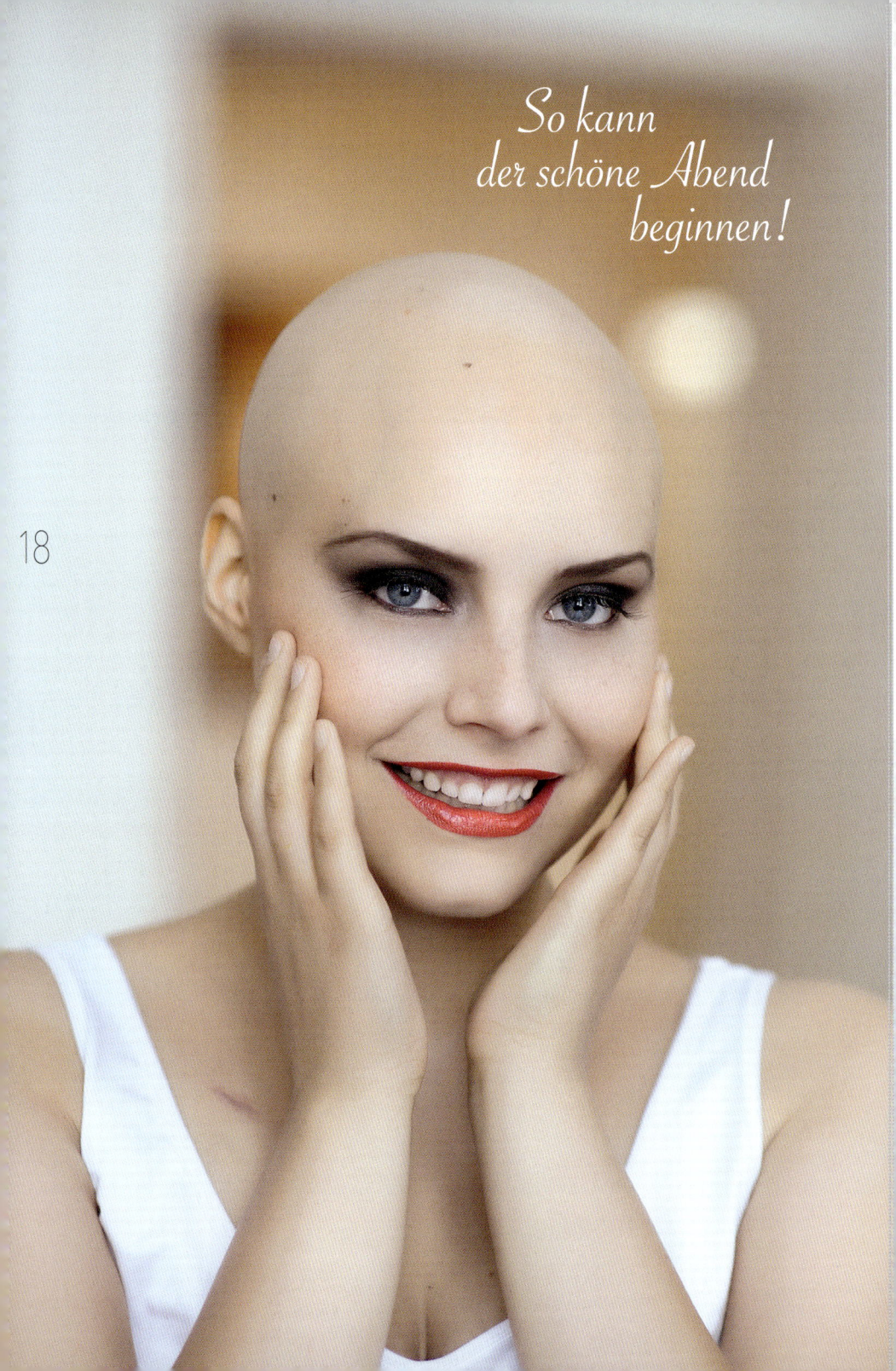

So kann
der schöne Abend
beginnen!

18

Smokey Eyes

Smokey Eyes tragen ihren Namen aufgrund ihres Lidschatten-Farbverlaufs von dunkel nach hell. Es gibt viele verschiedene Arten, Smokey Eyes zu schminken: ob ein-, zwei- oder dreifarbig – alles ist möglich! Gerade zwei- oder dreifarbige Smokey Eyes sind jedoch kompliziert zu schminken und brauchen einiges an Training. Daher zeige ich hier die schnelle einfarbige, aber auch sehr effektvolle Version für Einsteigerinnen.

Bei Lena verwenden wir schwarzen Lidschatten. Smokey Eyes müssen jedoch nicht schwarz sein. Wer sich langsam an diese Schminktechnik herantasten möchte, wählt Brauntöne – sie wirken dezenter und weicher.

Ein Muss für schöne, gleichmäßige Smokey Eyes gibt es aber: gut pigmentierter Lidschatten!

Die Schritte für Vorbereitung, Grundierung, Rouge und Augenbrauenschminken sind übrigens die gleichen wie für das Tages- bzw. Abend Make-up.

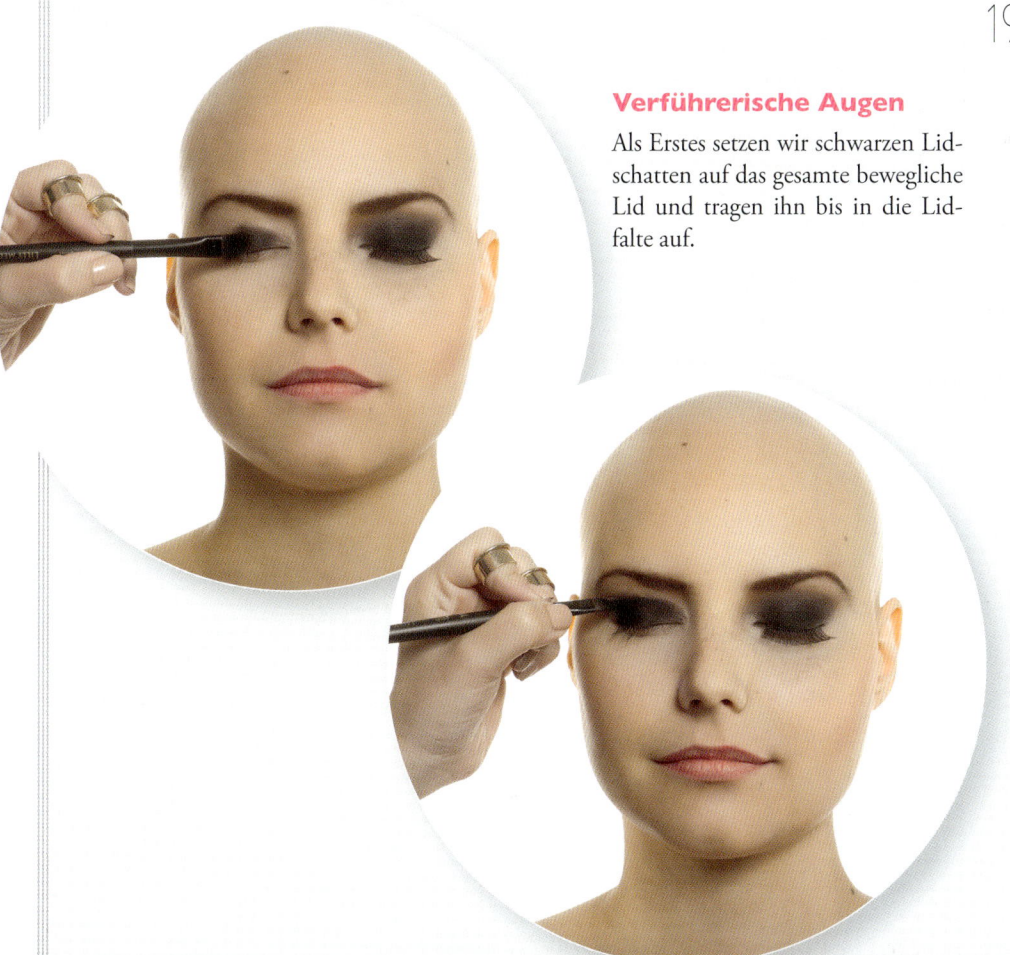

Verführerische Augen

Als Erstes setzen wir schwarzen Lidschatten auf das gesamte bewegliche Lid und tragen ihn bis in die Lidfalte auf.

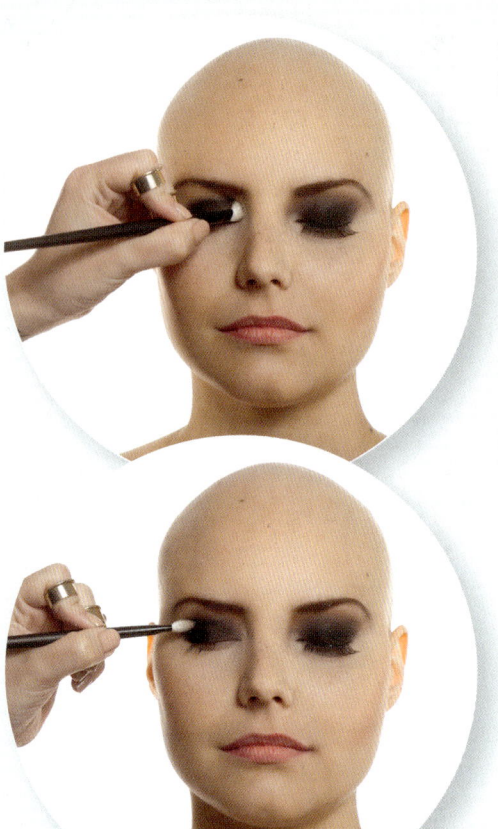

Zu guter Letzt noch einen unteren Lidstrich ziehen – und fertig sind die Smokey Eyes!

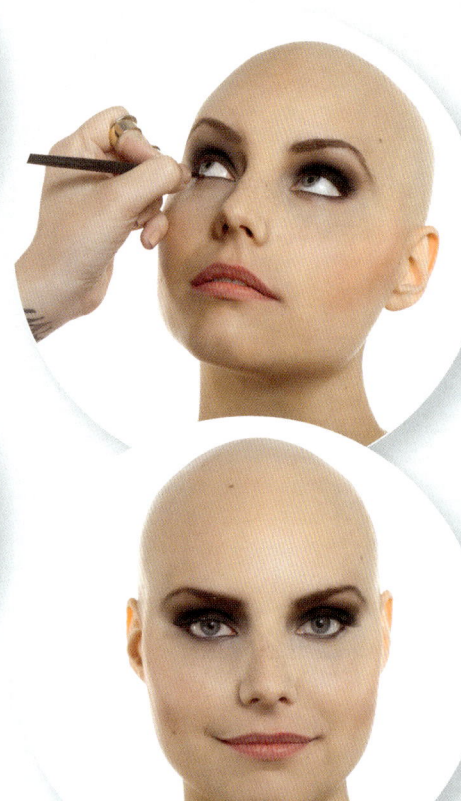

Mit einem weichen »Blender« Pinsel wird die Farbe dann von der Lidfalte aus in einer »Scheibenwischerbewegung« nach außen und oben verwischt – das sorgt für den rauchigen Effekt.

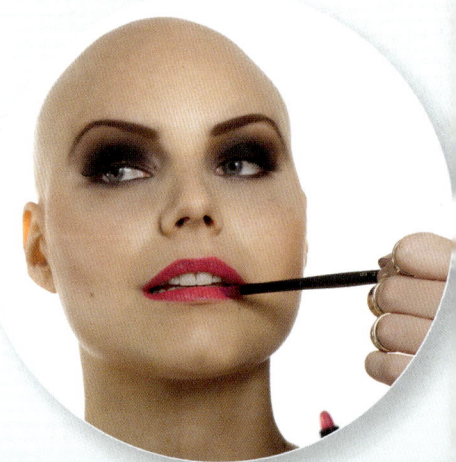

Heiße Lippen

Eine weitere Besonderheit an Smokey Eyes ist, dass viele Lippenstiftfarben toll dazu aussehen. Ob Rot, Nude oder wie bei Lena ein sattes Magenta – jede Farbe vervollständigt diesen intensiven Augen Make-up Look.

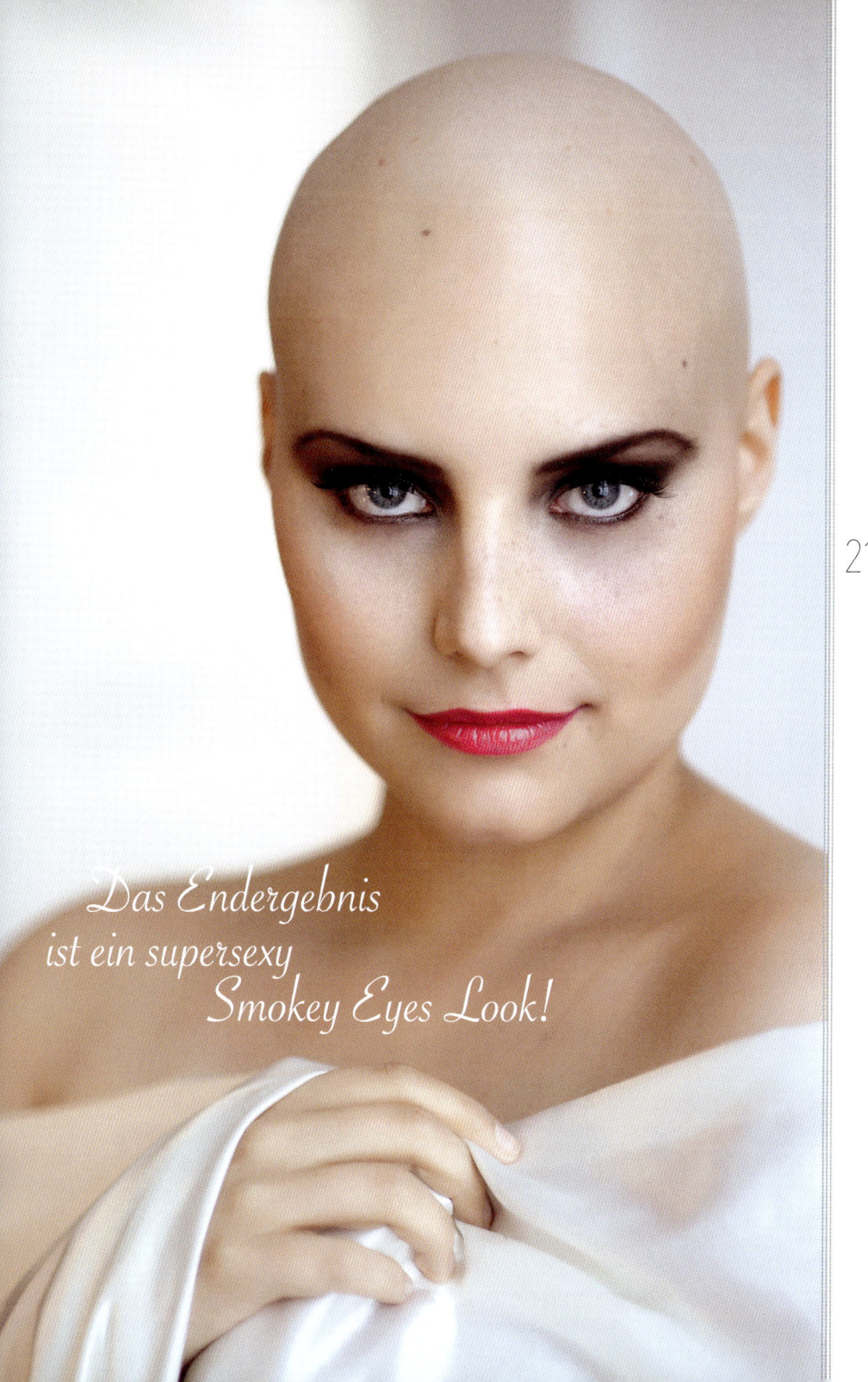

*Das Endergebnis
ist ein supersexy
Smokey Eyes Look!*

Permanent Make-up –
Pro und Kontra

Gerade nach einem Verlust der Wimpern oder der Augenbrauen, dem so wichtigen Rahmen des Gesichts, fühlen sich die meisten Krebspatientinnen besonders massiv von der Krankheit gezeichnet. Eine mögliche Abhilfe ist Permanent Make-up, also dauerhaftes Make-up durch kosmetisches Pigmentieren, ein spezielles Tätowieren.

Eine professionelle Permanent Make-up-Behandlung sowie die Absprache mit den Ärzten sind wichtig; man kann sich zu entsprechenden Experten im Internet oder bei einer Kosmetikerin des Vertrauens informieren. Das Make-up wird in einer separaten Sitzung vorgezeichnet, damit es genau den individuellen Wünschen entspricht.

Augenbrauenhärchen lassen sich einzeln zeichnen und haben dadurch einen natürlichen Look. Fehlende Wimpern werden durch einen Lidstrich am Wimpernkranz ersetzt. Die Pigmentierung erfolgt nahezu schmerzfrei durch lokal betäubende Salben und hält ca. eineinhalb bis zwei Jahre. Die Kosten für Augenbrauenhärchen betragen etwa 450 bis 600 Euro, für Wimpernkranzverdichtungen etwa 350 bis 450 Euro.

Die Nachteile & Risiken

♥ Permanent Make-up wird von den Krankenkassen nicht übernommen.

♥ Unter der Einnahme von blutverdünnenden Medikamenten muss auf eine Pigmentierung verzichtet werden.

♥ Mögliche allergische Reaktionen auf Inhaltsstoffe der Pigmentierungsfarben

♥ Nach der Behandlung können Schwellungen auftreten, die nur schwer abklingen

♥ Gefahr der Narbenbildung

Die Vorteile

♥ Dauerhaftes Make-up wirkt sehr natürlich und entspricht dem jeweiligen Typ

♥ Kein Hantieren mit Schablonen und Augenbrauenstift, kein Verlaufen, Verwischen

♥ Steigerung des Selbstwertgefühls, Erhöhen der Lebenqualität

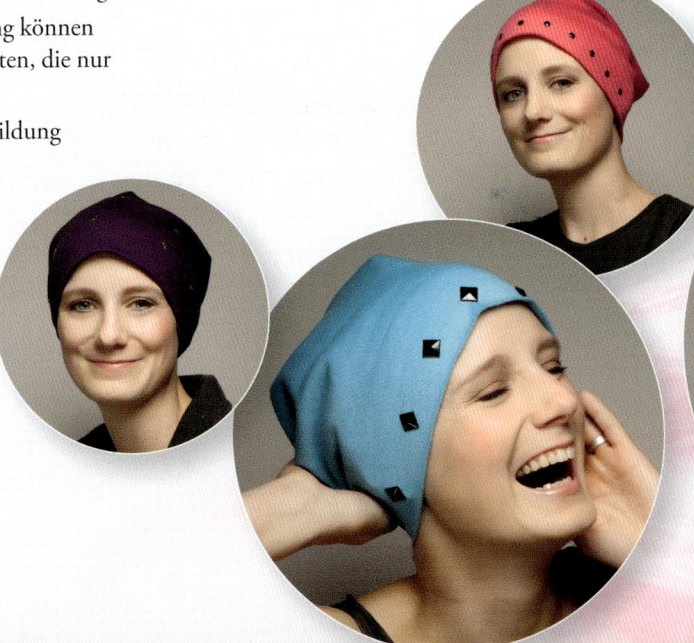

Haarideen

Um den chemotherapiebedingten Haarverlust zu verstecken, gab es in der Vergangenheit kaum Alternativen zur Perücke. In unseren »Recover-your-smile«-Sessions hören wir von Betroffenen immer wieder, wie verhasst ihnen Perücken sind. Sie kratzen, drücken, schmerzen häufig. Andererseits möchte man sich nicht ausgegrenzt fühlen.

Glücklicherweise hat sich hier viel Kreatives getan in letzter Zeit, und es gibt etliche schöne Ideen, um hier und da ein wenig zu tricksen und sich wohler zu fühlen.

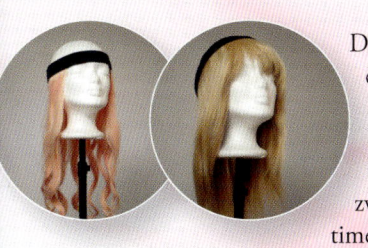

Das Echthaarband ist ein Baumwollband mit Echthaar. Je nach Haarvolumen variiert die Breite zwischen 2 und 3 Zentimetern. Die Dicke liegt bei ca. 0,2 bis 0,5 Zentimetern. Jedes Band wird um den Kopf gelegt und mit einem Klettverschluss am Hinterkopf befestigt. Damit ist ein angenehm fester Sitz garantiert, und die obere Kopfhaut bleibt frei, sodass sich dort keine Wärme stauen kann. Darüber trägt man nach Belieben eine Mütze, ein Tuch oder einen Turban.

www.weilduschoenbist.de

Ergänzend zu allen Kopfbedeckungen, die es bereits auf dem Markt gibt, war es einer der Make-up Artists ein Bedürfnis, mit jungen, bunten, frischen Designs das Angebot zu erweitern. Die Designerin arbeitet regelmäßig als Make-up Artist mit krebskranken Frauen.

www.heikelee.de

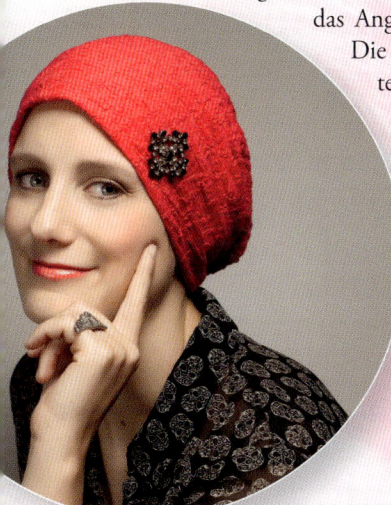

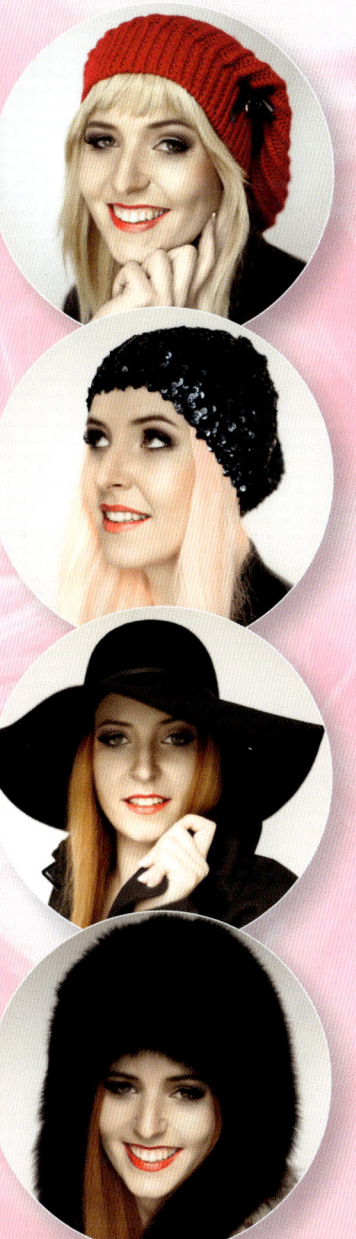

Perücke verrückt

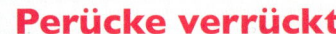

In »Sex and the City« gibt es eine Folge, in der die an Krebs erkrankte Samantha beginnt, ihre Zeit mit Perücken mit anderen Augen zu sehen: Sie kann die verrücktesten Stylings, Farben und Frisuren ausprobieren und tragen.

Gerade diese Erfahrung machen wir immer wieder in unseren »Recover your smile«-Sessions und den Perücken von Nana Stäcker. Genauer gesagt mit dem »Star« ihrer Perücken: eine lila Langhaarkreation. Immer wieder wird sie von unseren Teilnehmerinnen ausgesucht und bei den Fotoshootings getragen. Und viele der Frauen – egal welchen Alters – verlieben sich in diesen Look.

Darf's denn auch mal haarlos sein?

Das Nana–Recover your smile e. V.-Team hat sich über die vielen Schmink- und Fotosessions hinweg geradezu in Glatzen verliebt. Und vielen Frauen Mut gemacht, diese zu akzeptieren und zu zeigen. Gerade bei einem haarlosen Kopf konzentriert man sich auf das Wesentliche im Gesicht: die Augen. Immer wieder sind wir von der Schönheit der Frauen ohne Haare unendlich begeistert und wünschen uns, dass noch viel mehr Frauen auch in der Krankheit diese Schönheit an sich wieder- oder ganz neu entdecken!

Nachwort

Starke Krankheit – starke Menschen

Im Herbst 2012 begannen zeitgleich mit den Aktivitäten für den Verein »Nana–Recover your smile e. V.« die Vorbereitungen für dieses Buch. Erste Kontakte, Gespräche und Biografien formten die Idee, aus den Geschichten, die sich hinter den Gesichtern verbergen, ein Buch zu gestalten. Mut zu machen durch die Erlebnisse von Menschen, die selbst viel Mut beweisen. Ein Jahr später offenbarte sich die Fülle dieser Sammlung. Dafür reichte bereits ein schneller Blick auf die letzten Monate, der sich keinesfalls wie ein Resümee eines Sommers von Krebspatientinnen liest.

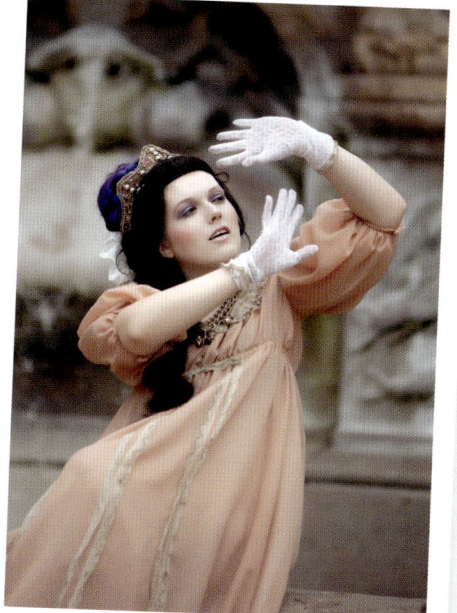

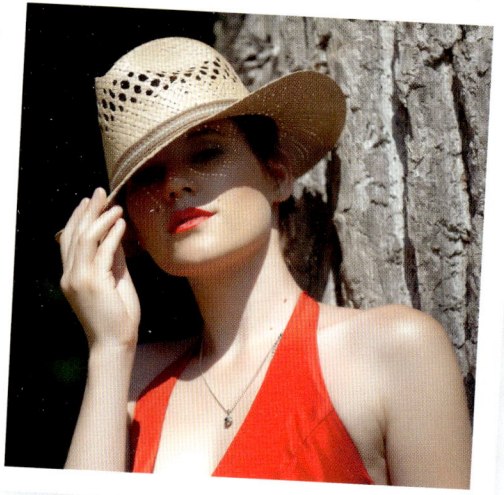

Kim hat sich erst einen kleinen Traum erfüllt und reiste im Juli zum »Burning Man Festival« nach Amerika. Den Sommer über hat sie gearbeitet, um sich endlich den großen Traum erfüllen zu können, der krebsbedingt etwas warten musste: Ende November 2013 ist sie mit ihrem Freund zu einer Reise rund um die Welt gestartet.

Alex Z. war mit Dirndl und Glatze auf dem Münchner Oktoberfest und wartete vergeblich auf blöde Bemerkungen: Ob es daran lag, dass Alex mit Kampfgeist gerüstet schon fast darauf hoffte? Oder eher an ihrem einen Kopf größeren männlichen Begleiter Patrick?

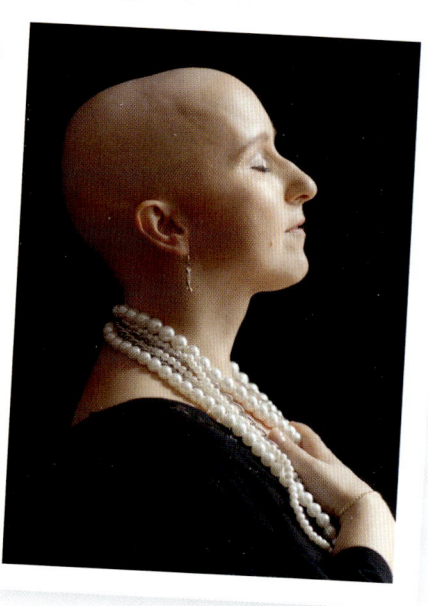

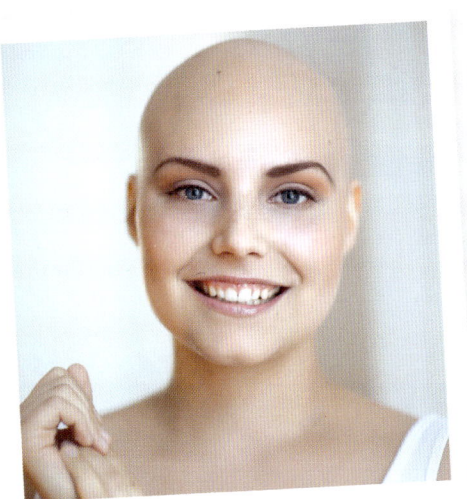

Lena ist mit ihrem Freund Max zusammengezogen und hat ihre Ausbildung zur Logopädin wieder aufgenommen.

Iris hat viel Kraft in Meditation und im Joggen entdeckt: »Wenn die Gedanken wieder so furchtbar dunkel sind, dann brauche ich nur rauszulaufen, und dann ist die Welt irgendwie wieder schöner und heller.«

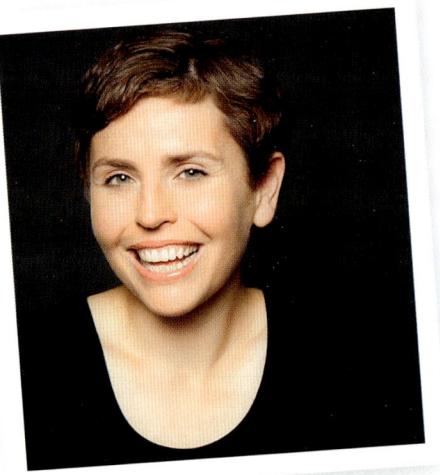

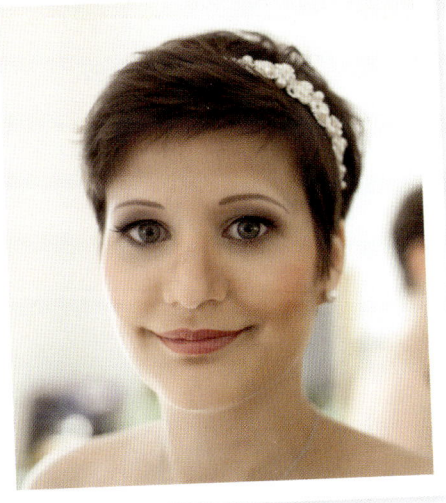

Marie hat sich drei Wörter tätowieren lassen: Liebe, Kraft, Besonnenheit. »Liebe« für ihren Mann Benni, »Kraft« für den Krebs und »Besonnenheit« für die Zukunft. Diese drei Worte sind auch Teil des Trauspruchs des Paares: »Denn Gott hat uns nicht gegeben den Geist der Furcht, sondern der Liebe, der Kraft und der Besonnenheit.«

Clara feierte eine »Back to Life«-Party und holte damit knapp ein Jahr später die Feier zu ihrem 18. Geburtstag nach. Sie hat wieder mit der Schule angefangen und ihre Abiturvorbereitungen gestartet.

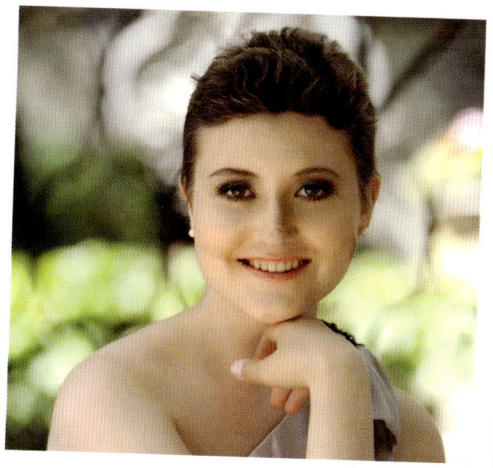

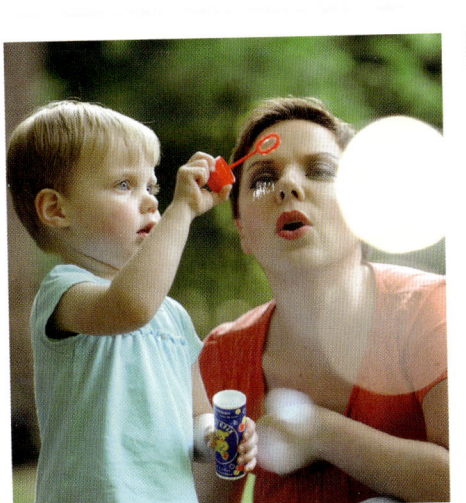

Antje und ihr Mann führen Informationsgespräche für ein Pflegekind, damit Tochter Vroni vielleicht doch noch ein Geschwisterchen bekommt.

Julia hat im Sommer 2013 trotz ihrer Narbe am Bein kurze Kleider wiederentdeckt, einen Blog im Internet begonnen und sich in David verliebt. Im Oktober haben sich die beiden verlobt.

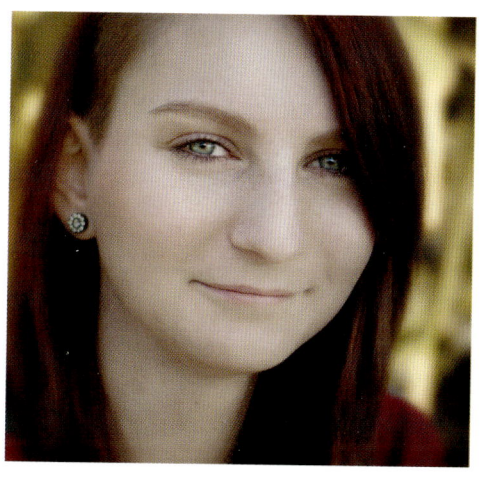

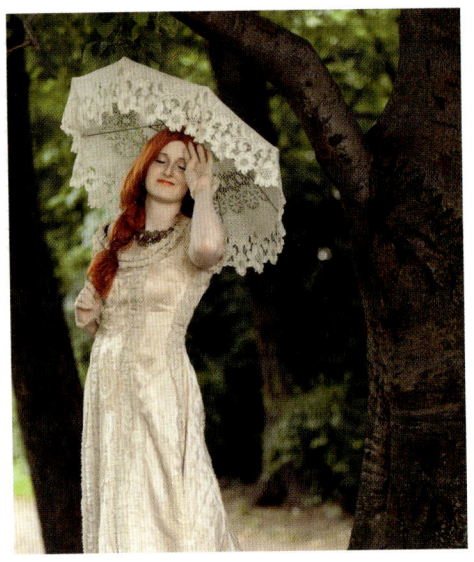

Verena setzt seit Anfang November über ein Wiedereingliederungsprogramm ihre Ausbildung bei ihrem Arbeitgeber fort. Die Kollegen dort freuten sich schon auf sie, und auch Verena hatte ihren Job richtig vermisst.

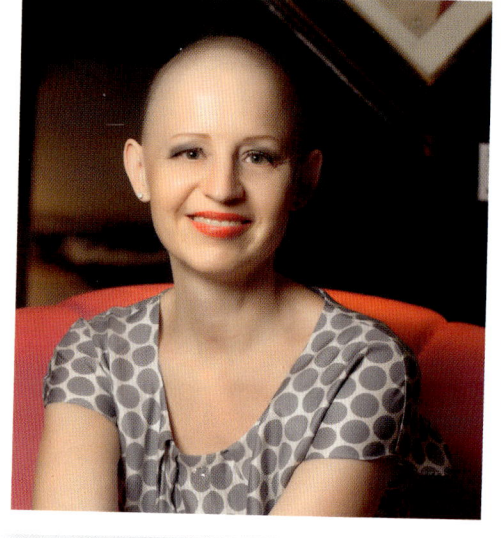

Alex D. hat ebenfalls über eine Wiedereingliederung angefangen zu arbeiten. Zuvor war sie auf AHB, also einer Anschlussheilbehandlung, am Chiemsee. Sie schreibt in einer Mail: »Schön war's in Prien, die haben dort ganze Arbeit geleistet. Bin ziemlich fit und fast wieder die Alte!«

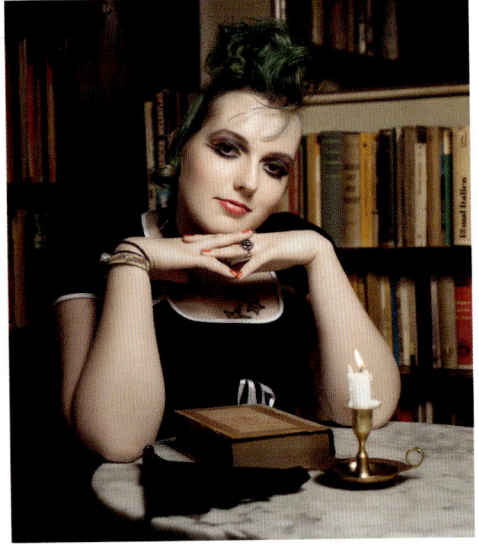

Bianca ist aus dem Wohnheim ausgezogen und lebt jetzt in einer Wohngemeinschaft in Wien. Sie studiert Psychologie und überlegt gerade, ob sie sich in Richtung Psycho-Onkologie orientieren soll. Ausschlaggebend dafür war auch ihr München-Wochenende gemeinsam mit Verena und Alex Z.: »Vorher hatte ich Angst, mich beruflich noch mal so mit dem Thema auseinanderzusetzen. In Gesprächen mit den beiden habe ich gemerkt, dass ich es gut aushalten kann!«

Biggi hatte am 24. September 2013 den sechsten Jahrestag ihrer Diagnose. Als sie morgens aus der Dusche kam, stand in der Küche ein von ihrer Tochter gebackener Kuchen mit der Aufschrift »Alles ist gut«. Und es stimmt: Bei der Nachsorgeuntersuchung drei Wochen zuvor war alles bei ihr in Ordnung.

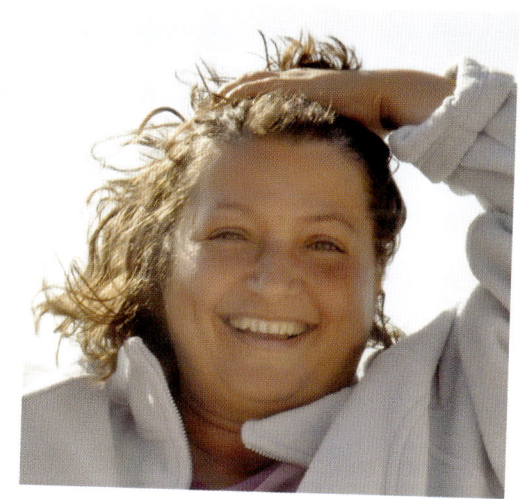

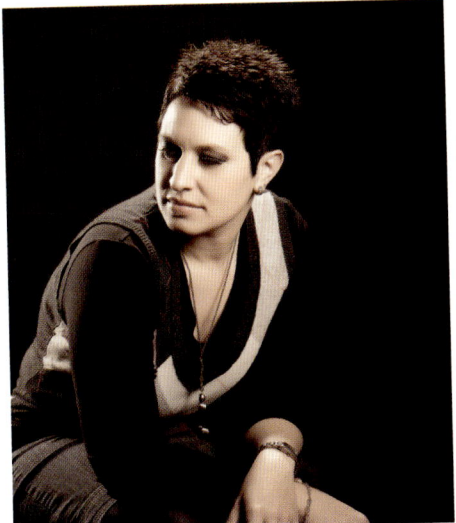

Bettina bekam im Herbst 2013 leider die Nachricht, dass die bisherige Therapie nicht den gewünschten Erfolg zeigt: »Bei der Kontroll-MRT habe ich erfahren, dass wieder was lebt in meiner Leber! Laut meines Onkologen haben Herceptin und Pertuzumab total versagt. Therapiemäßig bin ich jetzt umgestellt, was mir richtig Probleme macht – ich fühle mich wie 'ne alte Oma vom LKW überfahren.«

Steffi hat ein Testament gemacht, ihre Patientenverfügung unterschrieben und wird von einem SAPV-Team betreut (SAPV = Spezialisierte Ambulante Palliativversorgung). Ihre Freundin Greta schrieb uns: »Ihr habt Steffi einen unvergesslichen und wunderbaren Tag geschenkt. Danke für diese Fotos und die ganzen damit verbundenen Erinnerungen!«

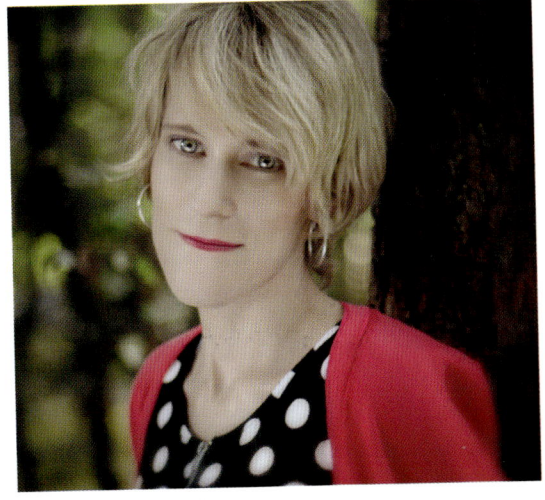

Erinnerung

An dieser Stelle möchten wir an Frauen erinnern, mit denen wir über die Arbeit zu diesem Buch Kontakt hatten und die den Kampf gegen den Krebs leider verloren haben.

Am 1. April 2013 verstarb *Laura Dänzer* im Alter von 19. Ihre Mutter, die von Nana Stäcker und ihrem Buch »Nana … der Tod trägt Pink« hörte, nahm Kontakt zu Barbara Stäcker auf und füllte unseren Fragebogen für das Buch aus. Sie war sich sicher, Laura hätte sich selbst beworben, und schrieb dazu: »Das Schminken hat sich bei Laura intensiviert; ich glaube, sie wollte sich beweisen, das sie trotz der Erkrankung und besonders mit der Krankheit schön ist. Deshalb hat sie sich in ihrem letzten Jahr auch sehr oft fotografiert und die Bilder auch stellenweise selbst bearbeitet. Einige Bilder postete sie auf Facebook auf ihrem Profil und auf ihrer ›Krebsseite‹.«

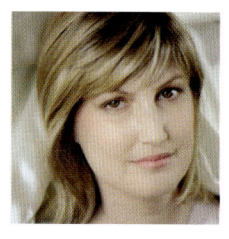

Am 16. Mai 2013 verstarb *Sonja Klühspies,* 35. Wir haben sie einen Monat vor ihrem Tod auf der Palliativstation besucht, wo wir einen intensiven gemeinsamen Tag mit Schminken und Fotografieren verbrachten. Sonja, die aufgrund von Metastasen im Gehirn vom Kopf abwärts gelähmt war, wollte anderen zeigen, dass man auch im Krankenbett und vollkommen bewegungsunfähig seine Schönheit nicht verliert.

Terry Jessica Burkhardt, 23, war in der engeren Auswahl für dieses Buch, doch leider teilte uns ihre Mutter im Juni 2013 mit, dass sie eine Reise nach München nicht auf sich nehmen könne. Terry Jessica war in einer Buchhandlung zufällig auf Nanas Buch gestoßen und so auf das neue Buchprojekt aufmerksam geworden. Sie verstarb am 9. Juli 2013. Ihre Mutter schrieb uns im Herbst: »Wer weiß, ob Nana ihr einen Wink gegeben hat, damit wir ausgerechnet an dem Tag in den Buchladen laufen – und sie dann wie hypnotisiert vor diesem Regal stand. Bis dahin hat Terry ihre Situation praktisch mit niemandem richtig teilen können, weil die meisten Darmkrebspatienten alt sind. Einem Forum wollte sie sich nicht anschließen; sie hatte Angst davor, sich mit weiteren Problemen beschäftigen zu müssen. Und plötzlich Nanas Buch. Fast gleichaltrig, beide todkrank und so voller Lebensfreude! Sie hat sich plötzlich mit jemandem verbunden gefühlt, weniger einsam, Jugend, Leben und Leidenschaften in Nana erkannt und gefunden. Mit Nana geweint und gelacht und über sie mit Pflegern und Ärzten, mit Chemopatienten und Kollegen geredet. Sie hat von Nana gelernt, wie man mit so einem Schicksal umgehen kann.«

Literaturhinweise

Emons, Dagmar/Beuth, Josef/Rösing, Benjamin: *Brustkrebs. Überlebenshilfe für junge Frauen. Erlebnisbericht: Eine Betroffene und zwei Experten beraten.* Trias Verlag, Stuttgart 2008

Goldmann-Posch, Ursula: *Der Knoten über meinem Herzen. Brustkrebs darf kein Todesurteil sein: Therapien und andere Hilfen.* Goldmann Verlag, München 2001

Goldmann-Posch, Ursula/Martin, Rita Rosa: *Über-Lebensbuch Brustkrebs. Die Anleitung zur aktiven Patientin.* Schattauer Verlag, Stuttgart, 5. Auflage 2012

Hermelink, Kerstin/Brustkrebs Deutschland e. V. (Hg.): *Mein wunderschöner Schutzengel: Als Nellys Mama Krebs bekam. Eine Erzählung für Eltern und Kinder.* Diametric Verlag, Würzburg, 3. Auflage 2010

Mukherjee, Siddhartha: *Der König aller Krankheiten: Krebs – eine Biografie.* DuMont Buchverlag, Köln, 4. Auflage 2012

Nützliches im Netz

Unter *www.jungschoenkrebs.de* finden sich zahlreiche weiterführende Links und Informationen, Blog-Adressen sowie eine Fotogalerie.

Danksagung

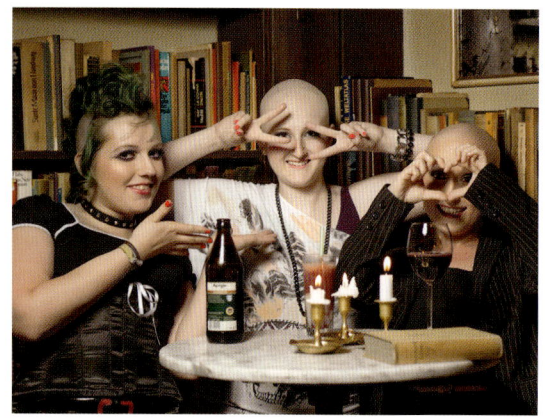

Für dieses Buch erfuhren wir große Unterstützung von Menschen, die sofort und spontan Mitarbeit und Hilfe zusagten.

Besonders bedanken möchten wir uns bei **Nikola Hirmer** von IRISIANA, die das Buch und all seine Entstehungsphasen mit jeder Menge Herzblut und persönlichem Engagement begleitete sowie bei **Nicola von Otto**, die als Redakteurin wie immer viel Geduld, Gespür und Feingefühl für das Projekt, seine Themen und seine Menschen an den Tag legte.

Unser besonderer Dank gilt außerdem **Sylwia Makris**, **Christian Martin Weiss**, **Frank Jagow** für ihre intensiven Fotos, die für dieses Buch, aber auch im Rahmen ihrer Tätigkeit für »Nana– Recover your smile e.V.« entstanden sowie dem Fotografen **Scott Davidson** für die Zurverfügungstellung der sehr persönlichen Fotos aus der Krankenhauszeit seiner Frau Alex, **Iris Budowsky** für die Fotos, mit denen ihre Modellkarriere begann und all unseren weiteren Teilnehmerinnen für ihre privaten Bilder sowie **Ron Maas** für das Titelbild von Nana Stäcker.

Danke an all die Frauen, die so offen über sich, ihre Erkrankung und ihre Gefühle erzählt haben:

Alexandra Davidson, Alexandra Zymla, Antje Lipsdorf, Bettina Kugler, Bianca Brandt, Birte Pitzner, Clara-Sophie Nürnberger, Elena G., Fadime Bedir, Fiinchen Like, Iris Budowsky, Julia Schallmoser, Kim Brunner, Lena H., Liane Schröder, Maja Hadzipasic, Marie Krause-Jausel, Martina Schönherr, Marion Kühn, Mona Klenk, Stefanie Wieschmann, Steffi Pick, Steffi R., Verena Alderath, Veronika Gagelmann.

Danke an die Models **Anna Piehler, Lena H.** und **Michaela Laumer** im Make-up Manual sowie an **Anna, Askin, Benni, David, Emil, Emilia, Emilia, Greta, Leon, Moritz, Oskar, Patrick, Robert, Svenja, Uwe, Vroni. Patrick, Robert, Svenja, Uwe, Vroni.**

Für die Hintergrundformationen, medizinische Beratung sowie die umfangreichen Interviews danken wir:

Dr. med. Hans-Ulrich Bender, FA für Kinder- und Jugendmedizin, Weiterbildung: Hämatologie, Onkologie, Palliativmedizin

Stefan Eibl, Authentic Kopfraum GmbH, München

Astrid Gmeiner, Sozialpädagogin KONA, Koordinationsstelle psychosoziale Nachsorge für Familien mit an Krebs erkrankten Kindern

Renate Haidinger, Vorstand des Vereins Brustkrebs Deutschland e.V.

Univ.-Prof. Dr. med. Nadia Harbeck, Leitung, Brustzentrum und Onkologische Tagesklinik, Frauenklinik der Universität München, Fachärztin für Frauenheilkunde und Geburtshilfe

Dr. med. Pia Heußner, Oberärztin und Leitung des Teams Psycho-Onkologie, Ärztin für Innere Medizin, Hämatologie/Internistische Onkologie, Psychotherapie, Psycho-Onkologie

Dr. med. Peter Holzhauer, Facharzt für Innere Medizin - Naturheilverfahren, Besondere Untersuchungs- und Behandlungsmethoden: Komplementärmedizin

Anna Klindtworth, Diplom-Psychologin Rehabilitationsklinik Katharinenhöhe

Frau Professorin Dr. med. Sibylle Loibl, Fachärztin für Gynäkologie und Geburtshilfe Leiterin Medicine and Research GBG Forschungs GmbH, German Breast Group (GBG), Sana Klinikum Offenbach

Stephan Maier, Geschäftsführer und Psychosozialer Leiter Rehabilitationsklinik Katharinenhöhe

Dr. med. Christian Metz, Facharzt für Plastische und Ästhetische Chirurgie München und Leitender Oberarzt der Abteilung für Plastische, Ästhetische Chirurgie und Handchirurgie, Kreisklinik Ebersberg

Dr. med. Siegfried Sauter, Facharzt für Kinder- und Jugendmedizin, Schwerpunkt Kinder-Hämatologie und Onkologie Sozialmedizin, ärztlicher Leiter der Rehabilitationsklinik Katharinenhöhe

Eva Schumacher-Wulf, Chefredakteurin Mamma MIA! Das Brustkrebsmagazin

Tamara Stephan, Physiotherapeutin Rehabilitationsklinik Katharinenhöhe

Petra Waibel, Dipl.-Sozialpädagogin KONA, Koordinationsstelle psychosoziale Nachsorge für Familien mit an Krebs erkrankten Kindern

Biggi Welter, Leiterin des mamazone - Frauen und Forschung gegen Brustkrebs e.V.- Büros im Zentralklinikum Augsburg

Eva Zopf, Dipl.-Sportwissenschaftlerin an der Deutschen Sporthochschule Köln, Arbeitsgruppe »Bewegung, Sport und Krebs«

Unser besonderer Dank gilt **Serap Tari** von lebensmut e. V., München für die inspirierenden Gespräche, die hilfreichen Kontakte und ihre immer offene Tür.

Danke an die wundervollen Make-up-Artists:

- **Heike Leppmeier**
- **Nataloir**
- **DOLLY's World of Make-up**
- **Lena Wollenweber**

Für Ausstattung, Location und Support danken wir herzlich:

- **Design Travel GmbH**
- **FTA Film- und Theater-Ausstattung GmbH, Geiselgasteig**
- **The Rilano Hotel, München**
- **KARE Design GmbH, München**
- **L'Osteria Baal, München**
- **Stiftung »Wünsche werden wahr«, Berlin**
- **Filmtheater Sendlinger Tor, München**
- **Schlossgut Oberambach**
- **Herrn Pfarrer Martin Kirchbichler, Kath. Pfarramt Mariä Himmelfahrt, Münsing**
- **Lilly meets Lola, International Makeup School, München**

Impressum

Verlagsgruppe Random House FSC® N001967

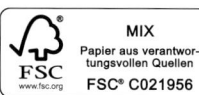

MIX
Papier aus verantwortungsvollen Quellen
FSC® C021956

Das für dieses Buch verwendete FSC®-zertifizierte Papier Profisilk liefert Sappi, Ehingen.

Projektleitung: **Nikola Hirmer**
Redaktion: **Text & Form, Nicola von Otto**, München
Satz & Layout: **Christian Martin Weiss**
Korrektorat: **Susanne Schneider**
Umschlaggestaltung und Konzeption: **Geviert – Büro für Kommunikationsdesign**, München

Bildnachweis:

Alle Fotos in diesem Buch stammen von **Christian Martin Weiss** und **Sylwia Makris**, mit Ausnahme von:
Verena A. privat: 10 (2); Kim B. privat: 49; I. Budowsky privat: 184 u.r.; Cucarachas Werbeagentur, U. Budowsky: 58; S. Davidson: 30 l., 30 r., 31 (2), 32 (2), 33 l., 33 r.; Marcel Götze: 11; Heike Günther Fotografie: 132, 133, 158 l., 158 r.; Moment Studio, Helene Storm Hanssen: 117 l.; Frank Jagow: 12 u. r. (Nana–Recover your smile e.V.), 70 (Nana–Recover your smile e.V.), 71 (Nana–Recover your smile e.V.); Robert Kugler: 12 u. M., 156, 187 M.; Ron Maass: U1; Sylwia Makris: 2 l. (Nana–Recover your smile e.V.), 15 (Nana–Recover your smile e.V.), 20 (Nana–Recover your smile e.V.), 34 o. (Nana–Recover your smile e.V.), 54 (Nana–Recover your smile e.V.), 127 (Nana–Recover your smile e.V.), 148 (Nana–Recover your smile e.V.), 159 (Nana–Recover your smile e.V.), Manual 24 u.l. (Nana–Recover your smile e.V.); Laura Neßler: 141; B. Pitzner privat, Fotograf: Ehemann Knut M. Sandland: 117 r.; David Rimbach, i.imagine.werbestudio: 122; Barbara Stäcker: 9, 13 r.o., 13 r. M., 34 u., 56, 62 l., 63 o., 94, 165 l., 165 r., 172, 173, 174, 175, 178, 179, 181, 185 u. r., 187 u., 188, Manual 24 o.; Biggi Welter privat: 149, 155, 187 o.; Alexandra Z. privat, fotografiert von ihrem persönlichen Fotografen Patrick: 12 o.

Illustrationen Schmetterling: **Bettina Kammerer**
Illustrationen (Manual): **Braun von Walter**
Wir bedanken uns bei allen Fotografen für ihre großzügige Unterstützung bei der Realisierung dieses Buchprojekts.
Druck und Bindung: **Alcione, Trento**
Printed in Italy
ISBN 978-3-424-15234-0

1. Auflage 2014